安徽省高等学校"十三五"规划教材
安徽省高职高专护理专业规划教材

健 康 评 估

（第3版）

（可供高职高专护理专业及五年制护理专业用）

主　编　童晓云　樊　军

副主编　梁春艳　余　亮　刘永梅

编　者　（按姓氏笔画排序）

刘永梅　安徽医科大学附属巢湖医院

刘颍川　阜阳职业技术学院

余　亮　黄山职业技术学院

张兰青　皖西卫生职业学院

杨静静　黄山职业技术学院

梁春艳　合肥职业技术学院

童晓云　合肥职业技术学院

樊　军　皖南医药卫生学校

东南大学出版社
SOUTHEAST UNIVERSITY PRESS
·南京·

内 容 提 要

本书主要介绍健康史评估、常见症状评估、身体评估、影像学检查、实验室检查、心电图检查、心理社会评估、护理诊断、护理病历书写等，书后附录介绍入院护理病历示范和实训指导。本书思想性、科学性、启发性和实用性强，在内容上以必需、够用、强化应用的原则，突出职业教育的特点。

本书可作为中高职、成教、自学考试和其他各类医学院校护理专业教材，也可供各级护理人员参考。

图书在版编目(CIP)数据

健康评估 / 童晓云，樊军主编. —3 版. —南京：
东南大学出版社，2020.4
　ISBN　978 - 7 - 5641 - 8874 - 0

Ⅰ. ①健… Ⅱ. ①童… ②樊… Ⅲ. ①健康-评估-
高等职业教育-教材 Ⅳ. ①R471

中国版本图书馆 CIP 数据核字(2020)第 057993 号

健康评估(第 3 版)

主　　编	童晓云　樊　军
出版发行	东南大学出版社
出 版 人	江建中
责任编辑	胡中正
社　　址	南京市四牌楼 2 号
邮　　编	210096
经　　销	江苏省新华书店
印　　刷	江苏徐州新华印刷厂
开　　本	787 mm×1 092 mm　1/16
印　　张	18.25
字　　数	415 千字
版 印 次	2020 年 4 月第 3 版　2020 年 4 月第 1 次印刷
书　　号	ISBN 978 - 7 - 5641 - 8874 - 0
定　　价	58.00 元

《健康评估》（第3版）数字资源
编者名单

主　编　童晓云　梁春艳
副主编　樊　军　余　亮　刘永梅
编　者（按姓氏笔画排序）

卢佳佳　合肥职业技术学院
刘永梅　安徽医科大学附属巢湖医院
余　亮　黄山职业技术学院
杨静静　黄山职业技术学院
周　璇　合肥职业技术学院
梁春艳　合肥职业技术学院
童晓云　合肥职业技术学院
樊　军　皖南医药卫生学校

随着社会经济的发展和医疗卫生服务改革的不断深入,对护理人才的数量、质量和结构提出新的更高的要求。为加强五年制高职护理教学改革,提高护理教育的质量,培养具有扎实基础知识和较强实践能力的高素质、技能型护理人才,建设一套适用于五年制高职护理专业教学实际的教材,是承担高职五年制护理专业教学任务的各个院校所关心和亟待解决的问题。

在安徽省教育厅和卫生厅的大力支持下,经过该省有关医学院校的共同努力,由安徽省医学会医学教育学分会组织的安徽省五年制高职护理专业规划教材编写工作,于2005年正式启动。全省共有10余所高校、医专、高职和中等卫生学校的多名骨干教师参加了教材的编写工作。本套教材着力反映当前护理专业最新进展的教育教学内容,优化护理专业教育的知识结构和体系,注重护理专业基础知识的学习和技能的训练,以保证为各级医疗卫生机构大量输送适应现代社会发展和健康需求的实用型护理专业人才。在编写过程中,每门课程均着力体现思想性、科学性、先进性、启发性、针对性、实用性。力求做到如下几点:一是以综合素质教育为基础,以能力培养为本位,培养学生对护理专业的爱岗敬业精神;二是适应护理专业的现状和发展趋势,在教学内容上体现先进性和前瞻性,充分反映护理领域的新知识、新技术、新方法;三是理论知识要求以"必需、够用"为原则,因而将更多的篇幅用于强化学生的护理专业技能上,围绕如何提高其实践操作能力来编写。

本套教材包括以下30门课程:《卫生法学》《护理礼仪与形体训练》《医用物理》《医用化学》《医用生物学》《人体解剖学》《组织胚胎学》《生理学》《病理学》《生物化学》《病原生物与免疫》《药物学》《护理心理学》《护理学基础》《营养与膳食》《卫生保健》《健康评估》《内科护理技术》《外科护理技术》《妇产科护理技术》《儿科护理技术》《老年护理技术》《精神科护理技术》《急救护理技术》《社区护理》《康复护理技术》《传染病护理技术》《五官科护理技术》《护理管理学》和《护理科研与医学文献检索》。本套教材主要供五年制高职护理专业使用,其中的部分职业基础课教材也可供其他相关医学专业选择使用。

成功地组织出版这套教材,是安徽省医学教育的一项重要成果,也是对安徽省长期从事护理专业教学的广大优秀教师的一次能力的展示。作为安徽省高职高专类医学教育规划教材编写的首次尝试,不足之处难免,希望使用这套教材的广大师生和读者能给予批评指正,也希望这套教材的编委会和编者们根据大家提出的宝贵意见,结合护理学科发展和教学的实际需要,及时组织修订,不断提高教材的质量。

卫生部科技教育司副司长　王群

2006 年 2 月 6 日

第3版前言

本版《健康评估》教材是在 2014 年第 2 版《健康评估》教材基础上进行修编，更新了编写体例，更加突出了对学生能力的培养，更具实用性，也更新颖。但教材编写依然遵循"必需、够用、实用、能用、会用"的原则，以能力为本位、以应用为主旨来构建、更新、优化课程和教学内容体系。修编教材延续了 2006 年第 1 版《健康评估》和 2014 年第 2 版《健康评估》教材编写特色，强调科学性、启发性、实用性和新颖性，融传授知识、培养能力、提高素质为一体，全面阐述了健康评估的基本理论、基本技能，形成一套完整的知识体系框架。

本教材编写的指导思想是以护理专业培养目标为导向，以职业技能培养为根本，以学生为主体，突出高职高专护理专业的教育特色，强调学生人文素质的培养。在知识体系结构上，本书以 2006 年第 1 版《健康评估》和 2014 年第 2 版《健康评估》等为依据，修订引入了专业和课程发展前沿知识，注重与岗位需求密切结合、与全国护士资格考试接轨，强调"三基"培养的同时，体现强化实践、贴近临床、方便教学的基本原则。

教材突出先进理念，体现以人为本的现代护理观，符合教学规律和认知规律，深入浅出，案例生动，结构科学，体例完整，符合护理专业发展的科学性、启发性和先进性，有利于培养学生学习能力、实践能力和创新能力。教材编写思路先进，不断进行知识更新和拓展，体现教改精神，反映国内外健康评估新进展，大力促进了高职护理专业课程改革的发展。教材精简文字表述，尽量采用图、表等直观说明，达到图文并茂的效果。每章节均采用情景导入式教学模式，使学生理解理论、学会应用，真正突出高职高专的办学宗旨与特色。教材编写中，为便于学生把握教材内容，每章均列出了章前学习目标、情景导入，激发学生学习兴趣，真正地实现学懂会用。

教材采用全新编写模式，增设了数字媒体教材资源。以扫描二维码形式，帮助老师及学生在移动终端共享优质配套网络资源，实现纸媒教材与数字媒体教材资源的融合，配套习题内容更贴近执业资格考试内容，实现移动终端同步答题与评测，为学生理解、巩固知识提供了全新的途径与独特的体验，全面体现"以学生为中心"的教材开发与建设理念。教材融入数字媒体模块，每章通过"扫一扫，知重点"，概括章节重难点，便于学生总结归纳重点内容；通过"扫一扫，看总结"，便于学生复习每章知识内容；通过"扫一扫，测一测"，对护士执业资格考试考点、重要的知识点和概念的强化与巩固，学生可以用手机客户端进行网上自测考核，模拟人机对话考试模式，更加适应护士资格考试形式的改革；根据需要设置"知识链接""扫一扫，'学'多点"等，拓展延伸知识内容，与护士执业资格考试紧密联系，使之更加突出了对学生能力的培养，更具实用性，也更新颖。

全书共分十章，内容分别为绪论、健康资料与健康史评估、护理诊断的思维方法、常见症状评估、身体评估、心理社会评估、实验室检查、心电图检查、影像学检查、护理病历书写等。本教材完全符合高职高专护理专业的教学需要，也可供助产、检验、康复、老年护理等专业教学使用。

编写过程中，编者们广泛参阅了国内外有关教材和专著，努力建设体现高职特色和学科水平、符合人才培养目标和培养模式、适用性强、质量高的教材，并得到各编者所在院校的大力支持，在此一并表示感谢。由于时间紧迫，本教材难免有疏漏和错误，敬请广大师生予以批评指正。

童晓云

2019 年 12 月

第1版前言

为贯彻教育部关于高职高专教学改革全面推进素质教育的精神,以培养面向 21 世纪高素质技能型人才为目标,以体现以人为中心、以护理程序为基础的现代整体护理思想,适应目前培养高等护理人才的护理教育发展需要,特编写此教材。

在教材编写中,充分体现了"三基"(基础理论、基本知识和基本技能)、"三选定"(选定对象、选定要求、选定限制)、"五性"(思想性、科学性、先进性、启发性和适用性)。在此基础上体现以应用为目的,以必需、够用为度,以讲清概念、强化应用为教学重点,不追求精、尖、深、偏。从适应教改的角度出发,教材融传授知识、培养能力、提高素质为一体,重视培养学生的创新、获取信息及终身学习能力。坚持贴近学生、贴近社会、贴近岗位的原则,特别注重护理专业的特点,突出职业教育的特色,完全符合五年制高职护理专业的教学需要,也可供助产、检验、康复等专业教学使用,是学习健康评估的理想教材。

健康评估作为高等护理教育的一门重要课程,着重培养学生护理评估的能力和科学思维方法。全书共为十章,内容分别为绪论、健康评估基础、常见症状评估、身体评估、心理社会评估、实验室检查、心电图检查、影像学检查、健康资料的分析与护理诊断、护理病历书写等。

在编写的过程中,编者们广泛参阅了国内外有关教材和专著,并得到各编者所在院校的大力支持,在此一并表示诚挚的谢意。由于时间紧迫,且编者的水平和能力有限,本教材难免有疏漏和错误,敬请同行和读者予以批评指正。

童晓云

2005 年 12 月 16 日

目　录

第一章　绪论

第二章　健康资料与健康史评估

第一节　健康资料的收集 ………………………………………… 4

第二节　健康史的内容 …………………………………………… 9

第三章　护理诊断的思维方法

第一节　护理诊断概述 …………………………………………… 14

第二节　护理诊断的分类方法 …………………………………… 15

第三节　护理诊断的构成与陈述方式 …………………………… 17

第四节　合作性问题 ……………………………………………… 19

第五节　护理诊断的思维方法与步骤 …………………………… 19

第四章　常见症状评估

第一节　发　热 …………………………………………………… 22

第二节　疼　痛 …………………………………………………… 28

第三节　呼吸困难 ………………………………………………… 33

第四节　咳嗽与咳痰 ……………………………………………… 37

第五节　咯　血 …………………………………………………… 39

第六节　心　悸 …………………………………………………… 42

第七节　发　绀 …………………………………………………… 44

第八节　水　肿 …………………………………………………… 46

第九节　皮肤黏膜出血 …………………………………………… 49

第十节　黄　疸 …………………………………………………… 51

第十一节　恶心与呕吐 …………………………………………… 54

第十二节　呕血与黑便 …………………………………………… 56

第十三节　便　血 ………………………………………………… 59

第十四节　腹泻与便秘 …………………………………………… 61

第十五节　排尿异常 ……………………………………………… 65

第十六节　抽搐与惊厥 …………………………………………… 70

目　录

第十七节　意识障碍 ·· 72

第十八节　情感障碍 ·· 75

第五章　身体评估

第一节　身体评估的基本方法 ·································· 79

第二节　一般状态评估 ·· 83

第三节　皮肤和淋巴结评估 ····································· 92

第四节　头颈部评估 ·· 96

第五节　胸部评估 ··· 104

第六节　腹部评估 ··· 128

第七节　脊柱与四肢评估 ··· 139

第八节　肛门、直肠评估 ··· 142

第九节　神经系统评估 ·· 144

第六章　心理社会评估

第一节　心理评估 ··· 150

第二节　社会评估 ··· 164

第七章　实验室检查

第一节　血液检查 ··· 171

第二节　尿液检查 ··· 177

第三节　粪便检查 ··· 183

第四节　肝脏功能检查 ·· 185

第五节　肾脏功能检查 ·· 188

第六节　脑脊液及浆膜腔积液检查 ························· 191

第七节　临床常用血生化检查 ································· 194

第八节　临床常用免疫学检查 ································· 198

第八章　心电图检查

第一节　概述 ·· 208

第二节　心电图导联 ·· 211

目 录

第三节　正常心电图 ································· 213

第四节　常见异常心电图 213

第五节　心电图的描记分析与临床应用 ············· 220

第九章　影像学检查

第一节　X线检查 ································· 224

第二节　超声检查 ································· 240

第三节　核医学检查 ································· 242

第十章　护理病历书写

第一节　书写护理病历的基本要求 ················· 248

第二节　护理病历的格式与内容 ················· 248

附录

附录一　交谈举例 ································· 261

附录二　护理病历示例（安徽省医院常用的护理病历格式） ············· 264

附录三　实训指导 ································· 267

主要参考文献

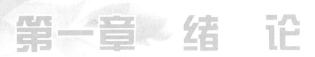

第一章 绪 论

学 习 目 标

1. 熟悉健康评估的定义和学习内容。
2. 了解健康评估的学习方法和要求。
3. 培养学生创新求实、关心爱护病人的职业素养。

ER-1-1 扫一扫,知重点

ER-1-2 扫一扫,"学"多点
(评估与护理的关系)

健康评估是论述诊断个体、家庭、社区现存或潜在健康问题的一门学科,主要研究内容包括与健康问题相关的基本理论、基本技能及临床思维方法等。它是基础护理学与临床护理学的桥梁课程,也是临床各科护理学的基础课程,在整个护理实践中占有重要位置。护理专业学生须掌握健康评估的基本理论、基本技能和临床护理诊断的步骤、思维方法,准确收集被评估者身心状况的主、客观资料,科学地进行综合整理、分析判断,确定其健康状况及护理需要,为进一步采取有效的护理措施打下可靠基础。

一、健康评估的内容

健康评估的内容包括健康资料与健康史评估、护理诊断的思维方法、常见症状评估、身体评估、心理社会评估、实验室检查、心电图检查、影像学检查、护理病历的书写等,主要阐述疾病的临床表现、心理社会因素以及疾病间的相互影响,论述健康评估的各种评估方法、技能及如何运用科学的临床思维方法来提出正确的护理诊断等。具体内容简介如下:

1. 健康资料与健康史评估　主要包括健康资料采集、健康史的内容等。其中交谈、身体

— 1 —

评估是采集健康资料最常用、最主要的方法,通过交谈和身体评估来收集被评估者的主、客观资料,分析现存或潜在的健康问题。

2. 护理诊断的思维方法 主要简述护理诊断的概念、相关理论、护理诊断的思维方法和步骤、临床常用的护理诊断及相关因素等,从护理专业角度进行临床思维和判断,有助于护士摆脱医疗诊断的影响,提高发现问题、分析问题和解决问题的能力。

3. 常见症状评估 主要阐述了常见症状的病因与临床表现、护理评估要点、相关护理诊断等,旨在通过常见症状评估的学习,培养学生做出正确护理诊断的能力。

4. 身体评估 主要阐述身体评估的基本方法、内容、异常体征及其临床意义等。身体评估是健康评估的重要方法之一,护士必须具有高度的责任心、扎实的基本功,才能获得准确的评估结果。

5. 心理社会评估 心理社会评估与常见症状评估、身体评估等相互依托,以体现健康评估的整体观念。主要简述心理社会评估的目的、方法及内容,着重介绍自我概念与自尊、认知水平、情绪和情感、个性、压力与压力应对、角色与角色适应、家庭、文化和环境等方面的评估。心理社会评估的资料可通过交谈、观察、量表测定等获得,一般主观成分居多,故评估过程中资料的收集、分析、判断均较困难,其结果切不可简单地用正常、异常区分。

6. 实验室检查 实验室检查是指综合运用实验室的各种方法(物理、化学、生物学等方法)和技术对被评估者的标本(血液、体液、分泌物、排泄物等)进行检测,以获得反映机体功能状态、病理改变等客观资料的方法。主要简述实验室检查常用的标本采集方法、内容及其临床意义,并简要介绍实验室检查的新技术、新进展。

7. 心电图检查 通过心电图检查可发现心肌电生理变化、各种心律失常、心脏房室肥大、心肌缺血、心肌梗死、药物影响和电解质紊乱等,是心血管系统疾病诊断和危重病人监护的重要手段。主要简述心电图基础知识、心电图导联、正常心电图的波形及测量方法、异常心电图的特点以及心电图描记与分析方法等。

8. 影像学检查 主要包括X线检查、超声检查、核医学检查三部分。要求护士能初步了解影像学的基本原理、正常图像、常见的异常图像及临床意义,熟悉影像学检查前被评估者的准备。

9. 护理病历的书写 护理病历是指护士通过评估被评估者收集资料,并分析、归纳、整理收集到的资料,按照规范格式书写记录。它是护理管理、护理质量和业务水平的反映,也是护理教学、护理科研的基础资料。作为医疗文件,护理病历是被评估者重要的健康档案,具有法律效力,护士应以严谨求实的态度、高度负责的精神,认真书写病历。本章主要简述了护理病历书写的基本要求,介绍了国内一些医院使用的护理病历格式、内容,并附入院病历示例,以期通过学习和教学实践,使学生掌握护理病历书写的内容和要求。

二、健康评估的学习要求

健康评估是操作性很强的课程,学生须通过课堂教学、操作练习、见习、实习提高自己的知识储备,并加强临床实践,强化技能训练,提高技能水平。通过本教材的学习,应达到以下基本要求:

1. 关心、爱护、体贴病人,树立以人为中心的整体护理理念。

2. 掌握健康评估的基本概念、基本知识和基本技能。

3. 能很好地与病人沟通,通过交谈收集健康史。

4. 能熟练、准确、规范、全面地进行身体评估。

5. 能理解常见症状、异常体征的临床意义。

6. 初步学会心电图检查操作,熟悉影像学检查前的准备。

7. 能熟练、准确采集标本,熟悉常用实验室检查的内容、参考值及临床意义。

8. 会根据收集到的资料提出初步的护理诊断,能书写完整的护理病历。

ER-1-3　扫一扫,测一测
（绪论学习目标测试题）

ER-2-4　扫一扫,看总结
（绪论教学小结）

（童晓云）

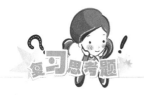

1. 健康评估在护理工作中的意义有哪些?

2. 健康评估的学习内容有哪些?

3. 如何学好"健康评估"这门课程?

第二章　健康资料与健康史评估

1. 掌握健康资料的收集方法、健康史的内容。
2. 熟悉健康资料的来源与类型；交谈的技巧及注意事项。
3. 学会对模拟病人进行健康资料收集。

　　健康史评估是评估者通过与被评估者进行交谈，有计划地、系统地收集被评估者的健康资料，并分析、判断和归纳健康资料的过程。通过对健康史的评估，可以了解被评估者疾病的发生、发展和演变情况，以及患病后被评估者身体、心理和社会健康状况的改变。全面系统的健康史评估，为进一步提出护理诊断、制订护理计划打下良好的基础。健康史的评估是护理程序的第一步。

第一节　健康资料的收集

ER-2-1　扫一扫，知重点

导入情景：

　　患者，女，45岁，自行发现腹部肿块1个月，因无明显不适，未引起足够重视，最近发现腹部肿块逐渐增大，遂到医院就诊。门诊以"腹部肿块1月"收住入院。

　　请思考：

　　1. 如何收集该病人的健康史？收集方法有哪些？

　　2. 交谈注意事项有哪些？

考点提示:健康资料的收集方法;交谈方式及注意事项

一、健康资料的收集方法

健康资料的收集方法多种多样,临床上常用的有交谈、身体评估、病历资料的阅读、辅助检查结果的评估等,其中最常用的是交谈和身体评估。

(一) 交谈

交谈是通过评估者与被评估者或相关知情人之间会话进行评估的一种方法,是获取主观资料的主要途径,是评估的第一步,成功的交谈是确保健康资料完整性和准确性的关键。

1. 交谈方式

(1) 正式交谈:指事先通知病人,有目的、有计划的交谈。如入院护理评估,评估者选择合适的时间、合适的环境,按原定目标使谈话围绕主题进行。

(2) 非正式交谈:指评估者在日常工作中与被评估者进行的随意而自然的交谈,看似很随意的"闲聊",但询问者还是有目的的交谈。这样的谈话往往使被评估者及家属感到亲切,能够放松而愿意说出内心的真实想法和感受,有利于了解一些与健康有关的隐性资料。

2. 交谈阶段　正式交谈一般分为三个阶段:准备阶段、进行阶段、结束阶段。

(1) 准备阶段:自己要明确本次交谈的目的,安排合适的时间和地点,了解门诊资料。

(2) 进行阶段:开始时要礼貌地称呼病人,做自我介绍。告知病人谈话的主题和大致需要的时间。评估者紧扣主题,按照健康史的内容逐步深入地进行交谈。

(3) 结束阶段:评估者应该很好地控制结束谈话的时间和时机,在谈话即将结束时,应向对方暗示,比如对谈话进行小结或告诉被评估者下一阶段的治疗护理安排等。

3. 交谈的技巧

(1) 应用合适的提问方式:交谈中语言清晰,提问简单明了,首先问被评估者感受最明显、容易回答的问题。交谈开始或转换话题时一般进行开放式提问,例如:"您哪儿不舒服呀?""怎么不舒服到医院来看病的呀?"。为明确或确认被评估者叙述病史的细节时一般进行有针对性的封闭式提问,例如:"您腹痛多久了?""您以前有过类似的情况发生么?"。根据被评估者对病情的描述情况,评估者可以交替地使用两种方法来问清楚病情的发生发展情况。

(2) 灵活应用肢体语言:交谈过程中,整洁的服饰、端庄的姿态、友善的表情、目光的对视、会心的微笑等都可以拉近评估者与病人之间的距离,使病人消除紧张情绪。恰当灵活的肢体语言可使被评估者感到亲切可信,有利于得到准确可靠的信息,达到顺利交谈的目的。

(3) 巧用过渡语言:交谈中如已经问清楚了某一个问题,要巧妙地把话题转到评估者想要了解的另一个问题上来。例如:"这个问题我们已经讨论清楚了,能不能说说您上次发病时的情况呀?""您这次腹痛的情况我已经知道了,您的大便情况如何呀?"。

(4) 及时核实材料:及时准确核实被评估者描述的健康资料,以防止记录时不能准确地表达病人的真实情况。通过核实,被评估者也可知道评估者在认真地倾听而且负责地了解病情。常用的核实方法有复述、澄清、反问、质疑和解析等。

①复述:对于描述不太准确或评估者不太明了的问题,可以用不同的方式重复被评估者

的谈话内容,待对方确认后,再继续交谈。

②澄清:对被评估者描述的模糊、不明确的内容可提出疑问,以确定信息的准确性。如"请您再说得具体一些。""您说您的腹痛一直持续没有缓解,对么?"

③反问:以询问的口气重复被评估者的话,如"您说您腹痛持续有一个小时?"。这样反问可让被评估者讲述得更准确一些,而且可鼓励被评估者提供更多信息。

④质疑:如果被评估者讲述的内容前后不一致,或与评估者观察的不一致,可用这种方法来核实辨别。如"您前面说您大小便正常,怎么现在又说解小便时有疼痛的感觉呢?你能详细描述一下么?"

⑤解析:通过对被评估者提供的信息进行分析和归纳,得出结论,让病人来确认、否认或提出另外的解释。

(5)与特殊评估对象的交谈:与老年人交谈时,应注意语速要慢、声音要大、有些问话可能还要重复多遍;与情绪低落者交谈时要同情、理解和安抚,尽量避免问及其伤心的话题;与病情危重者交谈时更应关心、鼓励和安慰,先简单扼要地问清主要问题,待病情好转后再详细交谈。

(6)交谈中边分析、边归纳:与被评估者交谈过程中,边询问、边思考,根据自己掌握的医学知识,有针对性地提出评估者需要了解的问题。边综合、边归纳,这样才能得到准确、系统的健康资料。

4. 交谈的注意事项

(1)尊重和爱护病人:评估者要态度和蔼、有同情心、有爱心、关心体贴病人,不可用轻视、嘲笑、怠慢的态度对待病人。

(2)避免使用难懂的医学术语:如"您有里急后重感么?",应该问"您的大便情况如何?"等。

(3)避免诱问和套问:如"您发热是在下午吗?""您的痰是铁锈色吗?""您的腹痛是不是跟酸性饮食有关呀?"等。

ER-2-2　扫一扫,"学"多点
（交谈的意义）

(4)注意交谈时间和地点的选择:要根据病人的时间安排来选择交谈时间,尽量不要打乱病人的生活规律。环境要求舒适、安静,交谈过程中要注意保护被评估者的隐私。

(5)应把握好谈话的内容和时间:交谈时防止偏离主题,评估者应认真倾听,避免重复提问,要注意不同病人的文化差异和生活环境的不同。

（二）身体评估

身体评估是评估者应用自己的感觉器官(如眼、耳、鼻、手)或借助简单的辅助工具(如体温表、血压计、听诊器、叩诊锤等),对被评估者进行仔细的观察和系统的检查,以了解其身体状况的一种评估方法(详见第五章第一节内容)。

（三）阅读

包括阅读被评估者的门诊和住院病历、护理病历、实验室及其他辅助检查结果等。病人院外医疗资料(如其他医院的病历、检查单等)可作为参考资料,但不能完全认同或照搬。

（四）量表测定

在入院评估时可按照事先设计好的评估表收集资料,心理和社会评估时亦经常采用量表测量法。

二、健康资料的来源

(一)被评估者

被评估者本人意识清楚、又非婴幼儿,可成为健康资料收集的主要来源。因为只有被评估者最清楚、最了解自己患病后的异常感受或情感体验,描述的内容也最为可靠。

(二)相关知情人员

知情人员是指被评估者的家人或与之关系密切的人,包括父母、配偶、老师、同学、朋友、邻居等,他们对病人的生活习惯、工作环境、身心健康状况比较了解,也可能是发病过程的目击者。

(三)其他卫生保健人员

其他卫生保健人员是指与病人接触过的医生、护士、心理医生、理疗师、营养师及其他相关人员,这些人员可以提供病人相关的诊疗、护理措施,以及病人对诊疗、护理措施的身心反应等。

(四)既往健康资料

既往健康资料是指既往的病历卡、出生记录、儿童预防接种记录、各种体格检查记录等,这些资料不仅可以作为被评估者的相关资料,而且有利于证实被评估者和相关知情人员所提供资料的准确性。

(五)实验室及其他辅助检查报告

实验室及其他辅助检查报告是指各种化验结果、心电图检查、影像学检查及其他器械检查等,可提供全面的资料。

三、健康资料的类型

收集到的健康资料内容庞杂,涉及多个方面,需要采用适当方法进行分类,便于护士分析,并从中发现问题。分类方法包括:

(一)根据资料的获取途径分类

1. **主观资料**　是指被评估者身心方面的主观感受或体验。一般通过与被评估者交谈获得,包括被评估者对自己所患疾病的主观感受、身体状况评价、个人经历、求医目的、健康问题的认识等。

2. **客观资料**　是评估者对被评估者进行观察、检查或借助各种实验室、医疗仪器检查所获得的资料,具有客观性,例如体温、脉搏、血压、腹部压痛等,此类资料亦是形成护理诊断的重要依据。

（二）根据资料产生日期分类

1. 目前资料　是指现在发生的有关健康问题的资料，包括就诊时的状况、经治疗和护理后的现状。

2. 既往资料　是指此次患病之前有关健康问题的资料，包括既往健康史和上阶段的治疗护理情况。

（三）根据马斯洛（Maslow）的人类需要层次论分类

1. 生理需要　如咳嗽、咳痰、水肿、疲劳、大小便失禁、睡眠形态紊乱等。

2. 安全需要　如在医院陌生的环境中感到寂寞无助；怕得不到良好的治疗和护理；对医护人员的不信任、手术前的紧张；对各种检查的恐惧和疑虑。

3. 爱与归属的需要　如被评估者想家、想孩子，孩子想妈妈，喜欢有人探望等。

4. 尊重与被尊重的需要　如因外貌变形受损不愿见人、怕被人看不起、希望别人尊重其宗教信仰等。

5. 自我实现的需要　如担心生病住院会影响工作、学习，担心失明、耳聋、截肢、瘫痪等会影响实现自己的理想。

（四）按马乔里·戈登（Majory Gordon）的11个功能性健康形态分类

Majory Gordon 将人的功能分为11种形态，即健康感知-健康管理形态、营养-代谢形态、排泄形态、活动-运动形态、睡眠-休息形态、认知-感知形态、自我感知-自我概念形态、角色-关系形态、性-生殖形态、压力-应对形态、价值-信念形态。如腹泻或便秘属于排泄形态紊乱；失眠或嗜睡属于睡眠形态紊乱；不能适应病人角色属于角色关系形态紊乱。此种分类法与临床联系紧密，通俗易懂，易于掌握，因而临床上广泛应用。

（五）按人类反应形态分类

北美护理协会将所有护理诊断按9种形态进行分类，即交换、沟通、关系、赋予价值、选择、移动、感知、认识、感觉/情感。如果收集资料也按照此种方法分类，即可迅速找到问题所在，由某种形态中的异常资料直接导出护理诊断，但这9种形态分类比较抽象，护士难以记忆，不太实用。

四、健康资料记录的注意事项

目前资料记录格式并不统一，也不需要全部统一，可以根据资料的分类方法、根据各医院各病区的特点自行设计记录格式。但无论格式如何，在记录中必须注意以下问题：

1. 记录必须反映事实　所记录的资料不要带有自己的主观判断和结论，应客观记录被评估者的诉说和临床所见。例如对营养的记录，如"病人营养严重不足"应描述成"身高165 cm，体重40 kg，皮肤干燥无光泽，皮下脂肪菲薄"；又如对睡眠的记录，"病人睡眠不足"应描述成"病人一天睡眠时间4小时，白天感觉头昏脑涨"。

2. 客观资料的描述应使用专业术语。

3. 各种资料均应有记录　所收集资料都应有记录，记录时应层次清晰，文字简洁，避免错别字。

ER-2-3　扫一扫，"学"多点（健康资料收集的意义）

4. 记录格式 各种格式均应符合以下要求:能够全面准确地反映被评估者的情况,反映不同专科特点;简洁清楚,一目了然,方便护士记录等。

(梁春艳)

第二节 健康史的内容

　　健康史是指被评估者过去和现在的一切健康状况。通过交谈,可以了解被评估者疾病的发生、发展和演变情况,以及患病后被评估者身体、心理和社会健康状况的改变。全面系统的健康史评估,是进一步提出护理诊断、制订护理计划的重要依据。与医疗病史不同的是,医生关注的是病人的症状、体征、治疗及疾病的进展情况,而护士除了要了解评估对象过去、现在的健康状况及影响因素外,更重视评估对象对其健康状况及生活方式改变出现的各种反应。健康史内容主要包括八个方面。

考点提示:健康史的主要内容

一、一般资料

　　一般资料(general date)包括:姓名、性别、年龄、民族、籍贯、婚姻、文化程度、职业、出生地、家庭住址、电话号码、联系人及联系方式、日期及资料的可靠程度。

　　以上资料可为某些疾病提供信息。许多疾病的发生与年龄、性别有关,某些疾病的发生与职业有关,出生地、现住址等与某些流行病有关,根据不同的文化程度可选择不同的健康教育形式,电话、联系人及联系方式便于联系其家属及今后的随访。

二、主诉

考点提示:主诉的概念及记录方式

　　主诉(chief complaint)诉说的是病人感到最痛苦、最明显的症状或体征及其性质和持续时间,也是本次病人就诊的最主要原因。陈述主诉时,既要简明扼要又要重点突出,由评估者通过对评估对象主观材料归纳而得出。符合以下几个特点：

1. 一般不超过 20 个字，或不超过 3 个症状 例如："腹痛，脓血便 2 天"；"活动后心悸气促 2 年，加重伴双下肢水肿 1 周"。

2. 主诉不能用疾病诊断代替症状 如"慢性肾炎 10 年"，而应该写成"反复眼睑、双下肢水肿 10 年"。

3. 主诉应尽量用医学术语 如"吐血、头晕 1 天"应该写成"反复呕血伴头晕 1 天"。

4. 如果主诉有多个症状，则应按发生时间顺序排列，时间长者在前，时间短者靠后，如"反复发作性上腹部疼痛 1 月，呕血 2 小时"。

5. 足月妊娠分娩、择期手术、多次化疗者，也可有其特殊的陈述方式。

三、现病史

考点提示：现病史主要包含内容

现病史(history of present illness)是指从疾病发生开始到入院为止这一过程中的健康资料，包括疾病的发生、发展、演变、诊疗和护理经过，是健康史中的主要内容，其主要内容如下：

1. 起病情况及患病时间 包括发病的时间、地点、缓急、病因和诱因等。

2. 主要症状特点 包括主要症状的部位、性质、持续时间、严重程度、发作频率、有无加重或缓解因素。

3. 伴随症状 指主要症状出现的同时或随后发生的其他症状。应问清其与主要症状的关系，自身特点及演变经过。

4. 主要症状的演变 主要症状有无加重或缓解趋势，有无新症状的出现等。

5. 诊疗和护理经过 包括何时、何地做过何种检查、医疗诊断、用药情况、护理措施及其效果。

6. 患病过程中的一般状况 包括对精神、神志、体力状况、食欲及食量的改变、体重的变化、睡眠及大小便情况作简单描述。

7. 目前健康状况对护理对象的影响 包括病人对自己目前健康状况的认识及其对病人生理、心理、社会各方面的影响。

四、既往健康史

既往健康史(past history)是指病人过去的健康状况，特别是与本病有关的患病情况，主要内容如下：

1. 病人对自己既往健康状况的综合评价。

2. 与现病有关疾病的情况 包括患病时间、诊断结果、治疗、护理及转归等。

3. 预防接种史 包括预防接种时间和类型。

4. 手术、外伤史 包括手术时间、名称、原因；外伤时间、原因、部位、程度、转归等。

5. 有无过敏史 包括食物、药物和环境中的其他过敏物质，机体对其反应如何，有无脱敏及脱敏方法。

6. 既往住院病史 包括住院原因、住院时间、治疗和护理情况。

7. 急、慢性传染病病史。

五、用药史

用药史(medication history)是指目前的用药情况,包括用药名称、剂量、用法、时间、效果、不良反应等。

六、生长发育史

生长、发育在不同的年龄层次有不同的特点,评估者应根据生长发育理论,了解被评估者是否存在生长发育异常。具体包括:生长发育情况、月经史、婚姻史、生育史、个人史。

1. 生长史(growth history) 主要了解被评估者出生时的情况,根据其身高、体重、智力、性征等情况,判断其生长发育是否正常。

2. 月经史(menstrual history) 包括初潮年龄、月经周期、行经天数、经量、颜色、异味、有无痛经、白带情况、末次月经时间或绝经年龄。记录格式如下:

$$初潮年龄\frac{行经天数}{月经周期}末次月经时间或绝经年龄$$

如:

$$14\frac{3\sim5(d)}{28\sim30(d)}2013年1月12日(或48)$$

3. 婚姻史(marital history) 记录未婚或已婚,已婚者的结婚年龄、配偶健康状况、夫妻感情、性生活情况等。

4. 生育史(childbearing history) 包括妊娠及生育年龄和次数、人工流产或自然流产次数,有无死产、剖宫产、产褥感染及计划生育情况。

5. 个人史(personal history) 包括出生地、居住地区和居留时间(尤其是疫源地和地方病好发区)、受教育程度、社会经历和业余爱好,有无烟酒嗜好、有无吸毒史和不洁性交史。

七、家族健康史

家族健康史(family history)主要是了解被评估者家族成员的健康状况,包括祖父母、父母、兄弟姐妹、子女的健康状况,特别应注意询问家族中有无与被评估者患同样疾病的成员,家族中有无遗传性疾病。

八、系统回顾

系统回顾(review of systems)主要是回顾被评估者各系统相关症状及功能性健康形态,全面了解评估对象存在的健康问题,以及与本次健康问题的关系。系统回顾可采用身体、心理、社会医学模式,也可采用戈登的功能性健康形态医学模式。

（一）身体、心理、社会系统回顾

1. 身体方面

（1）一般健康状况：有无消瘦、体重减轻、疲乏无力、睡眠障碍等全身症状。

（2）头颅及其器官：有无视力障碍、耳聋、耳鸣、眩晕、鼻出血、牙龈出血、咽痛等。

（3）呼吸系统：有无咳嗽、咳痰、咯血、胸痛、呼吸困难等表现。

（4）心血管系统：有无心前区疼痛、心悸、胸闷、水肿、血压升高、晕厥等。

（5）消化系统：有无食欲减退、吞咽困难、恶心、呕吐、腹痛、腹泻、便秘、黄疸等。

（6）泌尿生殖系统：有无尿频、尿急、尿痛、排尿困难、尿道或阴道异常分泌物等。

（7）内分泌系统：有无多饮、多食、怕热、多汗、怕冷、肥胖或消瘦、色素沉着等。

（8）血液系统：有无皮肤黏膜苍白、皮肤出血点、肝脾肿大、淋巴结肿大等。

（9）肌肉骨骼系统：有无肌肉关节疼痛、红肿，关节畸形、运动障碍，肌无力等。

（10）神经与精神状态：有无头痛、头晕、意识障碍、抽搐、幻觉、定向力障碍等。

2. 心理方面　包括感知能力、认知能力、情绪状态、自我概念以及压力应对等方面。

3. 社会方面　包括价值观与信仰、受教育情况、工作生活环境、家庭状况、社交情况以及经济负担等。

（二）功能性健康形态回顾

该模式涉及人类健康和生命过程的 11 个方面：

1. 健康感知-健康管理形态　自认为一般健康状况如何；为保持健康所做的事情；有无烟酒、毒品嗜好；有无药物依赖及其剂量和持续时间；是否知道所患疾病的原因；平时能否遵从医护人员的指导。

2. 营养-代谢形态　食欲如何，日常饮食的种类、量，有无饮食限制；有无咀嚼或吞咽困难及其程度和进展情况；近期内体重有无变化；有无皮肤黏膜的损害；牙齿有无问题。

3. 排泄形态　每日排尿和排便的次数、量、颜色以及有无异常气味；有无排汗过多及异味。

4. 活动-运动形态　吃饭、穿衣、洗漱、如厕等日常生活能否自理及其能力水平；日常活动方式、活动量及活动耐力；有无活动受限，是否需要借助轮椅或义肢等。

5. 睡眠-休息形态　日常睡眠情况，有无睡眠异常如入睡困难、多梦、早醒；是否借助药物或其他方式辅助入睡；是否嗜睡。

6. 认知-感知形态　有无听觉、视觉、味觉、记忆力及思维过程异常；有无疼痛，其部位、性质、程度和持续时间等。

7. 自我感知-自我概念形态　自我感觉如何，有无导致焦虑、恐惧、抑郁等不良情绪的因素及对情绪的控制力。

8. 角色-关系形态　与家属、邻居、同事间的关系，社交活动，有无角色适应不良。

9. 性-生殖形态　婚姻状态、性生活满意程度、月经情况、生育状况等。

10. 压力-应对形态　近期内生活中有无突发事件及应对能力等。

11. 价值-信念形态　包括人生观、对健康的信念、宗教信仰等。

ER-2-4　扫一扫,测一测
（健康资料与健康史评估
学习目标测试题）

ER-2-5　扫一扫,看总结
（健康资料与健康史
评估教学小结）

（梁春艳）

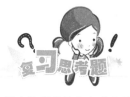

1. 健康资料的收集方法有哪些?
2. 交谈分为哪几个阶段?
3. 交谈应注意哪些技巧?
4. 健康资料的来源有哪些?
5. 何为主观资料? 何为客观资料?
6. 健康史主要内容包括哪些?
7. 主诉要符合哪些特点?
8. 现病史都包括哪些内容?
9. 既往史都记录哪些内容?
10. 个人史的内容有哪些?

第三章 护理诊断的思维方法

学 习 目 标

1. 掌握护理诊断的概念、陈述和步骤。
2. 熟悉护理诊断的分类及组成。
3. 了解护理诊断的思维方法、与医疗诊断和合作性问题的区别。
4. 了解护理诊断在临床护理和治疗中的重要意义,主动积极的学习相关知识。
5. 培养学生关心爱护病人、求实创新、科学严谨的职业素养。

导入情景:

患者,男,38 岁,发热伴咳嗽咳痰、咯血半月入院,临床诊断"肺结核"。

请思考:

1. 该病人有哪些护理诊断?
2. 护理诊断的组成有哪些? 存在形式有几类?

第一节 护理诊断概述

ER-3-1 扫一扫,知重点

一、护理诊断定义

考点提示:护理诊断定义;与医疗诊断区别

护理诊断是关于个人、家庭或社区对现存和潜在的健康问题,以及反映生命过程的临床判断,是护士为达到预期目标选择护理措施的基础,这些目标由护士负责提出。

二、护理诊断与医疗诊断的区别

见表 3－1 所示。

表 3－1 护理诊断与医疗诊断的区别

比较项目	护理诊断	医疗诊断
定义	个人、家庭或社区对现存的和潜在的健康问题以及反映生命过程的临床判断	是对病人所患疾病的原因和本质做出的判断
诊断内容	描述各种人类对疾病的反应	描述疾病病理变化
侧重点	照顾病人	治愈疾病
提出诊断	护士	医生
护理内容	治疗和预防	监测和执行医嘱治疗
可变性	随病情的发展变化而变化	在疾病的发展过程中相对稳定
适用范围	适用于个人和团体	适用于个体
护理性质	独立性护理活动:计划、实施、评价	非独立性护理活动
数目	同时可有多个	诊断数目较少,多数情况下仅有一个诊断
处理	护士解决	医生、护理和其他方面协调处理

（梁春艳）

第二节 护理诊断的分类方法

一、根据相关的理论框架分类

(一) 戈登的功能性健康形态分类

该分类方法主要涉及人类健康生命过程中的 11 个方面(表 3－2)。

表 3－2 护理诊断功能性健康形态分类法

范畴	主要内容
健康感知-健康管理	主要指对健康的认识及维持健康的行为和能力等
营养-代谢	有关机体的营养和代谢过程,有营养、体液平衡、组织完整性和体温调节等四个方面的相互联系
排泄	主要指排便、排尿的形式
活动-运动	指有关日常生活活动及活动能力和耐力
睡眠-休息	指休息和睡眠方面的问题
认知-感知	主要指感觉器官的功能和认知能力

范畴	主要内容
自我认识-自我概念	指个体对自我存在的认知和评价
角色-关系	指个体在生活中承担的角色和角色的适应能力
性-生殖	指性别认同、性角色行为、性功能和生育功能
压力-应对	指个体对压力的感知和处理方式
价值-信念	主要指个体的价值观和宗教信仰等

（二）NANDA 的"护理诊断分类系统"

NANDA 提出的"护理诊断分类系统Ⅰ"，将"人类的 9 个反应形态"作为护理诊断的分类系统（表 3－3）。

表 3－3　护理诊断人类反应形态分类法 1

范畴	主要内容
交换	包括物质的交换、机体的代谢、正常的生理功能和结构功能的维持
沟通	思想、信息和情感的传递
关系	建立联系，如人际关系、家庭关系
赋予价值	与价值观有关的问题
选择	面对应激原或多个方案做出选择或决定等方面问题
移动	包括躯体活动、自理情况等
感知	包括个人的感觉、对自我的看法
认知	对信息和知识的理解
感觉/情感	受某事件或某种状态的影响后，产生的意识、知觉、理解力、感觉

NANDA 提议的新的护理诊断分类框架"护理诊断分类系统Ⅱ"，是一个"多轴系健康形态框架"。它分 6 个轴系，13 个范畴；每个范畴内可以划分为 1～6 个类别（表 3－4）。

表 3－4　护理诊断人类反应形态分类法 2

范畴	主要内容
健康促进	健康意识、健康管理
营养	吞咽、消化、吸收、代谢、水化
排泄	泌尿系统、消化系统、皮肤系统、呼吸系统
活动/休息	睡眠/休息、活动/运动、能量平衡、心肺－血管性反应
感知/认知	注意力、定向力、感觉/感知、认知、沟通
自我感知	自我概念、自尊、身体形象
角色/关系	照顾者角色、家庭关系、角色履行
性/生殖	性特征、性功能、生殖

范畴	主要内容
应对/压力	耐受、创伤后反应、应对反应、神经行为、性压力
生命本质	价值、信念、价值/信念/行为的一致性
安全/防护	感染、机体创伤、暴力行为、环境危险、防御、体温调节
舒适	生理性舒适、环境舒适、社区舒适
成长/发育	成长、发育

二、根据护理诊断存在形式分类

考点提示:护理诊断的分类

护理诊断是关于个人、家庭或社区对现存的和潜在的健康问题以及生命过程的反映的临床判断,因此,根据护理诊断出现的时间又可将护理诊断进行如下分类(表 3-5)。

表 3-5　护理诊断存在形式分类

范畴	定义
现存的	是对个人、家庭、社区现有的健康问题/生命过程出现反应的描述,一般是应具有诊断依据,即一群症状和体征
有危险的	是对一些易感的个人、家庭、社区对健康问题/生命过程可能出现反应的描述
健康的	是个体、家庭、社区具有加强健康以达到更高健康水平,如"有父母亲角色功能增强的潜力"
综合的	是由于某特定情境或事件的存在,由一项可预见的现存的或潜在的护理诊断组成,如"强暴创伤综合征"
可能的	因一些资料可支持,但还不充分

（梁春艳）

第三节　护理诊断的构成与陈述方式

考点提示:护理诊断的组成

一、护理诊断的构成

护理诊断由名称、定义、诊断依据、相关因素四个部分组成。

1. 名称　用简明扼要的文字描述护理对象的健康状况(现存或潜在的),它主要以"改变""障碍""缺失""无效"几个特定词语描绘健康状态的变化,但无法表明变化的程度。

2. 定义　是对名称的一种清晰、正确的表达。为简单明了地表达诊断的意义及与其他诊断的不同之处。

3. **诊断依据** 是做出该诊断的临床判断标准。这些判断标准或是一个体征,或是一个症状,或是一群症状及体征,也可能是危险因素,这些标准是个体或团体主动表达或被观察到的反应。

4. **相关因素** 是指临床或个人所造成的健康状态改变或其他问题产生的情况。而这些通常都是与"护理诊断"有关的。

二、护理诊断的陈述方式

考点提示:护理诊断的三种陈述方式

护理诊断的陈述可以根据不同的护理诊断类型选择以下三种陈述方式。

(一)三部分陈述

三部分陈述即 PES 公式,PES 书写格式多用于现存的护理诊断。P:问题,即护理诊断的名称;E:病因,即相关因素;S:症状和体征,包括实验室检查结果。

常用的书写格式为 PES,这种书写格式多用于现存的护理诊断。

例如对肥胖的患者可提出的护理诊断:

营养失调: 高于机体需要量: 肥胖, 与摄入过多有关

P   S   E

(二)二部分陈述

二部分陈述,即 PE 公式,PE 用于现存和高危的护理诊断。有的现存护理诊断症状难以描述,高危护理诊断目前尚未发生时,没有 S,只有 P、E。例如,

对现存的护理诊断:

活动无耐力:与心排血量不足有关

对高危的护理诊断:

有皮肤完整性受损的危险:与长期卧床有关

(三)一部分陈述

一部分陈述只有 P,用于健康的护理诊断。

1. **现存的** 健康资料显示目前存在的健康问题。

2. **潜在的** 健康资料显示有危害护理对象的因素存在,不采取护理措施将会发生的问题。陈述形式为:"有……危险"。

3. **可能的** 有可疑的因素存在,但缺乏有力的资料支持,或有关原因不明。陈述形式为:"有……可能"。

4. **健康的** 是对个体、家庭或社区具有向更高健康水平发展潜能的描述。陈述方式为:"潜在的……增强","执行……有效"。

(梁春艳)

第四节　合作性问题

一、合作性问题的定义

合作性问题是需要护士进行监测,以及时发现病人疾病发生和变化过程中出现的不能由护士独立解决的问题(并发症),这些问题需要护士与医生合作处理,通过执行医嘱、密切观察和精心护理等措施以减少其发生。注意:并非所有并发症都是合作性问题,如果是护士能独立处理和预防的并发症,属于护理诊断,如长期卧床所致的"皮肤完整性受损"。护士不能独立预防和处理的并发症才是合作性问题。对于这类问题,护士的主要任务是密切观察病情变化。

二、合作性问题的陈述方式

合作性问题的陈述方式,即"潜在并发症(PC):……"。

例如心脏手术后,合作性问题有:

潜在并发症:伤口出血

急性广泛前壁心肌梗死的病人,在发病24小时内最易发心律失常,合作性问题有:

潜在并发症:心律失常

所有的合作性问题都是以"潜在并发症"作为前提,这明确了护士护理的重点在于减轻一些生理因素的危害。一旦病人被诊断为潜在并发症,就意味着这个病人可能正出现这种并发症,或者有发生该并发症的危险,因而提醒护士应特别注意收集并发症相关资料。如潜在并发症是出血性休克,就应了解病人血压、心律等情况的变化,密切观察休克的发生,争取尽早与医生配合处理。

(梁春艳)

第五节　护理诊断的思维方法与步骤

一、护理诊断的思维方法

护理诊断的思维方法主要包括临床实践和科学思维两大部分,临床实践主要包括问诊、体检、观察病情,科学思维包括整理加工、分析综合。

1. 常用的思维方法　比较与分类,分析与综合,归纳与演绎。

2. 护理诊断思维过程的注意要点　现象与本质,主要与次要,局部与整体,典型与不典型。

3. 诊断性思维的基本原则

(1)首先考虑常见病与多发病,其次应考虑当地流行和发生的传染病与地方病。

ER-3-2　扫一扫,"学"多点
(评判性思维的定义)

(2) 优先考虑器质性疾病的存在和可治性疾病的诊断。

(3) "一元化"原则,尽可能以一种疾病去解释多种临床表现。

(4) 必须实事求是,不能根据自己的知识范围和局限的临床经验任意取舍。

(5) 以病人为整体,并且要抓准重点、关键的临床现象。

二、护理诊断的步骤

见图 3-1 所示。

收集资料
- 方法:有交谈、身体评估、查阅相关资料、量表测定等
- 来源:被评估者、亲友、其他医务工作者和相关的病历资料
- 内容:目前和既往的健康状况,对治疗和护理的反应,心理-社会状况等

整理资料
- 核实资料:对部分夸大的主观资料重新调查和确认,必要时与客观资料进行比对,补充新资料
- 资料分类:将获得的资料组合在一起,按照合适的理论模式进行分类。常用的理论模式分类法有:需要层次论分类,功能性健康形态分类,人类反应形态分类

分析资料
- 找出异常:将所得资料与正常参考值进行比较,找出异常
- 找出相关因素和危险因素:发现异常后按功能性健康形态分类组合或其他理论,进一步寻找相关因素或危险因素,并形成一个或多个诊断性假设

每一个健康形态下都有其相应的护理诊断,当发现某形态中的资料异常,只需从这一形态下所属的护理诊断中分析选择即可,正因为此分类方法有这样的方便之处,临床护士多按照这种方法设计评估表格

确定护理诊断
- 确定护理诊断:将分析资料所发现的异常与护理诊断依据相比较,符合者即可确定护理诊断
- 验证和修订诊断:诊断是否正确,需要在临床实践中进一步验证。进一步收集临床资料或核实数据,发现的异常资料与护理诊断的诊断依据进行再次比较,若相符合,以确认或否定原有诊断性假设。被评估对象的健康状况改变,健康问题的反应也会改变,因此需要不断重复评估以维护护理诊断的有效性

图 3-1 护理诊断的步骤

ER-3-3 扫一扫,测一测
(护理诊断的思维方法
学习目标测试题)

ER-3-4 扫一扫,看总结
(护理诊断的思维方法
教学小结)

(梁春艳)

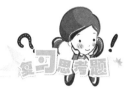

1. 简述护理诊断与医疗诊断的区别。
2. 简述护理诊断的构成。
3. 什么是合作性问题？
4. 请解释 PES 公式中"P""E""S"的含义。
5. 护理诊断的陈述形式有哪几种？

第四章 常见症状评估

症状(symptom)是指在疾病状态下,病人主观感受到的不适或痛苦的异常感觉,如心悸、疼痛、眩晕等;体征(sign)是指医护人员客观检查到的病理改变,如皮肤黏膜出血、肝脾肿大、啰音、杂音等。症状和体征是反映病情的重要指标之一,也是提出护理诊断的重要线索和依据。同一疾病有不同的症状,不同的疾病也可有相同的症状。

常见症状评估主要是对常见的临床表现进行评估,观察症状的发生、发展及其变化的特点,熟悉症状的临床意义,对于全面正确的护理评估有着重要意义。

第一节 发 热

ER-4-1 扫一扫,知重点

导入情景:

　　患者,男,20岁,因前晚淋雨打球,今早出现发热,体温最高时 39.5 ℃,伴咳嗽、咳痰、全身不适、乏力、食欲减退等表现,门诊以"肺炎"收住入院。

　　请思考:

　　1. 发热病人的护理评估内容有哪些?

2. 该病人的发热热型如何判断?

3. 目前该病人的主要护理诊断有哪些?

正常人在下丘脑体温调节中枢的调控下,通过神经体液调节,体内产热和散热过程保持动态平衡,体温相对恒定,一般口腔温度为 36.3～37.2 ℃,腋下温度为 36～37 ℃,直肠温度为 36.5～37.7 ℃。不同个体之间略有差异,并受机体内外因素影响,一般下午体温较早晨略高,剧烈运动、劳动或进餐后体温可略升高,但波动范围一般不超过 1 ℃,女性在月经前及妊娠期体温稍高于正常,老年人体温相对低于青壮年。

知 识 链 接

体温测量方法

检查体温计完好性及水银柱是否在 35 ℃ 以下。口腔测温:口表水银端置于病人舌下部位,闭口 3 min,取出。直肠测温:肛表用油剂润滑水银端后轻轻插入 3～4 cm,3 min 取出。腋下测温:先擦干腋窝下汗液,体温计水银端放腋窝深处,紧贴皮肤,屈臂过胸,夹紧体温计,5～10 min 取出。

腋下测温法简便、安全,现多采用此法。

发热(fever)是指机体在致热原的直接作用下或各种原因引起体温调节中枢的功能障碍、产热增多、散热减少,致体温升高超过正常范围。

一、病因与发病机制

考点提示:细菌感染是引起发热最常见的病因

(一)病因

1. 感染性发热(infective fever) 感染是引起发热最常见的病因。各种病原体如细菌、病毒、支原体、立克次体、钩端螺旋体、真菌、寄生虫等引起的感染均可引起发热。

2. 非感染性发热(noninfective fever)

(1)无菌性坏死物质吸收:见于大面积烧伤、术后组织损伤、大出血、心肌梗死等。

(2)抗原-抗体反应:见于风湿热、药物热、结缔组织病等。

(3)内分泌及代谢障碍:见于甲状腺功能亢进症。

(4)皮肤散热减少:见于广泛性皮炎、鱼鳞病等。

(5)体温调节中枢功能障碍:常见于中暑、安眠药中毒、脑出血或脑外伤。

(6)自主神经功能紊乱:主要是体温调节功能失常,属功能性发热。临床上常为低热,如原发性发热、感染后低热、夏季低热等。

（二）发病机制

体温调节中枢受到刺激或直接损伤导致体温调节异常，引起发热。分为致热原性发热和非致热原性发热两种：

1. **致热原性发热**　最为常见。致热原分为外源性致热原和内源性致热原。

（1）外源性致热原：包括各种微生物病原体及其产物，如细菌、病毒、真菌及细菌毒素等、炎性渗出物及无菌性坏死组织、抗原抗体复合物、某些相对分子质量物质等。外源性致热原多为大分子物质，特别是细菌内毒素相对分子质量非常大，不能通过血-脑屏障直接作用于体温调节中枢，而是通过激活血液中的中性粒细胞、嗜酸性粒细胞和单核-吞噬细胞系统，使其产生并释放内源性致热原，通过下述机制引起发热。

ER-4-2　扫一扫，"学"多点
（致热原性发热机制图）

（2）内源性致热原：又称白细胞致热原，如白介素（IL-1）、肿瘤坏死因子（TNF）和干扰素等，相对分子质量较小，可通过血-脑屏障直接作用于体温调节中枢的体温调定点，使调定点上升，使代谢增加或通过运动神经使骨骼肌紧张性增高（临床表现为寒战），使产热增多；另一方面可通过交感神经使皮肤血管及竖毛肌收缩，排汗停止，散热减少。这一综合调节作用使产热大于散热，体温升高引起发热。

2. **非致热原性发热**　是体温调节中枢直接损伤或自主神经功能紊乱，影响正常体温调节过程，使产热大于散热，从而导致发热。

二、临床表现

考点提示：发热程度的判断

（一）发热的分度

按口测法测得体温高低，将发热分为低热、中等度热、高热及超高热。发热的分度见表 4-1。

表 4-1　发热分度

分度	热度
低热	37.3～38 ℃
中等度热	38.1～39 ℃
高热	39.1～41 ℃
超高热	41 ℃以上

（二）发热的临床过程

一般分为体温上升期、高热期和体温下降期。

1. **体温上升期**　临床表现为体温骤升或缓升。

（1）骤升型：体温在数小时内达 39～40 ℃或以上。常伴有寒战。小儿易出现惊厥。

（2）缓升型：体温缓慢上升，在数日后体温达到 39～40 ℃或以上。多不伴寒战。

2. **高热期**　是指体温上升达到高峰之后保持数小时、数天或数周。如疟疾可持续数小时,大叶性肺炎可持续数天,伤寒可持续数周。

3. **体温下降期**　体温可骤降或逐渐恢复正常水平。

(1) 骤降:体温在数小时内迅速降至正常,见于疟疾、急性肾盂肾炎、输液反应等,常伴有大汗淋漓。

(2) 缓降:体温在数天内逐渐降至正常,见于伤寒、风湿热等。

考点提示:稽留热、弛张热和间歇热的判断及临床意义

(三) 热型

热型(fever type)是指将发热病人在不同时间测得的体温数值分别记录在体温单上,并将各体温数值点连接起来绘制而成的体温曲线。不同的病因可有不同的热型。临床常见的热型见表 4 - 2。

表 4 - 2 临床常见热型的特点及临床意义

热型	特点	临床意义
稽留热	体温持续在 39~40 ℃或以上,24 h 波动不超过 1 ℃,达数天或数周(图 4-1)	见于大叶性肺炎高热期、伤寒等
弛张热	体温在 39 ℃以上,24 h 内波动范围超过 2 ℃,但都在正常水平以上(图 4-2)	见于风湿热、败血症、化脓性感染等
间歇热	体温骤升达高峰后持续数小时,又迅速降至正常水平,无热期可持续 1 天至数天,高热期与无热期反复交替出现(图 4-3)	见于疟疾、急性肾盂肾炎等
回归热	体温骤升至 39 ℃以上,持续数天后又骤降至正常水平,数天后体温又骤升,如此高热期与无热期各持续若干天后规律性交替一次(图 4-4)	常见于回归热、霍奇金病等
波状热	体温逐渐上升达 39 ℃或以上,持续数天后又逐渐下降至正常水平,数天后体温又渐升高,如此高热期与无热期各持续数天后规律性交替,反复发生(图 4-5)	常见于布氏杆菌病
不规则热	体温曲线无一定规律	见于结核病、支气管炎、癌性发热等

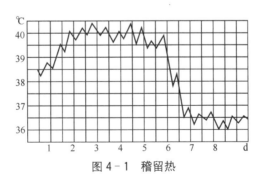

图 4 - 1　稽留热

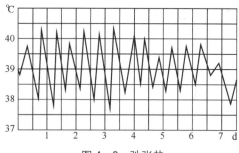

图4-2 弛张热

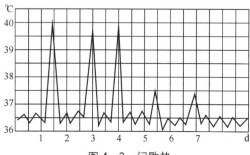

图4-3 间歇热

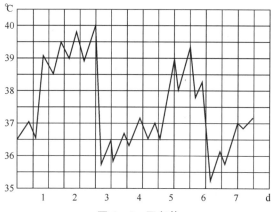

图4-4 回归热

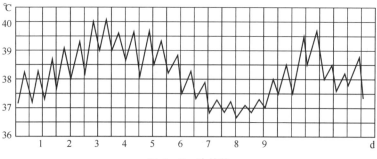

图4-5 波状热

三、护理评估要点

1. **病史** 询问有无肺炎、结核病、伤寒等可引起发热的病史，有无传染病接触史等。

2. 起病急缓、发热的程度、经过及热型。

3. **伴随症状** 伴寒战见于肺炎球菌性肺炎、疟疾、败血症等；伴结膜出血见于流行性出血热、斑疹伤寒等；伴肝、脾肿大者见于病毒性肝炎、白血病、淋巴瘤、疟疾等；伴皮疹见于麻疹、猩红热、药物过敏等；伴意识障碍，发热后昏迷者见于流行性脑脊髓膜炎、乙型脑炎、中毒性菌痢等；先昏迷后发热者，见于脑出血、巴比妥类药物中毒等。

4. **诊疗经过** 包括诊断为何种疾病；是否用药，药物种类及疗效；是否采取过降温措施。

5. **身心反应** 注意有无大量出汗导致脱水，有无食欲与体重下降、意识障碍，以及病人产生的焦虑、急躁、恐惧等情绪反应；小儿有无惊厥。

ER-4-3 扫一扫，看微课
（发热的临床过程及特点）

四、相关护理诊断

考点提示：发热相关的护理诊断

1. **体温过高** 与病原体感染有关；与体温调节中枢功能障碍有关。

2. **体液不足** 与体温下降期出汗过多和/或液体量摄入不足有关。

3. **营养失调** 低于机体需要量与长期发热代谢率增高及营养物质摄入不足有关。

4. **口腔黏膜改变** 与发热导致口腔黏膜干燥有关。

5. **潜在并发症** 惊厥；意识障碍。

ER-4-4 扫一扫，测一测
（发热学习目标测试题）

ER-4-5 扫一扫，看总结
（发热教学小结）

（余 亮）

ER-4-6　扫一扫,知重点

第二节　疼　痛

导入情景:

　　患者,男,56 岁,有"COPD"病史 20 年,昨晚受凉,今晨剧烈咳嗽后,突然出现右侧剧烈胸痛、呼吸困难加重,门诊检查后以"气胸"收住入院。

　　请思考:

　　1. 该病人的护理评估要点是什么?

　　2. 该病人胸部疼痛的病因和诱因是什么?

疼痛(pain)为临床上常见的症状,也是病人就诊的主要原因。常见的疼痛有头痛、胸痛和腹痛等。疼痛是一种警戒信号,是机体由于受到伤害性刺激而产生的痛觉反应,对机体的正常生命活动具有保护作用,但强烈或持久的疼痛又会造成生理功能紊乱,甚至休克。

一、头痛

头痛(headache)是指额、顶、颞及枕部的疼痛。大多数无特殊意义,且经过良好,如全身感染发热、过度疲劳、精神紧张引起的头痛。反复发作的、持续的或渐进性加重的头痛,可能是某些器质性疾病的信号,应认真检查,明确诊断,及时治疗。

(一)病因与发病机制

1. 病因

(1)颅脑、颅外病变

①颅内感染性疾病:急性脑膜炎、脑炎、脑脓肿等。

②颅内血管性疾病:脑出血、蛛网膜下隙出血、脑血栓形成、高血压脑病以及脑血管畸形等。

③颅内占位性疾病:脑肿瘤、颅内转移瘤、颅内囊虫病等。

④颅脑外伤:脑震荡、脑挫裂伤、硬膜下血肿、颅内血肿、颅骨骨折等。

⑤颅外疾病:颅底凹入症,颅内肿瘤,三叉神经痛,枕神经痛,眼、耳、鼻和齿部疾病。

⑥其他:如偏头痛、丛集性头痛等。

(2)全身性疾病:急性感染、各种中毒、心血管疾病、低血糖、肺性脑病、尿毒症、低血糖、中毒等。

2. 发病机制

(1)血管因素:各种原因引起的颅内外血管收缩、扩张以及血管受牵引或伸展(颅内占位性病变对血管的牵引、挤压)。

(2)脑膜受刺激或牵拉。

（3）具有痛觉的脑神经（Ⅴ、Ⅶ、Ⅹ三对脑神经）和颈神经被刺激、挤压或牵拉。

（4）头、颈部肌肉的收缩。

（5）五官和颈椎病变引起的头面痛。

（6）生化因素及内分泌紊乱。

（7）神经功能紊乱。

（二）临床表现

1. 发病情况　突发急性头痛伴不同程度意识障碍多见于颅内血管性病变（如蛛网膜下隙出血）；慢性进行性头痛伴颅内压增高者多见于颅内占位性病变；长期反复发作头痛或搏动性头痛多见于偏头痛或神经症；青壮年慢性头痛多为紧张性头痛。

2. 头痛部位　一侧颞部头痛多见于偏头痛；额部疼痛多见于鼻窦炎、颅内压增高；头顶部疼痛见于神经官能症；枕颈部痛见于后颅凹病变、颈椎病、肌肉收缩性头痛；全头痛见于原发性高血压病、全身性或颅内感染性疾病等；颅内深部病变的头痛部位不一定与病变部位一致，但多向病变同侧放射。

3. 头痛程度　头痛的程度分为轻、中、重三种，但与病情轻重无平行关系。三叉神经痛、偏头痛及脑膜受刺激引起的头痛最为剧烈；脑肿瘤引起的疼痛多为中度或轻度。

4. 头痛性质　搏动性头痛多为血管性，如偏头痛、高血压病等；电击样痛或刺痛见于各种神经痛；剧烈钝痛见于脑肿瘤、脑膜炎；有重压感、紧缩感或嵌夹样痛见于肌肉收缩性头痛。

考点提示：比较偏头痛、高血压性头痛、三叉神经痛、蛛网膜下隙出血等各种头痛的特点

5. 头痛发生与持续时间　颅内占位性病变、鼻窦炎引起的头痛常发生在清晨；丛集性头痛常在晚间；女性偏头痛常与月经期有关；脑肿瘤性头痛多为持续性，伴长短不一的缓解期。

6. 头痛加重及减轻因素　咳嗽、打喷嚏、颅内压增高等可致头痛加重；疲劳、睡眠不足可诱发偏头痛。

（三）护理评估要点

1. 病史　了解头痛发作的时间及起病缓急。

2. 头痛的特点　询问病人头痛的部位和性质，影响头痛及加重、缓解的因素。

3. 诊疗经过　重点为实验室检查、头颅及颈椎 X 线摄片、脑 CT、脑血流图、脑血管造影及眼底检查结果；使用药物的种类、剂量、疗效等。

4. 伴随症状　伴剧烈呕吐提示颅内压增高，而头痛在呕吐后减轻者见于偏头痛；伴发热常见于感染性疾病；伴视力障碍见于青光眼或脑肿瘤；伴脑膜刺激征提示脑膜炎或蛛网膜下隙出血；伴眩晕多见于小脑肿瘤、椎-基底动脉供血不足等；慢性头痛突然加剧者伴意识障碍提示脑疝发生。

5. 身心反应　持续的头痛使病人产生焦虑、恐惧、食欲减退、注意力不集中、记忆力减退、失眠等，影响病人的学习和工作。

（四）相关护理诊断

1. 疼痛　头痛与原发性高血压有关；与脑肿瘤、脑膜炎引起颅内压增高有关。

2. 焦虑　与头痛未解除或反复发作有关。

3. 潜在并发症　颅内压增高；意识障碍。

二、胸痛

胸痛(chest pain)是由于胸壁或胸腔内脏的感觉神经纤维受到炎症、缺氧、肌张力改变等因素刺激以后而产生。一般由胸部疾病引起,少数由其他部位的病变所致。

(一)病因与发病机制

1. 病因

(1)胸壁疾病:皮下蜂窝织炎、带状疱疹、肌炎、非化脓性肋软骨炎、肋间神经炎、肋骨骨折等。

(2)心血管疾病:心肌炎、心绞痛、急性心肌梗死、急性心包炎、肺梗死等。

(3)呼吸系统疾病:胸膜炎、自发性气胸、肺炎、急性气管-支气管炎、肺癌等。

(4)纵隔疾病:食管炎、食管癌。

(5)其他疾病:膈下脓肿、肝脓肿、脾梗死等。

2. 发病机制 各种刺激因子如缺氧、炎症、肌张力改变、肿瘤浸润、组织坏死及理化因子可刺激肋间神经、膈神经、脊神经后根和迷走神经支配的气管、支气管、心脏及主动脉的神经末梢,传至大脑皮质的痛觉中枢引起胸痛。部分非胸部器官也可引起胸痛,这是因为病变器官与分布体表的传入神经进入同一节段并在后角发生联系,来自内脏的痛觉冲动直接激发脊髓体表感觉神经元,引起相应体表区域的痛感,称为"放射痛"或"牵涉痛"。

(二)临床表现

考点提示:比较心绞痛和心肌梗死胸痛的特点

1. 发病年龄 青壮年胸痛,应注意结核性胸膜炎、自发性气胸、心肌炎、心肌病、风湿性心瓣膜病;老年人应排除心绞痛、心肌梗死。

2. 胸痛部位 心绞痛、心肌梗死以及食管癌疼痛部位多在胸骨后;胸膜炎、大叶性肺炎、肺癌疼痛部位多在患侧。

3. 胸痛性质 带状疱疹呈刀割样痛或烧灼样,剧烈难忍;胸膜炎(纤维素性)呈尖锐刺痛或撕裂痛;心绞痛呈压榨性痛伴窒息感;心肌梗死疼痛呈突发压榨性,并有恐惧、濒死感。

4. 持续时间 炎症、肿瘤、栓塞引起的疼痛为持续性疼痛;心绞痛发作一般持续3～5分钟,而心肌梗死疼痛时间可为数小时或更长。

5. 影响因素 影响胸痛的因素很多,如心绞痛常发生在劳累、体力活动、精神紧张时,休息后可自行缓解;食管癌在进食时疼痛;胸膜炎病人患侧卧位时疼痛减轻,而在咳嗽、深呼吸时疼痛加剧等。

(三)护理评估要点

1. 胸痛的部位和性质。

2. 胸痛发作的时间及起病缓急。

3. 影响胸痛的诱因。

4. **诊疗经过** 病人曾经做过哪些特殊检查如心电图、CT、实验室检查结果等,治疗效果如何。

5. **伴随症状** 伴发热见于支气管炎、肺炎、胸膜炎等,伴呼吸困难可见于大叶性肺炎、自发性气胸、大量胸腔积液等,伴休克、心力衰竭见于心肌梗死、主动脉窦瘤破裂、大面积肺栓塞等。伴吞咽困难提示食管疾病如食管癌、反流性食管炎等。

6. 身心反应　大叶性肺炎、大量胸腔积液、自发性气胸、大面积心肌梗死、肺梗死、主动脉瘤破裂等疾病可出现呼吸困难、血压下降、心力衰竭、心律失常等严重并发症,甚至危及病人生命,病人及其亲属易产生焦虑、恐惧等。

（四）相关护理诊断

1. 疼痛　胸痛与心肌缺血有关,与胸膜炎症刺激有关。

2. 焦虑　与胸痛有关。

3. 恐惧　与剧烈疼痛有关。

4. 潜在并发症　休克,心律失常。

三、腹痛

腹痛(abdominal pain)是腹壁组织或腹腔内脏器的感觉神经纤维受到物理性或机械性、化学性刺激,经传入神经纤维将刺激传到大脑皮层,产生疼痛症状,多由腹部病变引起,亦可由胸部病变或全身性疾病引起。

（一）病因与发病机制

1. 病因

（1）急性腹痛

①腹腔脏器炎症:如急性胃肠炎、急性胰腺炎、急性阑尾炎等。

②空腔脏器梗阻或扩张:如肠梗阻、肠套叠、胆管蛔虫症、胆管结石、泌尿系结石等。

③脏器扭转或破裂:如肠扭转、肠绞窄、卵巢囊肿蒂扭转、肝脾破裂、异位妊娠破裂等。

④腹膜炎症:多见于急性胃肠穿孔、自发性腹膜炎等。

⑤腹内血管阻塞:如门静脉血栓形成等。

⑥腹壁疾病:见于腹壁挫伤、脓肿、腹壁皮肤带状疱疹等。

⑦胸腔疾病所致的腹部牵涉性痛:如肺炎、肺梗死、心绞痛、心肌梗死等。

⑧全身性疾病所致的腹痛:如腹型过敏性紫癜、糖尿病酮症酸中毒等。

（2）慢性腹痛

①腹腔脏器慢性炎症:如反流性食管炎、慢性胃炎、慢性胆囊炎、溃疡型结肠炎等。

②空腔脏器的张力变化:如胃肠痉挛。

③消化性溃疡。

④腹腔脏器梗阻:慢性肠梗阻。

⑤脏器包膜牵张:如肝炎、肝癌所致的肝大等。

⑥肿瘤压迫和浸润。

⑦胃肠神经功能紊乱。

⑧中毒与代谢障碍:如铅中毒、尿毒症。

2. 发病机制　腹痛发生机制主要分三种,即内脏性腹痛、躯体性腹痛和牵涉痛。

（1）内脏性腹痛:是腹内某器官受到机械性牵拉、扩张或痉挛、炎症、化学性刺激等,痛觉信号由交感神经传入脊髓引起。特点为部位不确定,接近腹中线,痛觉模糊,多为痉挛、不适、钝痛,常伴恶心、呕吐、出汗等自主神经兴奋症状。

（2）躯体性腹痛：是由来自腹膜壁层及腹壁的痛觉信号，经体神经传至脊髓神经根，反应到相应脊髓节段所支配的皮肤所引起。特点为定位准确，程度剧烈而持续，可有局部腹肌强直，腹痛可因咳嗽、体位变化而加重。

（3）牵涉痛：内脏性疼痛牵涉到身体体表部位，即内脏痛觉信号传至相应脊髓节段，引起该节段支配的体表部位疼痛。特点为定位明确，疼痛剧烈，有压痛、肌紧张及感觉过敏等。

（二）临床表现

1. 起病急缓　急性腹痛的共同特点是发病急、变化快、病情重，如胆绞痛，肾绞痛，脏器穿孔、破裂、扭转、绞窄等，多因暴饮暴食、剧烈运动、外伤等引起。

2. 腹痛部位　腹痛最先出现的部位往往是病变所在部位。如胆囊炎、胆绞痛位于右上腹；胃十二指肠溃疡多在中上腹偏左或偏右；脾梗死多见于左上腹痛；阑尾炎开始疼痛在中上腹部或其周围，以后转移并固定在右下腹部；急性心肌梗死、左侧大叶性肺炎也可表现为左上腹部疼痛。

3. 腹痛性质与程度　脏器穿孔常突然发生剧烈的刀割样痛；胆绞痛的特点是逐渐加剧、迅速达到高峰，病人辗转不安，大汗淋漓；蛔虫症的腹痛特点是间歇性钻顶样痛；持续性腹痛多见于脏器炎症。

考点提示：胃溃疡和十二指肠溃疡腹痛的特点

4. 诱发因素　胆囊炎或胆石症发作前常有进食油腻食物史；而急性胰腺炎发作前则常有酗酒、暴饮暴食史；部分机械性肠梗阻多与腹部手术有关；腹部受暴力作用引起的剧痛并有休克者，可能是肝、脾破裂。

5. 腹痛发作时间　腹痛发作的时间与疾病有一定关系，餐后痛可能是胆胰疾病、胃溃疡、胃部肿瘤或消化不良所致；饥饿痛发作呈周期性、节律性者见于十二指肠溃疡；子宫内膜异位者腹痛与月经周期相关；卵泡破裂者发作在月经间期。

（三）护理评估要点

1. 发病的年龄　婴幼儿中最常见的是肠套叠；嵌顿性腹股沟疝、蛔虫性肠梗阻也多发生在2～10岁的儿童；而急性阑尾炎、急性胰腺炎、胃十二指肠溃疡急性穿孔以青壮年多见；中老年发生肠梗阻伴血便、粪便形状改变则应考虑结肠癌等；已婚女性腹痛、阴道流血、有停经史应考虑异位妊娠破裂。

2. 既往病史。

3. 起病急缓、病因与诱因。

4. 腹痛部位、性质与程度。

5. 伴随症状　伴发热、寒战见于急性化脓性胆管炎、急性肾盂肾炎、肝脓肿等；急性腹痛伴黄疸见于急性胆囊炎、胆管结石、胆管蛔虫症等；黄疸逐渐加深且伴有慢性腹痛见于胰头癌、肝癌等。腹痛伴有休克可能是腹腔脏器发生破裂，如肝、脾破裂，异位妊娠破裂，急性胃肠穿孔，绞窄性肠梗阻；伴呕吐见于急性胃炎；伴腹泻见于消化吸收不良、肠道急慢性炎症、慢性溃疡性结肠炎、肿瘤等；伴血尿见于泌尿系感染、结石、肿瘤等。

6. 诊疗经过。

7. 身心反应　剧烈腹痛可引起焦虑、愤怒、恐惧等情绪反应。

（四）相关护理诊断

1. 疼痛　腹痛与腹腔脏器受炎症刺激、牵拉、缺血等有关。

2. 体温过高　与腹腔内脏器炎症等有关。

3. 体液不足　与呕吐、腹泻等体液丢失或液体入量不足有关。

4. 潜在并发症　休克。

ER-4-7　扫一扫，测一测
（疼痛学习目标测试题）

ER-4-8　扫一扫，看总结
（疼痛教学小结）

（余　亮）

第三节　呼吸困难

ER-4-9　扫一扫，知重点

导入情景：

　　患者，男，70岁，有"慢性支气管炎、慢性阻塞性肺气肿"病史20年，3天前因受凉后，咳嗽加重，咳大量脓性痰，不易咳出，伴喘息。来医院就治，入院体检：体温38.3 ℃，慢性病容，端坐体位，口唇青紫，桶状胸，胸廓活动度减弱，肺部叩诊过清音，听诊两肺呼吸音减弱，双下肺闻及湿啰音。实验室检查：血常规提示 WBC $20×10^9$/L，N 0.80。

　　请思考：

　　1. 该病人的护理评估要点有哪些？

　　2. 该病人的护理诊断是什么？

呼吸困难（dyspnea）是指病人主观上感到空气不足、呼吸费力，客观上表现为呼吸用力，并伴有呼吸频率、深度与节律的异常，严重时出现张口呼吸、鼻翼扇动、端坐呼吸、发绀，辅助呼吸肌也参与呼吸运动等表现。严重时可危及病人的生命。

一、病因与发病机制

（一）病因

引起呼吸困难的病因很多，其中以呼吸系统和循环系统疾病最常见。

1. 呼吸系统疾病

（1）呼吸道阻塞：支气管哮喘、慢性阻塞性肺疾病、支气管炎症、肿瘤或异物引起的狭窄或阻塞。

（2）肺部疾病：大叶性肺炎、肺结核、肺淤血、肺水肿、肺脓肿、肺不张等。

（3）胸廓、胸膜疾病：胸廓外伤、严重胸廓畸形、自发性气胸、大量胸腔积液等。

（4）神经肌肉疾病：脊髓灰质炎、急性多发性神经根神经炎、重症肌无力、药物所致呼吸肌麻痹等。

（5）膈肌运动障碍：如膈麻痹、胃肠胀气、大量腹水、腹腔巨大肿瘤等。

2. 循环系统疾病　各种心脏疾病所致的心力衰竭、心包积液、原发性肺动脉高压等。

3. 中毒　如尿毒症、糖尿病酮症酸中毒、一氧化碳中毒等。

4. 血液系统疾病　重度贫血、高铁血红蛋白血症和硫化血红蛋白血症等。

5. 神经精神因素　颅脑外伤、脑出血、脑肿瘤等引起呼吸中枢功能障碍；精神因素如癔症所致的呼吸困难等。

（二）发病机制

呼吸困难的发病机制见表4-3所示。

表4-3　呼吸困难的类型与发病机制

类型	发病机制
肺源性	通气、换气功能障碍导致缺氧和(或)二氧化碳潴留
心源性	左心衰所致的肺淤血、肺泡弹性减低和肺循环压力增高等
中毒性	血液中代谢产物刺激颈动脉窦和主动脉体化学感受器或直接作用于呼吸中枢；中枢抑制药物和有机磷农药使呼吸中枢受到直接抑制，致呼吸减弱
血源性	红细胞携氧减少，血氧含量降低，组织氧供不足所致
神经精神性	呼吸中枢兴奋性受颅内压增高和供血减少的影响而降低。精神性是由于受到精神或心理因素影响，致过度通气而发生呼吸性碱中毒所致

考点提示："三凹"征的定义

二、临床表现

1. 肺源性呼吸困难　临床上分为三种类型，见表4-4所示。

表4-4　肺源性呼吸困难类型

类型	特点	病因
吸气性呼吸困难	吸气显著困难，吸气时相延长，严重者可出现胸骨上窝、锁骨上窝、肋间隙明显凹陷，称为"三凹"征，常伴有干咳及高音调吸气性喘鸣音	各种原因所致的喉、气管、大支气管狭窄与梗阻
呼气性呼吸困难	呼气费力、呼气时间明显延长，常伴有干性啰音	见于支气管哮喘、喘息性慢性支气管炎、慢性阻塞性肺气肿等

类型	特点	病因
混合性呼吸困难	吸气与呼气均感费力	见于重症肺炎、弥漫性肺间质纤维化、大面积肺不张、大量胸腔积液、气胸等

> 考点提示:心源性呼吸困难的特点及临床意义

2. 心源性呼吸困难　可由左心、右心或全心衰竭引起,以左心衰竭所致呼吸困难较为多见。心源性呼吸困难的临床特点见表 4 - 5 所示。

表 4 - 5　心源性呼吸困难临床特点

心源性呼吸困难类型	临床特点
劳力性呼吸困难	呼吸困难于活动时出现或加重,休息后减轻或缓解
夜间阵发性呼吸困难	患者常于熟睡中突感胸闷憋气惊醒,被迫坐起,轻者数分钟后症状减轻、缓解;重者高度气喘、面色青紫、大汗、伴有哮鸣音,咳粉红色泡沫痰,两肺部可闻及广泛湿性啰音,心率增快,此种呼吸困难又称为"心源性哮喘"
端坐呼吸	平卧时加重,坐位时减轻,重者常被迫采取半坐位或端坐位呼吸

3. 中毒性呼吸困难　见于代谢性酸中毒、急性感染及吗啡、巴比妥类药物、有机磷杀虫药中毒、化学性毒物中毒等。代谢性酸中毒时呼吸深长而规则,可伴有鼾声,称为酸中毒大呼吸(Kussmaul 呼吸);急性感染时,由于体温升高和毒性代谢产物刺激呼吸中枢,使呼吸频率增快;吗啡、巴比妥类药物、有机磷杀虫药中毒等由于呼吸中枢抑制,呼吸浅慢,常有呼吸节律异常;化学性毒物中毒如一氧化碳中毒时,一氧化碳与血红蛋白的亲和力高于氧与血红蛋白的亲和力,形成碳氧血红蛋白,机体缺氧而出现呼吸困难。

4. 血源性呼吸困难　见于中、重度贫血,高铁血红蛋白血症或硫化血红蛋白血症等,使红细胞携氧减少,血氧含量降低而引起呼吸困难。其特点为呼吸加速,心率也增快。

5. 神经精神性呼吸困难　颅脑疾病如脑外伤、脑出血、脑炎、脑肿瘤等,因脑水肿、颅内压增高使呼吸中枢受损,呼吸变深变慢,并常有呼吸节律的异常;癔症可出现发作性呼吸困难。其特点为呼吸浅快,1 min 可达 60～100 次,并常因通气过度而发生呼吸性碱中毒,出现口周、肢体麻木和手足搐搦。

三、护理评估要点

1. 询问有无气管及支气管、肺、心脏、肾及神经精神病史以及和有无过敏、异物和药物中毒史。

2. 呼吸困难的特点、严重程度及对日常生活活动的影响。根据病人日常生活能力、体力活动与呼吸困难的关系,将呼吸困难的程度分为Ⅰ～Ⅴ度(表 4 - 6)。

表4-6 呼吸困难程度评估

呼吸困难程度	日常生活自理能力
Ⅰ度 日常活动无不适，中、重体力活动时出现气促	正常，无气促
Ⅱ度 与同龄健康人平地行走无气促，登高或上楼时出现气促	满意，有轻度气促，但日常生活可自理，不需要帮助或中间停顿
Ⅲ度 与同龄健康人以同等速度行走时呼吸困难	尚可，有中度气促，日常生活可自理，但必须停下来喘气，费时、费力
Ⅳ度 以自己的步速平地行走100 m或数分钟有呼吸困难	差，有显著呼吸困难，日常生活自理能力下降，需部分帮助
Ⅴ度 洗脸、穿衣甚至休息时也有呼吸困难	困难，日常生活不能自理，完全需要帮助

3. **诊疗经过** 重点为有否使用氧疗及其浓度、流量、疗效。

4. **伴随症状** 见于感染性疾病如肺炎、肺脓肿、肺结核等；伴哮鸣音见于支气管哮喘、左心衰导致的心源性哮喘；伴胸痛见于急性喉水肿、气管异物、自发性气胸、肺梗死、急性心肌梗死；伴咳嗽、咳痰见于慢性阻塞性肺气肿并发感染、支气管扩张症、肺结核空洞、肺癌性空洞继发感染等；伴呼气有刺激性大蒜味常见于有机磷中毒；烂苹果味常见于糖尿病酮症酸中毒；氨味则见于尿毒症；腥味见于肝昏迷；伴昏迷见于脑部疾病、肺性脑病、尿毒症、糖尿病酮症酸中毒昏迷、急性有机磷中毒、安眠药中毒等。

5. **身心反应** 注意有无体温、脉搏、呼吸、血压改变，有无发绀、语言困难、活动与运动形态改变；呼气有无特殊异味等。严重呼吸困难者，可影响病人学习、工作和社会活动，出现焦虑、紧张不安或挫折感，甚至产生恐惧和濒死感。

四、相关护理诊断

1. **气体交换受损** 与心肺功能不全、肺部感染等引起有效肺组织减少、肺弹性减退等有关。

2. **低效性呼吸形态** 与上呼吸道梗阻有关；与心肺功能不全有关。

3. **活动无耐力** 与呼吸困难所致的能量消耗增加和缺氧有关。

4. **语言沟通障碍** 与严重喘息有关。

ER-4-10 扫一扫，测一测
（呼吸困难学习目标测试题）

ER-4-11 扫一扫，看总结
（呼吸困难教学小结）

（余　亮）

ER-4-12　扫一扫,知重点

第四节　咳嗽与咳痰

> **导入情景:**
>
> 　　患者,男,18岁,因高热、寒战、咳嗽、咳痰伴胸痛1天入院,1天前因淋雨后受凉出现咳嗽、咳大量铁锈色痰伴发热,遂到医院就治。体检:体温39.8℃,咽部红肿,两肺呼吸音粗,实验室检查:血WBC $15×10^9$/L,N 0.85。
>
> 　　**请思考:**
>
> 　　1. 该病人的护理评估要点有哪些?
>
> 　　2. 该病人目前主要的护理诊断是什么?

　　咳嗽(cough)是一种保护性反射动作,呼吸道内的分泌物或进入气道内的异物可通过咳嗽反射有效排出。咳痰(expectoration)是借助咳嗽动作将呼吸道内分泌物排出口腔外的现象。通过咳嗽可以排出呼吸道内的分泌物或异物,起到保护作用,但剧烈、持久的咳嗽影响到工作和休息,甚至引起呼吸道出血,诱发自发性气胸等。咳嗽与咳痰是呼吸系统疾病最常见的症状。

一、病因与发病机制

(一)病因

　　1. 呼吸系统疾病　　呼吸道各部位受到刺激性气体、异物、炎症、肿瘤、出血等刺激;急、慢性支气管炎,支气管扩张,支气管哮喘及肺部肿瘤等均可引起咳嗽。

　　2. 胸膜疾病　　各种类型的胸膜炎、气胸等均可引起咳嗽。

　　3. 心血管系统疾病　　左心衰竭或二尖瓣狭窄引起肺淤血、肺水肿;羊水、气体等引起肺栓塞时,肺泡与支气管内漏出物、渗出物,刺激肺泡壁及支气管黏膜而产生咳嗽与咳痰。

　　4. 中枢神经系统疾病　　中枢神经病变如脑炎、脑膜炎可刺激大脑皮层或延髓咳嗽中枢引起咳嗽。

(二)发病机制

　　1. 咳嗽　　咳嗽是由于延髓咳嗽中枢受刺激所引起。引起咳嗽的刺激大部分来自呼吸道黏膜。呼吸道内分泌物或异物等刺激呼吸道黏膜,通过迷走神经、舌咽神经、三叉神经的感觉纤维传至延髓咳嗽中枢,经喉下神经、膈神经、脊神经支配咽喉、声门、膈肌及其他呼吸肌收缩,使肺内压迅速升高,然后声门突然开放,高压气流冲击声门裂隙,产生咳嗽动作将呼吸道内分泌物排出。

　　2. 咳痰　　在呼吸道出现炎症、过敏或理化刺激时,呼吸道黏膜充血、水肿,分泌物增多,与吸入的尘埃和组织坏死物等混合成痰液。痰液借助咳嗽将其排出体外。

二、临床表现

（一）咳嗽的性质

1. 干性咳嗽　咳嗽无痰或痰量很少称干性咳嗽,常见于急性支气管炎和胸膜炎初期、肺结核、支气管肺癌等。

2. 湿性咳嗽　咳嗽伴有痰液称湿性咳嗽,常见于慢性支气管炎、肺炎、肺脓肿、支气管扩张症、空洞型肺结核等。

（二）咳嗽的时间与规律

1. 突然出现的发作性咳嗽　常见于吸入刺激性气体或异物、气管和支气管受到压迫等。

2. 长期慢性咳嗽　常见于慢性呼吸道疾病,如慢性支气管炎、支气管扩张、肺结核、慢性肺脓肿等。

3. 夜间平卧位时出现剧烈咳嗽、咳痰　常见于肺结核、左心衰竭。

4. 咳嗽与咳痰在清晨起床、体位改变时加剧　常见于支气管扩张症、肺脓肿。

> 考点提示:咳嗽的音色及临床意义

（三）咳嗽的音色

1. 咳嗽声音嘶哑　多见于喉炎、喉返神经麻痹、声带炎等。

2. 金属音调咳嗽　见于淋巴瘤、纵隔肿瘤、支气管肺癌直接压迫气管等。

3. 鸡鸣样咳嗽　见于百日咳。

4. 咳嗽声音低微或无声　见于极度衰弱或声带麻痹者。

> 考点提示:咳痰特点及临床意义

（四）痰的性状、颜色、量和气味

1. 急性支气管炎、慢性支气管炎、支气管哮喘为浆液性或黏液性白色痰,后期合并感染可转为黄色黏稠脓性痰。

2. 肺淤血、肺水肿时为浆液性粉红色泡沫痰。典型的肺炎球菌肺炎痰液为铁锈色。

3. 支气管扩张、肺脓肿为大量脓痰,静置后分层,上层为泡沫,中层为浆液或浆液脓性,下层为坏死组织。

4. 当肺组织坏死或感染时痰有臭味,厌氧菌感染者有特殊的恶臭味。

5. 克雷白杆菌肺炎痰液呈砖红色胶冻样痰。

6. 铜绿假单胞菌肺炎痰液呈黄绿色或翠绿色。

三、护理评估要点

1. 既往病史或诱因。

2. 咳嗽的持续时间、性质、规律、音色及其与体位、睡眠的关系。

3. 能否有效咳嗽、咳痰。

4. 痰的性质、量、颜色、气味、黏稠度及与体位的关系。

5. 咳嗽对人体功能性健康形态的影响。

6. **伴随症状** 伴发热、胸痛见于急、慢性气管炎,各种肺炎,支气管肺癌,胸膜炎,肺结核等;伴急性呼吸困难见于喉水肿、支气管异物、支气管哮喘急性发作等;逐渐加重的呼吸困难则见于慢性阻塞性肺气肿等。伴咯血见于肺结核、支气管扩张、支气管肺癌、二尖瓣狭窄等。伴杵状指(趾)见于支气管扩张、慢性肺脓肿、支气管肺癌、脓胸等。伴大量脓痰见于支气管扩张、肺脓肿等。伴哮鸣音见于支气管哮喘、慢性喘息性支气管炎、心源性哮喘、支气管肺癌。

7. **诊疗经过**。

8. **身心反应** 剧烈咳嗽可引起头痛、睡眠障碍、精神萎靡、食欲不振、疲劳、咯血,甚至发生自发性气胸等。慢性咳嗽、咳痰病人易产生焦虑、烦躁等情绪反应。

四、相关护理诊断

1. **清理呼吸道无效** 与痰液黏稠有关;与极度衰竭、咳嗽无力有关。

2. **活动无耐力** 与长期频繁咳嗽、营养摄入不足有关。

3. **睡眠形态紊乱** 与夜间频繁咳嗽影响睡眠有关。

4. **知识缺乏** 缺乏吸烟对健康危害性的认识。

5. **潜在并发症** 自发性气胸。

ER-4-13 扫一扫,测一测
(咳嗽与咳痰学习目标测试题)

ER-4-14 扫一扫,看总结
(咳嗽与咳痰教学小结)

(余 亮)

第五节 咯 血

ER-4-15 扫一扫,知重点

导入情景:

患者,女,18岁,平时体质较差,近一月来发现咳嗽、咳痰,痰中常带有血丝,并伴有乏力、盗汗、午后低热、食欲减退、消瘦等表现。门诊以"肺结核"收住入院,今晨病人突然大咯血,并出现呼吸困难、表情恐怖、大汗淋漓、双手乱抓。

请思考:

1. 该病人的护理评估要点有哪些?

2. 该病人的护理诊断是什么?

3. 目前该病人出现了什么情况?

咯血(hemoptysis)是指喉部及喉以下呼吸道或肺组织的出血,血液经咳嗽由口腔排出的现象。咯血量的多少与疾病的严重程度并不完全一致。咯血首先应与鼻咽部出血、口腔出血及呕血相鉴别。大咯血时因出血量大,可以引起窒息和休克,危及生命。

一、病因与发病机制

考点提示:咯血的病因

（一）病因

1. 呼吸系统疾病　为咯血最常见的原因,包括支气管疾病和肺部疾病。

（1）支气管疾病:常见有支气管扩张、支气管肺癌、支气管结核、慢性支气管炎等。

（2）肺部疾病:常见有肺结核、肺炎、肺脓肿等。在我国肺结核是咯血最常见的原因。

2. 心血管疾病　较常见的是风湿性心脏病二尖瓣狭窄及左心衰竭。原发性肺动脉高压和某些先天性心脏病如房间隔缺损、动脉导管未闭以及肺血管炎等,均可发生咯血。

3. 全身性疾病　包括血液病和急性传染性疾病及其他疾病。

（1）血液病:如特发性血小板减少性紫癜、再生障碍性贫血、白血病等。

（2）急性传染性疾病:如流行性出血热、钩端螺旋体病等。

（3）其他:如系统性红斑狼疮、结节性多动脉炎、气管或支气管子宫内膜异位症等,均可引起咯血。

（二）发病机制

1. 支气管疾病　炎症或肿瘤损伤支气管黏膜,或导致支气管黏膜或病灶毛细血管渗透性增高,或黏膜下血管壁溃破,从而引起出血。

2. 肺部疾病　毛细血管通透性增高,血液渗出或病变侵蚀小血管,使其破裂出血。

3. 心血管疾病　肺淤血导致肺泡壁或支气管内膜毛细血管破裂,或支气管黏膜下层支气管静脉曲张破裂出血。

4. 全身性疾病　凝血功能障碍,气管或支气管子宫内膜异位症的内膜周期性剥脱等可导致出血。

二、临床表现

（一）年龄

青壮年咯血多见于肺结核、支气管扩张、风湿性心脏病二尖瓣狭窄等;40岁以上有长期大量吸烟史(20支/日×20年),需要高度警惕支气管肺癌。

考点提示:咯血量的估计

（二）咯血量

1. 少量咯血　每日咯血量在100 ml以内,可仅表现为痰中带血。

2. 中等量咯血　每日咯血量100～500 ml。咯血前可有喉痒、胸闷、咳嗽等先兆症状,血多为鲜红色。

3. 大量咯血　每日咯血量达 500 ml 以上，或一次咯血 300 ml 以上，常表现为咳出满口血液或短时间内咯血不止，伴有呼吸急促、脉速、出冷汗、面色苍白和恐惧感。

（三）血的颜色和性状

肺结核、支气管扩张、血液系统疾病出现的咯血常呈鲜红色；左心衰所致咯血呈粉红色泡沫样；肺栓塞引起的咯血呈黏稠、暗红色。

（四）并发症

> 考点提示：咯血窒息的表现及抢救

大咯血者可产生各种并发症，常见的有窒息和失血性休克。

1. 窒息　若大咯血病人出现咯血不畅、胸闷气促、表情紧张、呼吸减弱或痰鸣音消失，往往为窒息的先兆；若出现表情恐怖、张口瞪目、双手乱抓、大汗淋漓、面色青紫、意识丧失等表现，则提示已经发生窒息。窒息是咯血最严重的并发症，若抢救不及时常危及生命。

2. 失血性休克　咯血后出现脉搏增快、血压下降、四肢湿冷、烦躁不安、少尿、意识障碍等低血容量休克的表现。

三、护理评估要点

1. 详细询问有无结核病接触史、吸烟史等。
2. 咯血与呕血的鉴别　咯血与呕血的鉴别见表 4－7 所示。

表 4－7　咯血与呕血的鉴别

	咯血	呕血
病因	肺结核、支气管肺癌、支气管扩张、风湿性心脏病、肺脓肿、肺炎	消化性溃疡、肝硬化、急性糜烂出血性胃炎、胆道疾病
出血前症状	喉部痒感、胸闷、咳嗽等	上腹部不适、恶心、呕吐等
出血方式	咳出	呕出，可呈喷射状
血的颜色	鲜红	棕褐或暗红，偶尔鲜红
血中混有物	痰、泡沫	食物残渣、胃液
酸碱反应	碱性	酸性
有无黑便	无，咽下血液时有	有，呕血停止后仍持续数日
出血后症状	常有血痰数日	无血痰

3. 咯血量的估计、血色和性状。
4. 有无并发症。
5. 伴随症状　伴发热，见于肺炎球菌性肺炎、葡萄球菌性肺炎、肺炎杆菌肺炎、肺脓肿、肺结核、流行性出血热等；伴胸痛，见于肺梗死、支气管肺癌等；伴咳脓痰，见于支气管扩张、肺脓肿、肺结核空洞继发感染；伴皮肤黏膜出血，见于出血性疾病如再生障碍性贫血、特发性血小板减少性紫癜、肺出血性钩端螺旋体病、流行性出血热等；伴黄疸，可见于肺梗死、钩端螺旋体病等。
6. 身心反应　咯血病人均有不同程度的焦虑与恐惧。大咯血因恐惧、失血引起交感神经兴奋性增高，出现心率加快、血压升高、呼吸浅快、皮肤潮红或苍白、出冷汗等。

四、相关护理诊断

1. **体液不足** 与大量咯血所致循环血量不足有关。
2. **焦虑** 与咯血不止有关。
3. **恐惧** 与大量咯血有关。
4. **潜在并发症** 窒息;失血性休克。

ER-4-16 扫一扫,测一测
(咯血学习目标测试题)

ER-4-17 扫一扫,看总结
(咯血教学小结)

(余 亮)

第六节 心 悸

ER-4-18 扫一扫,知重点

> **导入情景:**
> 　　患者,女,16 岁,半月前患"感冒",未治疗。今日自述"心慌、胸闷、心前区不适伴乏力(3 天)"就诊。体检:体温 38.8℃,心率 50 次/min,心律不齐。心电图提示:二度Ⅱ型房室传导阻滞。门诊考虑"病毒性心肌炎"收住入院治疗。
> 　　**请思考:**
> 　　1. 该病人的症状特点是什么?
> 　　2. 该病人的护理评估要点有哪些?

　　心悸(palpitation)是一种病人感觉到自己心脏的跳动且伴有不适或心慌的感觉。心脏跳动频率的异常、节律的改变以及搏动的增强都会引起心悸,部分病人在心率和心律正常的情况下也可出现心悸症状。

一、病因与发病机制

(一)病因

1. 心律失常

(1) 心动过速:窦性心动过速、阵发性室性或室上性心动过速。

（2）心动过缓：窦性心动过缓、病态窦房结综合征或二、三度房室传导阻滞。

（3）其他心律失常：期前收缩、心房扑动或颤动。

2. 心脏搏动增强　生理性和病理性的心跳增强均会引起心悸表现。

（1）生理性：正常人在剧烈运动，精神紧张，饮酒，喝浓茶、咖啡等，应用某些药物如肾上腺素、阿托品、麻黄碱等。

（2）病理性：心室肥大病人、甲状腺功能亢进症、严重贫血、发热、低血糖。

3. 心脏神经官能症　心脏本身无器质性改变，由自主神经功能紊乱引起。多见于青年女性。发病多与焦虑、精神紧张、情绪激动等精神因素有关。

（二）发病机制

心悸发生机制尚未完全清楚，一般认为心脏活动过度是心悸发生的基础，常与心率及心搏出量改变有关。同时心悸的发生常与精神因素有关，焦虑、紧张及注意力集中时易感觉明显。

二、临床表现

主要表现为病人自觉心跳或心慌或不适感。部分心律失常的病人有心脏跳动不规律或停止跳动的感觉。心悸严重时可影响到工作和学习，心悸的严重程度不一定与器质性心脏病的病情成正相关。

三、护理评估要点

1. 病史及相关因素　了解心悸的病因和诱发因素。引起心悸的相关疾病的发病时间、病情轻重程度、疾病的诊疗过程、用药情况等。有无诱发病情加重的因素存在。

2. 心悸的特点　了解心悸发生的时间、频率、间隔的时间、程度、缓解情况等，发作时病人的主观感受及对身体状况的影响情况。

3. 伴随症状　了解有无呼吸困难、心前区疼痛、乏力、发热、晕厥、睡眠障碍、多梦、消瘦等伴随症状存在。

4. 身心反应　观察发病时心率的改变，节律有无异常，观察血压、呼吸的变化情况。

四、相关护理诊断

1. 活动无耐力　与心悸发生时心脏的不适感或心排血量的减少有关。

2. 舒适性改变　心慌与发作时病人的不适感和心理变化有关。

2. 恐惧　与初发病人心脏功能状态的改变有关。

3. 潜在并发症　心力衰竭。

ER-4-19　扫一扫，测一测
（心悸学习目标测试题）

ER-4-20　扫一扫，看总结
（心悸教学小结）

（余　亮）

第七节 发 绀

ER-4-21 扫一扫,知重点

导入情景:

　　患者,男,80岁,有慢性支气管炎、阻塞性肺气肿病史30年,近日因受凉后咳嗽加重,咳大量脓痰,不易咳出。自述"全身无力,咳嗽、呼吸不畅,胸闷气促"来我院就治,入院体检:体温38.1℃,口唇、指甲青紫,桶状胸,叩诊呈过清音,听诊两肺闻及湿啰音。实验室检查:血常规提示WBC $15×10^9/L$,N 0.80。

　　请思考:

　　1. 该病人可能是哪种类型的发绀?

　　2. 该病人的相关护理诊断有哪些?

考点提示:发绀的定义及常见部位

　　发绀(cyanosis)又称紫绀,是指血液中还原血红蛋白增多(>50 g/L)或存在异常血红蛋白衍生物,使皮肤、黏膜呈青紫色的现象。一般多发生在皮肤较薄、色素较少和毛细血管较丰富的部位,如口唇、指(趾)端、甲床、鼻尖、耳廓、颊黏膜等处较为明显。

一、病因与发病机制

(一)血液中还原血红蛋白增多

1. 中心性发绀　由心、肺疾病所致。可分为肺源性发绀和心源性发绀。

(1)肺源性发绀:可见于各种呼吸系统疾病,如重症肺炎、慢性阻塞性肺气肿、肺纤维化、大量胸腔积液、气胸等。由于呼吸功能衰竭、肺通气或换气功能障碍,使循环血液中还原血红蛋白增多而引起皮肤、黏膜发绀。

(2)心源性发绀:多见于发绀型先天性心脏病,如法洛四联症等。由于大血管间存在异常通道,部分静脉血未通过肺的氧合作用即进入体循环血中,使血循环血中还原血红蛋白增加而致皮肤黏膜发绀。临床上也可见于左心衰竭等。

2. 周围性发绀　由于周围循环障碍所致。

(1)淤血性发绀:见于右心功能不全、慢性大量心包积液或缩窄性心包炎等,导致体循环淤血、周围血流缓慢,氧在组织中消耗过多而致还原血红蛋白增多,使皮肤黏膜发绀。

(2)缺血性发绀:见于引起心排出量减少的疾病或局部血流障碍性疾病,如严重休克、血栓闭塞性脉管炎、雷诺病等。由于血管收缩或缺血,导致皮肤黏膜发绀。

(3)混合性发绀:上述两种类型发绀并存称混合性发绀。多见于右心功能不全,因血液在肺内淤滞导致血液氧合不足及周围血流缓慢,毛细血管内耗氧过量而致皮肤黏膜发绀。

（二）血液中存在异常血红蛋白衍生物

1. 高铁血红蛋白血症　药物或化学物质中毒（如伯氨喹、亚硝酸盐、磺胺类等中毒）或进食大量含有亚硝酸盐的变质蔬菜。由于血红蛋白分子的二价铁被三价铁取代，导致高铁血红蛋白血症而致皮肤黏膜发绀。

2. 硫化血红蛋白血症　便秘或服用硫化物，可生成硫化血红蛋白血症而导致皮肤黏膜发绀。

二、临床表现

1. 中心性发绀　表现为全身性，除四肢及颜面外，也累及躯干和黏膜皮肤，发绀部位的皮肤是温暖的。

2. 周围性发绀　发绀常出现于肢体的末端、末梢与下垂部位。发绀部位的皮肤是凉的，经按摩或加温，皮肤转暖后发绀可缓解。

3. 混合性发绀　中心性发绀与周围性发绀的特点同时存在。可见于右心功能不全等。

4. 高铁血红蛋白血症　起病急骤，病情较为严重，给予氧疗但发绀不能改善，抽出的静脉血呈深棕色，暴露于空气中不能转变为鲜红色，静脉注射亚甲蓝、硫代硫酸根或大量维生素 C，发绀可消失。

5. 硫化血红蛋白血症　临床较为少见，硫化血红蛋白一旦形成始终存在于体内，直至红细胞破坏为止。发绀持续时间较长，可达数月或更长。

三、护理评估要点

1. 发绀的严重程度　发绀的程度与体表毛细血管的状态、皮肤厚薄、色素沉着、红细胞含量等有关。严重贫血（Hb＜60 g/L）时，虽有组织严重缺氧，发绀可不明显。有明显发绀而不伴呼吸困难者，提示有高铁血红蛋白血症或硫化血红蛋白血症。

考点提示：中心性发绀与周围性发绀的区别

2. 评估发绀的类型　中心性发绀和周围性发绀的区别见表 4-8 所示。

表 4-8　中心性发绀和周围性发绀的区别

	中心性发绀	周围性发绀
发生部位	全身性	四肢末梢
皮肤温度	温暖	冰冷
按摩或加温后是否消失	不消失	消失
常见病因	呼吸道阻塞、肺部疾病、胸膜疾病、先天性心脏病	右心衰竭、缩窄性心包炎、严重休克、雷诺病等

3. 伴随症状　伴呼吸困难见于重症心肺疾病、大量胸腔积液、气胸等。伴意识障碍见于休克、急性肺部感染或急性心功能不全，某些药物或化学物质中毒等。伴杵状指（趾）见于发绀型先天性心脏病及某些慢性肺部疾病。

4. 身心反应　急性缺氧病人往往先有兴奋、欣快感、定向力下降，继而有运动不协调、头痛、无力等;慢性缺氧病人则有易疲劳、嗜睡、注意力不集中、精神恍惚等表现。严重缺氧可致烦躁不安、惊厥、昏迷甚至死亡。

四、相关护理诊断

1. 活动无耐力 与心肺功能不全致组织缺血缺氧有关。

2. 气体交换受损 与心功能不全致肺淤血有关;肺部疾病致肺泡通气、换气、弥散功能障碍有关。

3. 低效性呼吸形态 与呼吸系统疾病致肺弹性减退、肺泡通气、换气、弥散功能障碍有关。

ER-4-22 扫一扫,测一测
(发绀学习目标测试题)

ER-4-23 扫一扫,看总结
(发绀教学小结)

（余 亮）

第八节 水 肿

ER-4-24 扫一扫,知重点

导入情景:

患者,男,64岁,有"风心病"病史20年,合并"心力衰竭"3年,近5 d因呼吸道感染病情加重,自觉心慌气短明显,夜间不能平卧入睡,来医院就治。入院体检:慢性病容,端坐体位,口唇青紫,听诊两肺闻及湿啰音,心尖部闻及舒张期隆隆样杂音。双下肢凹陷性水肿,脚踝部明显。

请思考:

1. 评估该病人时,如何描述水肿的特征?

2. 该病人的护理诊断有哪些?

水肿(edema)是指人体组织间隙有过多的液体积聚使组织肿胀。水肿按部位可分为全身性水肿与局部性水肿。当液体在组织间隙呈弥漫性分布时呈全身性水肿;液体积聚在局部组织间隙时为局部性水肿。体腔内液体积聚过多时称积液,如胸腔积液、腹腔积液等。一般情况下,水肿这一术语不包括内脏器官局部的水肿,如脑水肿和肺水肿等。

一、病因与发病机制

正常人血管内的液体不断从毛细血管小动脉端滤至组织间隙成为组织液,组织液又不断被毛细血管小静脉端回吸收至血管中,二者保持动态平衡,所以正常情况下不发生水肿。维持这种平衡的主要因素是:毛细血管内静水压、血浆胶体渗透压、组织间隙机械压力(组织压)、组织液的胶体渗透压、正常的淋巴回流等。

当上述因素发生障碍时,即可引起组织间液生成过多或吸收过少而形成水肿。产生水肿的主要因素为:

(1) 水钠潴留:如各型肾炎、继发性醛固酮增多症等。

(2) 毛细血管静水压升高:如右心功能不全等。

(3) 毛细血管通透性增高:如局部炎症、过敏所致的神经性水肿等。

(4) 血浆胶体渗透压降低:如低蛋白血症。

(5) 淋巴回流受阻:如丝虫病等。

二、临床表现

考点提示:心源性水肿与肾源性水肿的鉴别

(一)全身性水肿

不同原因引起的全身性水肿临床特点见表4-9所示。

表4-9　各种全身性水肿的临床特点及临床意义

名称	临床特点	临床意义
心源性水肿	水肿最先发生于人体的低垂部位,休息后减轻或消失。立位时以下肢尤以踝部较明显,长期卧床者水肿首先出现于腰骶部及外阴部,重时呈全身性并可伴胸腔积液、腹水	见于右心功能不全等
肝源性水肿	水肿发生缓慢,首先出现于踝部,逐渐向上蔓延,严重时伴有腹水,也可有胸腔积液	见于各种类型的肝硬化、急性重型肝炎等
肾源性水肿	先发生于颜面部,多在早晨起床时发现眼睑、颜面部水肿,以后逐渐发展至全身	见于各型肾炎及肾病
营养不良性水肿	水肿发生前常有消瘦、贫血等,水肿常从下肢开始,逐渐蔓延全身	见于各种营养不良、慢性消耗性疾病等
其他原因所致的全身性水肿	黏液性水肿为非凹陷性水肿;经前期综合征常于月经前7～10天出现,月经后逐渐消退;特发性水肿多见于女性,水肿下午出现,晨起消退,周期性发作	见于甲状腺功能减退症、经前期紧张综合征、特发性水肿等

(二)局限性水肿

见于局部炎症(疖、痈、蜂窝织炎等)、淋巴回流受阻(丝虫病等)、静脉炎等。

1. 局部炎症　多有局部红、肿、热、痛等,如皮肤疖、痈、蜂窝织炎等。

2. 局部静脉回流受阻　有下肢疼痛、静脉曲张、皮肤色素沉着等特点,如血栓性静脉炎、肢体静脉血栓形成、下肢静脉曲张等。

3. 淋巴回流受阻引起的水肿　单侧下肢多见,临床上以象皮肿、局部皮肤粗糙、增厚为特点。

4. 血管神经性水肿　特征为水肿部位皮肤苍白而硬,但有弹性,无疼痛,多发生于面部、口唇等。

三、护理评估要点

1. 水肿的病因及诱因　询问既往有无心、肝、肾、内分泌代谢性疾病病史,有无营养不良、应用激素等。注意水肿与月经及妊娠、药物、饮食的关系。

2. 评估水肿的程度。

知 识 链 接

水肿的程度

临床上根据水肿程度可分为轻度、中度、重度。

轻度:水肿仅发生于眼睑、眶下软组织、胫骨前、踝部皮下组织,指压后可出现组织轻度凹陷,平复较快。有时早期水肿,仅有体重迅速增加而无水肿征象出现。

中度:全身疏松组织均有可见性水肿,指压后可出现明显的或较深的组织凹陷,平复缓慢。

重度:全身组织严重水肿,身体低垂部皮肤张紧发亮,甚至可有液体渗出,有时可伴有胸腔、腹腔、鞘膜腔积液。

3. 伴随症状　伴有呼吸困难、发绀提示由于心脏病、上腔静脉阻塞综合征等所致。伴肝大见于肝源性、心源性水肿。如同时伴有颈静脉怒张、肝颈静脉反流征阳性,则为心源性水肿。伴有高血压、蛋白尿、管型尿,多见于肾源性水肿。伴有消瘦、体重减轻者见于营养不良。

4. 身心反应　注意观测体重、腹围、脉搏、呼吸、血压、体位等。仔细检查严重水肿病人的皮肤有无水疱、破溃及继发感染。重度全身水肿易伴有腹水、胸腔积液,影响呼吸,病人有时不能平卧睡眠,产生烦躁不安、焦虑。

四、相关护理诊断

1. 体液过多　与右心功能不全致体循环淤血有关;与肾脏疾病所致水、钠潴留有关。

2. 有皮肤完整性受损的危险　与水肿所致组织细胞营养不良有关。

3. 活动无耐力　与大量腹水、胸水所致呼吸困难有关。

4. 潜在并发症　压疮;急性肺水肿。

ER-4-25　扫一扫,测一测
（水肿学习目标测试题）

ER-4-26　扫一扫,看总结
（水肿教学小结）

（余　亮）

第九节　皮肤黏膜出血

ER-4-27　扫一扫,知重点

导入情景:

　　患者,女,12岁,因反复鼻出血,伴皮肤、黏膜出血点8个月来医院就诊。查体:皮肤黏膜散在出血点,浅表淋巴结不大,心、肺正常,肝未及,脾左肋下刚及边。查血常规示血红蛋白 90 g/L,白细胞 $8.5×10^9$/L,淋巴细胞 0.60,中性粒细胞 0.35,血小板 $40×10^9$/L。

　　请思考:

　　1. 该病人皮肤黏膜出血的主要原因是什么?

　　2. 该病人的护理诊断有哪些?

　　皮肤黏膜出血(mucocutaneous hemorrhage)是指由于机体止血或凝血功能障碍引起的全身或局部皮肤黏膜自发性出血,或损伤后难以止血为临床特征。

一、病因与发病机制

　　皮肤黏膜出血的基本病因有三个,包括血管壁功能异常、血小板数量或功能异常及凝血功能障碍。

(一)血管壁功能异常

　　正常在血管破损时,局部小血管即可发生收缩,使血流变慢,以利于初期止血,随后,在血小板作用下,毛细血管较持久的收缩,发挥止血作用。当毛细血管壁存在先天性或受损伤时则不能正常发挥止血作用,而致皮肤黏膜出血。常见于:过敏性紫癜、单纯性紫癜、遗传性毛细血管扩张症、维生素 C 或维生素 B_3(烟酸)缺乏、尿毒症等。

(二)血小板数量或功能异常

　　血小板在止血过程中起重要作用,在血管损伤处血小板相互黏附、聚集成白色血栓阻塞伤口,血小板具有强烈的血管收缩作用,促进局部止血。当血小板数量和质量异常时,均可引起皮肤黏膜出血。

1. 血小板减少　包括再生障碍性贫血、白血病、特发性血小板减少性紫癜、弥漫性血管内凝血、感染、药物性抑制等所致血小板减少。

2. 血小板增多　包括原发性血小板增多症以及继发于慢性粒细胞白血病、脾切除术、感染、创伤后的血小板增多症。

3. 血小板功能异常　包括血小板无力症以及药物或尿毒症等所致血小板功能异常。

（三）凝血功能障碍

凝血过程有许多凝血因子参与，任何一个凝血因子缺乏或功能不足均可引起凝血障碍，导致皮肤黏膜出血。

1. 先天性凝血功能障碍　血友病、凝血酶原缺乏症。

2. 继发性凝血功能障碍　维生素K缺乏、严重肝病、尿毒症等。

3. 循环血液中抗凝物质增多或纤溶亢进　抗凝药物治疗过量、弥漫性血管内凝血所致继发性纤溶亢进等。

二、临床表现

皮肤黏膜出血表现为皮肤黏膜出现红色或暗红色斑点，除血肿外，通常不高出皮面，压之不褪色，视出血面积大小可分为淤点、紫癜、淤斑和血肿。

知　识　链　接

皮肤或黏膜下出血是常见的皮肤病变。出血程度与面积视不同疾病而异。出血直径小于2 mm者称为淤点；直径3～5 mm者为紫癜；直径5 mm以上者为淤斑；如血液溢出于血管外，使该部皮肤隆起者为血肿。

1. 血管壁功能异常引起的出血特点为皮肤黏膜的淤点、淤斑，如过敏性紫癜表现为四肢或臀部有对称性、高出皮肤的紫癜，可伴有痒感、关节痛及腹痛，累及肾脏时可有血尿。

2. 血小板减少出血的特点为同时有淤点、紫癜和淤斑、鼻出血、牙龈出血、月经过多、血尿及黑便等，严重者可导致脑出血。

3. 凝血功能障碍引起的出血常表现有内脏、肌肉出血或软组织血肿，常有关节腔出血，且常有家族史或肝脏病史。

三、护理评估要点

1. 健康史　有无与皮肤黏膜出血相关的疾病史或出血性疾病家族史；化学药物及放射性物质接触史；与出血有关的用药史等。

2. 出血的特点　出血的诱因、部位、大小、分布、持续时间、消退情况以及出血的频率。

3. 伴随症状　是否伴发鼻出血、牙龈出血、咯血、呕血、便血、血尿等症状。

4. 身心反应　有无皮肤苍白、乏力、头晕等；有无焦虑、恐惧等。

四、相关护理诊断

1. 有出血的危险　与血小板减少或功能异常、凝血因子缺乏、血管壁异常有关。
2. 恐惧　与出血量较大或反复出血有关。

ER-4-28　扫一扫,测一测
（皮肤黏膜出血学习目标测试题）

ER-4-29　扫一扫,看总结
（皮肤黏膜出血教学小结）

（余　亮）

第十节　黄　疸

ER-4-30　扫一扫,知重点

> **导入情景：**
>
> 　　患者,男,25 岁,"肝炎"病史 1 年,近日出现明显食欲减退,厌油腻,常有恶心不适,肝区疼痛症状,皮肤颜色也发黄,遂到医院就诊。门诊体检:慢性病容,巩膜黄染,皮肤发黄,肝脏增大,肋缘下 3 cm,有压痛,肝区有叩击痛。实验室检查转氨酶明显升高。
>
> 　　**请思考：**
>
> 　　1. 该病人为何种类型的黄疸?
> 　　2. 该病人的护理评估要点有哪些?

　　黄疸(jaundice)是指由于各种病因引起血清中胆红素浓度升高所致的皮肤、黏膜和巩膜黄染的现象。正常血清总胆红素(total bilirubin,TB)浓度维持在 1.7~17.1 μmol/L 之间,当血清中胆红素浓度升高(17.1~34.2 μmol/L),而临床上尚未出现皮肤、黏膜黄染时,称隐性黄疸。如血清中胆红素浓度升高超过 34.2 μmol/L 时,出现皮肤、黏膜、巩膜黄染者为显性黄疸。

一、病因与发病机制

　　血中胆红素主要来源于血红蛋白。正常红细胞的平均寿命为 120 天,衰老的红细胞被单核-巨噬细胞系统破坏,释放出血红蛋白并分解为非结合胆红素或游离胆红素(UCB),非结合胆红素因其不溶于水,不能从肾小球滤出,故尿液中不出现非结合胆红素。非结合胆红素随血流到达肝脏,在肝细胞内与葡萄糖醛酸结合形成葡萄糖醛酸胆红素,称为结合胆红素(CB)。结合胆红素为水溶性,可通过肾小球滤过后从尿中排出。进入毛细胆管的结合胆红素随胆汁经胆道进入肠道,在肠道内细菌的作用下,还原为无色的尿胆原。大部分尿胆原在肠道中进一步氧化为粪胆素自粪便排出。小部分尿胆原在肠内被重吸收入血液,经门静脉回到肝脏,其中大部分在肝细胞内再转变为结合胆红素,又随胆汁排入肠道,形成"胆红素的肠-肝循环";其中小部分吸收回肝的尿胆原则经体循环由肾脏排出,遇空气被氧化为尿胆素。

临床上根据黄疸的病因和发病机制将其分为以下三种类型:

(一)溶血性黄疸

见于各种原因所致的溶血性疾病,如地中海贫血、遗传性球形红细胞增多症、阵发性睡眠性血红蛋白尿、血型不合输血后溶血、蚕豆病、恶性疟疾、蛇毒引起的溶血等。各种溶血性疾病造成大量红细胞破坏,形成大量的非结合胆红素(unconjugated bilirubin,UCB),超过了肝细胞的摄取、结合与排泄能力,使血液中非结合胆红素增高而出现黄疸。

(二)肝细胞性黄疸

见于各种肝脏疾病,如病毒性肝炎、肝硬化、肝癌等。各种肝病引起肝细胞损伤致肝细胞对胆红素的摄取、结合能力降低,血中非结合胆红素增加;而未受损的肝细胞仍能将部分非结合胆红素转化成结合胆红素(conjugated bilirubin,CB),其中部分可经破裂的胆管反流入血,使血中结合胆红素浓度也增高,从而引起黄疸。

(三)胆汁淤积性黄疸

见于各种原因引起胆道阻塞的疾病,如胆结石、胆管蛔虫症、胆管炎、胆囊炎、胆汁性肝硬化、胰头癌等。各种疾病引起胆道阻塞,胆管内压力增高、胆管扩张、胆管破裂,胆汁中的胆红素反流入血,血中结合胆红素增高引起黄疸。

> 考点提示:三种黄疸的临床表现

二、临床表现

1. 溶血性黄疸 黄疸一般较轻,皮肤、黏膜呈浅柠檬色,不伴皮肤瘙痒,主要为原发病的表现。急性溶血常表现为寒战、高热、头痛、呕吐、腰背酸痛,尿呈酱油色或浓茶色等,严重时可发生急性肾功能不全;慢性溶血常伴有脾肿大和不同程度的贫血。

2. 肝细胞性黄疸 皮肤、黏膜呈浅黄至深黄色,伴有轻度的皮肤瘙痒。有原发病的表现,如乏力、食欲缺乏、发热、肝区痛、肝掌、蜘蛛痣、静脉曲张、腹水等,严重时有意识障碍。

ER-4-31 扫一扫,看微课
(胆红素的代谢与黄疸)

3. 胆汁淤积性黄疸 皮肤、黏膜呈暗黄色,重时为黄绿色,尿色深(胆红素尿)呈浓茶样深黄色,大便颜色变浅或呈白陶土色,伴有皮肤瘙痒、心动过缓等。

三、护理评估要点

1. 确定有无黄疸 首先排除由于服药或饮食引起的假性黄疸,如长期服用米帕林、呋喃类等含黄色素的药物或进食过多的胡萝卜、南瓜、橘子等而引起皮肤黄染。

2. 病因与诱因 询问既往有无溶血性疾病、肝脏疾病、胆石症、胆管蛔虫、胆管手术等相关病史;有无输血史、长期饮酒服药史;有无肝炎接触史等。

> 考点提示:三种黄疸的实验室鉴别要点

3. 明确黄疸的类型　观察皮肤、黏膜和巩膜的色泽以及粪便、尿液颜色、皮肤是否伴有瘙痒及其程度。检查血液中总胆红素、结合胆红素、非结合胆红素浓度,尿胆原的含量测定,尿胆红素试验,三种不同类型黄疸的实验室检查鉴别要点见表 4 - 10 所示。

表 4 - 10　三种不同类型黄疸的实验室检查鉴别要点

项目	溶血性	肝细胞性	梗阻性
TB	增加	增加	增加
CB	正常	增加	明显增加
CB/TB	<15%～20%	>30%～40%	>60%
尿胆红素	—	+	++
尿胆原	增加	轻度增加	少或消失
粪胆原	增加	下降或正常	下降或消失
粪便颜色	深黄	变浅或正常	变浅或白陶土色

4. 伴随症状　伴寒战、高热多见于急性胆道感染性疾病,如急性胆管炎、急性胆囊炎等。伴肝大见于病毒性肝炎、肝硬化、肝癌等。伴脾肿大见于病毒性肝炎、肝硬化、钩端螺旋体病、疟疾、败血症等。伴有腹痛见于慢性肝炎、肝癌、肝脓肿;右上腹阵发性绞痛,常为胆道结石、胆管蛔虫等。伴胆囊肿大见于胰头癌、壶腹癌、胆总管癌等。伴腹水见于重症肝炎、肝硬化失代偿期、肝癌等。

5. 身心反应　有无腹胀、腹泻、恶心、呕吐等消化道症状;有无鼻出血、牙龈出血、皮下出血等;有无皮肤瘙痒、抓痕等。严重黄疸导致病人外观发生改变,是否引起病人情绪反应,如焦虑、恐惧、自卑等。

四、相关护理诊断

1. 舒适的改变(皮肤瘙痒)　与胆盐大量渗出到皮肤有关。
2. 体象紊乱　与严重皮肤黄染致外形改变有关。
3. 有皮肤完整性受损的危险　与皮肤瘙痒有关。
4. 焦虑　与严重黄疸担心预后有关。
5. 潜在并发症　肝性脑病;急性肾衰竭。

ER-4-32　扫一扫,测一测
(黄疸学习目标测试题)

ER-4-33　扫一扫,看总结
(黄疸教学小结)

(余　亮)

第十一节 恶心与呕吐

ER-4-34 扫一扫,知重点

导入情景:

患者,男,30岁,2小时前在路边摊点进食烤肉后出现恶心、呕吐,呕吐物为胃内容物,吐后症状稍缓解,仍感觉上腹部不适,疼痛,半小时前出现腹泻,共两次,为水样便。

请思考:

1. 评估该病人时,如何描述呕吐的特点?

2. 中枢性呕吐与反射性呕吐有何不同?

恶心(nausea)是上腹部不适、紧张欲吐的感觉,可伴有皮肤苍白、出汗、流涎、血压降低及心动过缓等迷走神经兴奋的症状,常是呕吐的先兆表现。呕吐(vomiting)是通过胃的强烈收缩将胃内或部分小肠内的内容物,经食管、口腔快速排出体外的过程。呕吐可排出胃内的有毒物质,是一种机体的防御性保护动作,但频繁而剧烈的呕吐会引起水、电解质、酸碱平衡失调,甚至导致营养不良。

考点提示:中枢性呕吐与反射性呕吐的区别

一、病因与发病机制

(一)反射性呕吐

反射性呕吐指来自内脏末梢神经的冲动,经自主神经传入纤维刺激呕吐中枢引起的呕吐。

1. 咽部受到刺激 常见于鼻咽部炎症、吸烟、剧烈咳嗽对咽部的刺激。

2. 胃、肠疾病 见于急、慢性胃肠炎,消化性溃疡,幽门梗阻,功能性消化不良,急性胃扩张,肠梗阻,急性阑尾炎等。

3. 肝、胆、胰腺疾病 见于肝炎、肝硬化、胆囊炎、急性胰腺炎等。

4. 其他 如急性腹膜炎、急性肾盂肾炎、异位妊娠破裂、青光眼、屈光不正等也可引起恶心、呕吐。

(二)中枢性呕吐

中枢性呕吐指来自中枢神经系统或化学感受器的冲动,刺激呕吐中枢所致。

1. 神经系统疾病 颅内感染、颅内肿瘤、急性脑血管病变、颅脑外伤、癫痫持续状态等。

2. 全身性疾病 见于尿毒症、肝性脑病、糖尿病酮症酸中毒、甲状腺危象、低钠血症、妊娠早期呕吐等。

3. 药物 如某些抗生素、抗癌药、洋地黄、吗啡等。

4. 中毒 见于酒精中毒、重金属中毒、一氧化碳、有机磷农药中毒。

5. **精神因素** 见于胃神经官能症、癔症、神经性厌食症。

（三）前庭功能障碍性呕吐

见于梅尼埃病、晕动病等。

（四）神经性呕吐

见于胃肠神经症、神经性厌食等。

知 识 链 接

　　神经性厌食症发病初期常常表现为情绪过激或过分抑郁，到了后期，就会出现呕吐的症状，呕吐的症状如果得不到救助，最终便会发展为死亡。神经性厌食症是一种自己有意识造成和维持的，因节食造成食欲减退、代谢和内分泌障碍、躯体功能紊乱等。神经性厌食症最基本的症状是厌食、食欲极度缺乏和身体消瘦。这种症状的产生主要与心理因素有关，并不是消化系统器质性疾病引起的。急性精神创伤或心情持续抑郁，都可能在一定条件下导致此病。

二、临床表现

1. **呕吐的时间** 晨起呕吐见于尿毒症、慢性酒精中毒或消化不良等；育龄妇女早晨呕吐见于妊娠早期反应；瘢痕性幽门梗阻病人常在晚上或夜间发生，呕吐大量酸酵宿食；梅尼埃病呕吐多在头部位置改变时发生；晕动病常在乘车、乘船时发生呕吐。

2. **呕吐的性质** 胃源性引起的反射性呕吐常有恶心先兆，吐后即感轻松；中枢性呕吐无恶心先兆，呈喷射性，吐后不感轻松。

3. **呕吐与进食的关系** 神经性呕吐常因看到或进食厌恶的食物而发生；餐中或餐后即刻呕吐者，可能为幽门管溃疡或精神性呕吐；餐后较久或数餐后呕吐，见于幽门梗阻；餐后近期呕吐，特别是集体发病者，多由食物中毒所致。

4. **呕吐物的性状** 呕吐物含大量胆汁说明梗阻平面在十二指肠以下；呕吐物带发酵味、腐败气味提示幽门梗阻；呕吐物为咖啡色提示上消化道出血；呕吐物带粪臭味提示低位肠梗阻；呕吐物有酒味见于酒精中毒；呕吐物有大蒜味见于有机磷农药中毒。

三、护理评估要点

1. **呕吐的特点** 了解呕吐发生的时间、发作的频次、严重程度、呕吐的性质、呕吐与进食的关系；了解呕吐物的量、性状、气味、颜色等。

2. **伴随症状** 了解是否伴有腹痛、腹泻、腹胀、消化不良、黄疸等消化道症状；是否伴有发热、营养不良、消瘦等全身症状；了解有无头痛、眩晕、耳鸣、眼球震颤、意识障碍等神经系统症状。

3. **病因和发作的诱因** 询问有关病史，结合呕吐的特点、伴随症状等分析呕吐是反射性的还是中枢性的呕吐;诱发和加重的因素,如体位、进食状况、用药情况、精神因素、咽部刺激等。

4. 身心反应　应注意观察和记录呕吐的次数、量及病人饮食、进水情况;长期频繁呕吐者还应评估病人有无水、电解质、酸碱平衡紊乱情况,有无营养不良的表现;观察病人有无呛咳、呼吸道通畅情况。长期、频繁呕吐可使病人产生紧张、烦躁、恐惧等心理改变。

四、相关护理诊断

1. 舒适性减弱　与恶心、呕吐反复发生并伴有腹痛、腹泻等改变有关。
2. 体液不足或有体液不足的危险　与反复呕吐引起体液丢失、摄入减少有关。
3. 营养失调(低于机体需要量)　与长期呕吐丢失和营养摄入不足有关。
4. 潜在并发症　水、电解质、酸碱平衡紊乱;窒息。

ER-4-35　扫一扫,测一测
(恶心与呕吐学习目标测试题)

ER-4-36　扫一扫,看总结
(恶心与呕吐教学小结)

(余　亮)

第十二节　呕血与黑便

ER-4-37　扫一扫,知重点

导入情景:

　　患者,男,46 岁,有"肝硬化"病史 5 年,中午饮酒后出现上腹部不适,自行回家休息,半小时后起床呕吐两次,呕吐物为咖啡色,量约 800 ml。入院前 1 h 解黑色便一次,量约 300 g。入院体检:肝病面容,贫血貌,腹部膨隆,移动性浊音阳性,肠鸣音 10 次/min,实验室检查:血 Hb 100g/L,RBC $3.0×10^{12}$/L。

　　请思考:

　　1. 呕血原因有哪些?

　　2. 该病人的护理诊断有哪些?

呕血(hematemsis)和黑便(melena)是上消化道(屈氏韧带以上的消化器官,包括食管、胃、十二指肠、肝、胆、胰等)的症状。呕血是指上消化道出血或全身性疾病所致的出血,血液经口腔呕出的现象。呕血的同时,因部分血液经肠道排出,形成黑便,主要是血液中的铁与肠道内的硫化物结合形成硫化铁所致,由于黑便附有黏液而发亮,类似柏油,又称柏油样便。呕血一般伴有黑便,但黑便不一定都伴有呕血。

一、病因与发病机制

> 考点提示:上消化道出血最常见的病因是消化性溃疡

(一)消化系统疾病

1. 食管疾病　食管炎、食管癌、食管异物、贲门黏膜撕裂症等。
2. 胃、十二指肠疾病　消化性溃疡,急、慢性胃炎,胃癌等。
3. 肝、胆道疾病　肝硬化引起的食管-胃底静脉曲张破裂出血、肝癌、胆管结石,胆囊癌、胆管癌等。
4. 胰腺疾病　胰腺癌,急、慢性胰腺炎,胰腺脓肿等。

(二)造血系统疾病

白血病、血友病、血小板减少性紫癜、DIC、再生障碍性贫血等。

(三)其他

流行性出血热、败血症、尿毒症等。

呕血的病因很多,但以消化性溃疡最为常见,其次为食管或胃底静脉曲张破裂,再次为急性糜烂性出血性胃炎和胃癌。

二、临床表现

1. 呕血与黑便　呕血前病人常有上腹部不适、恶心,随后呕吐出血性胃内容物。呕出内容物的颜色取决于出血量的多少及血液在胃内停留的时间,若出血量少或在胃内停留时间长,由于血红蛋白与胃酸结合形成酸化正铁血红蛋白,呕吐物可为咖啡渣样棕褐色;若出血速度快或出血量大时,血液在胃内停留时间短即呕出,呕吐物也可呈暗红色或鲜红色。呕血的同时因部分血液经肠道排出体外,可致便血或形成黑便。

2. 失血性休克　若出血量超过血容量的30%以上时,有急性周围循环衰竭的表现,如神志不清、脉搏细弱、血压下降、尿量减少、呼吸急促等休克表现。

3. 血液学改变　出血早期血液学改变不明显,随着组织液的渗出及输液等原因,血液被稀释,红细胞数量和血红蛋白浓度会逐渐降低而出现贫血。

4. 其他　大量呕血可出现氮质血症、发热等。

三、护理评估要点

1. 确定是否为消化道出血　首先排除口、鼻腔、咽喉部位出血及咯血吞咽后再呕出等情况。此外,进食大量动物血、肝,服用铋剂、铁剂、中药等也可使粪便发黑。

> 考点提示:上消化道出血量的判断

2. 出血量的判断　通常胃内积血量达 250～300 ml 以上时,可引起呕血;每日出血量超过 50～70 ml 时,可有黑便;每日出血量在 5 ml 以上时,可有粪便隐血试验阳性。临床常见出血量的判断见表 4－11 所示。

表 4－11　出血量的判断

	轻度	中度	重度
症状	头晕、畏寒,皮肤苍白	口干、心悸、冷汗、烦躁不安等	四肢厥冷、呼吸急促、意识障碍等休克表现
血压	正常	下降	显著下降
脉搏(次/min)	正常或稍快	100～110	>120
尿量	减少	明显减少	少尿或尿闭
出血量(ml)	<500	800～1 000	>1 500
占血容量(%)	10～15	20	50

3. 评估出血部位及病因　幽门以上部位的出血多兼有呕血与黑便,幽门以下部位的出血常引起黑便。

4. 出血是否停止　呕血反复出现或短期内频繁排出柏油样便或暗红色便,提示有继续出血。通过临床表现和辅助检查(如血压、脉搏、意识、肠鸣音、血红蛋白、红细胞计数等)来综合判断出血是否停止。

5. 伴随症状　伴上腹痛多见于消化性溃疡;伴肝、脾肿大或有腹水等见于肝硬化;伴食欲减退、进行性消瘦、上腹部疼痛多见于胃癌;伴皮肤黏膜出血多见于出血性疾病。

知 识 链 接

人体的血量

人体内血液的总量称为血量,是血浆量和血细胞的总和。每个人体内的血液量,是根据各人的体重来决定的。正常人的血液总量相当于体重的 7％～8％,或相当于每千克体重 70～80 ml。另外,同样体重的人,瘦者比肥胖人的血量稍多一点,男人比女人的血量要多一些。

6. 身心反应　有无贫血、生命体征的改变,有无周围循环衰竭的表现,是否伴有焦虑、紧张不安、恐惧等情绪变化。

四、相关护理诊断

1. 外周组织灌注量无效　与消化道大出血所致的血容量减少有关。
2. 活动无耐力　与消化道出血所致的贫血有关。
3. 恐惧　与大量呕血有关。
4. 潜在并发症　休克;急性肾衰竭。

ER-4-38 扫一扫,测一测
(呕血与黑便学习目标测试题)

ER-4-39 扫一扫,看总结
(呕血与黑便教学小结)

(余 亮)

第十三节 便 血

ER-4-40 扫一扫,知重点

导入情景:

　　患者,男,45 岁,以排便时粪便表面带血,并有脱出物半年为主诉入院。病人大便带血已 3 年,近半年来排便后有脱出物,且不能自行回缩,要用手纸推回。检查:发现脱出物为痔核,约 3 mm×4 mm,表面有糜烂。初步诊断为内痔期。

　　请思考:

　　1. 该病人便血的原因是什么?

　　2. 请说一说便血的护理评估要点。

　　便血(hematochezia)是指消化道出血,血液由肛门排出,便血可呈鲜红色、暗红色或黑色。少量出血不会造成粪便颜色改变,需要经过隐血试验才能确定者,称为隐血(occult blood)。

一、病因与发生机制

考点提示:下消化道出血的临床表现。

　　便血除了见于上消化道出血、全身性疾病外,还主要见于导致下消化道出血的疾病:①小肠疾病,如急性出血性坏死性肠炎、肠结核、肠伤寒、小肠肿等;②结肠疾病,如急性细菌性痢疾、阿米巴痢疾、溃疡性结肠炎、结肠癌、结肠息肉、血吸虫病等;③直肠肛管疾病,如直肠息肉、直肠癌、痔、肛裂、肛瘘、肛管损伤等。

二、临床表现

　　成人下消化道出血的病因及临床特点见表 4-12 所示。

表 4 - 12　成人下消化道出血的病因及临床特点

病因	临床特点
痔	一般不会引起大量出血,可有直肠疼痛或瘙痒史,血液多与粪便混合在一起或黏在卫生纸上
憩室病	多发生于中年或老年人,有间歇性下腹部绞痛史。病人多在出血时感到疼痛减轻
血管发育异常	常见于老年人,可能与主动脉瓣狭窄有关
瘤(癌或息肉)	排便习惯改变,体重减轻,粪便隐血试验阳性
炎症性肠病	多见于年轻人,体重减轻、腹痛腹泻,可有全身性表现
缺血性大肠炎	多引起下消化道出血、腹部杂音、外周血管病变,"腹部绞痛"多为肠系膜血管病引起的餐后脐周疼痛
感染	入侵的病原微生物(如大肠埃希菌、阿米巴、志贺菌、弯曲菌)可引起出血性腹泻、其他感染性腹泻的表现

1. 便血　下消化道出血量较多时呈鲜红色,若在肠道内停留时间长,则可为暗红色,可全为血液或与粪便混合。鲜血附于粪便表面,或为便后有鲜血滴出,提示肛门或肛管疾病出血,如痔、肛裂或直肠肿瘤;上消化道或小肠出血,在肠道内停留时间较长,粪便可呈黑色或柏油样;急性出血性坏死性肠炎可有洗肉水样血性便,且有特殊腥臭味;急性细菌性痢疾为黏液血便或脓血便。

2. 全身表现　短时间大量出血,可有急性失血性贫血及周围循环衰竭的表现,但临床少见。出血速度缓慢出血量较少时,表现为持续性或间断性肉眼可见的少量便血,可无明显全身症状。长期慢性失血,可出现乏力、头晕等贫血症状,病人常因此而就诊。

三、护理评估要点

1. 健康史　了解有无与便血相关健康史或某些可致黑色便的食物、药物摄入史。

2. 确定是否为便血

(1)因食用过多肉类、动物肝脏、动物血液也可导致黑便,此类黑便隐血试验阳性但进素食后转为阴性。

(2)服用铋剂炭粉或中药所致黑便,外观一般呈灰褐色,无光泽,隐血试验阴性。

3. 便血方式　注意便血是出现在排便前,还是排便后;血液是滴下,还是喷出,或是与粪便混合一起。便血方式与病变部位、出血速度及出血量等密切相关。

4. 估计出血量　便血的次数、量、颜色可作为估计失血量的参考,但因受粪便量的影响,应结合全身反应才能准确估计。

5. 便血对病人的影响　有无焦虑、恐惧等应激与应激应对形态的改变。

四、相关护理诊断

1. 活动无耐力　与便血所致的贫血有关。

2. 有体液不足的危险　与长期便血所致的周围循环衰竭有关。

3. 有皮肤完整性受损的危险　与便血频繁有关;与排泄物对肛周皮肤的刺激有关。

4. 焦虑/恐惧　与病因未明的大量便血和长期便血有关。

ER-4-41　扫一扫,测一测
（便血学习目标测试题）

ER-4-42　扫一扫,看总结
（便血教学小结）

（余　亮）

第十四节　腹泻与便秘

ER-4-43　扫一扫,知重点

导入情景:

　　患者,男,16 岁,路边摊进食稀饭、凉拌菜后出现呕吐、腹泻两次,遂入院。病人诉腹部疼痛,伴恶心、呕吐、腹泻,呕吐物为胃内容物,大便呈水样,全身乏力。体检:体温 38 ℃,脐周有压痛,肠鸣音 7 次/min,实验室检查:血 WBC 10×10^9/L,N 0.90。

　　请思考:

　　1. 腹泻原因有哪些?

　　2. 腹泻的护理评估要点是什么?

一、腹泻

腹泻(diarrhea)是指排便次数增多,粪质稀薄,或带有未消化的食物、黏液、脓血等异常成分的现象。腹泻可分为急性腹泻与慢性腹泻两种。病程在两个月以内者为急性腹泻,病程超过两个月为慢性腹泻。

(一)病因与发病机制

1. 急性腹泻

(1)肠道疾病:见于细菌性痢疾、伤寒、霍乱、阿米巴痢疾、急性出血坏死性肠炎、溃疡性结肠炎等。

(2)急性中毒:见于化学毒物(有机磷、砷、汞等)中毒及生物毒物(食用毒蕈、河豚、鱼胆等)中毒。

(3)其他:见于变态反应性肠炎、过敏性紫癜、钩端螺旋体病及服用某些药物如秋水仙碱、新斯的明等。

2. 慢性腹泻

（1）胃部疾病：见于慢性萎缩性胃炎、胃大部切除术后等。

（2）肠道疾病：见于肠结核、慢性细菌性痢疾等。

（3）胰腺疾病：见于慢性胰腺炎、胰腺癌等。

（4）肝胆疾病：见于肝硬化、慢性胆囊炎、胆石症等。

（5）全身性疾病：见于甲状腺功能亢进、肾上腺皮质功能减退、尿毒症、系统性红斑狼疮等。

（6）药物副作用：见于洋地黄类、利血平等。

> 考点提示：判断不同类型腹泻的发病机制

3. 腹泻的发生机制

（1）分泌性腹泻：由于胃肠黏膜水、电解质分泌过多或吸收受抑制而引起腹泻。

（2）渗出性腹泻：由于炎症、溃疡等病变使肠黏膜的完整性受到破坏，形成大量渗出，引起腹泻。

（3）渗透性腹泻：由于食入大量不能吸收的溶质，致肠腔内渗透压升高，大量液体被动进入肠腔而导致腹泻。

（4）动力性腹泻：由于肠蠕动过快，致食糜在肠内停留时间过短，未被吸收而引起腹泻。

> 考点提示：急性腹泻及慢性腹泻的临床表现

（5）吸收不良性腹泻：由于肠黏膜吸收面积减少或黏膜透过性异常所致腹泻，如小肠大部分切除、吸收不良综合征等。

（二）临床表现

1. 急性腹泻　起病急骤，大便次数多（可达10次/天以上），粪质稀薄成水样。感染引起者常有不洁饮食史，可含黏液、脓血，伴肠鸣音亢进、腹痛、里急后重等。严重腹泻时，可发生水、电解质紊乱及代谢性酸中毒。

2. 慢性腹泻　起病缓慢，反复发作，病程超过2个月。每天排便数次或便秘与腹泻交替出现。长期腹泻可导致体重减轻、营养不良、贫血等。

（三）护理评估要点

1. 病因和诱因　有无服用番泻叶、硫酸镁等药物史；有无不洁饮食、急性感染、受凉等病史；有无胃、肝、胆、胰腺等疾病。

2. 临床特点　排便次数、量、性状、颜色、气味、内容物等。

> 考点提示：腹泻的不同伴随症状

3. 伴随症状　伴高热多见于细菌性痢疾、伤寒、副伤寒、食物中毒等。伴呕吐、腹痛多见于小肠疾病、结肠疾病；霍乱、副霍乱常伴有剧烈呕吐、脱水等表现。伴里急后重见于直肠炎症、细菌性痢疾、直肠癌等。伴腹部包块多见于胃肠恶性肿瘤、肠结核等。伴显著消瘦或营养不良见于消化系统肿瘤、甲状腺功能亢进症等。

4. **身心反应** 严重腹泻者应注意有无口渴、心悸,有无脱水、电解质紊乱、代谢性酸中毒等。慢性腹泻应注意营养状况。长期腹泻会干扰病人的正常工作、生活,可有紧张、焦虑不安等情绪反应。

（四）相关护理诊断

1. **腹泻** 与肠道感染、吸收障碍、毒素作用等有关。
2. **体液不足/有体液不足的危险** 与腹泻致体液丢失有关。
3. **营养失调(低于机体需要量)** 与长期慢性腹泻有关。
4. **焦虑** 与长期慢性腹泻迁延不愈有关。
5. **潜在并发症** 水、电解质、酸碱平衡紊乱;休克。

二、便秘

导入情景:

　　患者,男,46岁,司机,因工作原因,长期排便不规律,平均每周排大便1～2次,大便干结不易排出,长期服用通便药物促进排便,病人对此感觉很烦恼。

　　请思考:

　　1. 该病人便秘的原因有哪些?

　　2. 如何对病人进行健康教育?

考点提示:便秘的定义

便秘(constipation)是指排便次数减少,每周内排便少于2～3次,量少而干硬,常伴排便困难。

（一）病因与发病机制

正常排便需具备以下条件:①有足够引起正常肠蠕动的肠内容物,即足够的食物量、食物中含有适量的纤维素和水分;②肠道张力正常及蠕动功能正常;③有正常的排便反射;④参与排便的肌肉功能正常。其中任何条件不能满足,即可发生便秘。便秘的病因有两方面。

1. **功能性便秘** 即原发性便秘,指无器质性病变所致的便秘。
(1) 饮食因素:进食量少或食物缺乏纤维素,对结肠的蠕动刺激过少所导致。
(2) 工作或生活节奏过快:由于长期精神压力、工作紧张造成正常排便习惯干扰或抑制所致。
(3) 年老体弱:由于活动过少导致排便困难所致。
(4) 其他:如肠易激综合征;腹肌、盆腔肌张力不足(如多次妊娠)所致。
2. **器质性便秘**
(1) 直肠、肛门病变:如痔、肛裂、肛周脓肿等。
(2) 结肠病变:各种原因的肠梗阻、肠粘连、先天性巨结肠等。
(3) 全身性疾病:如大量腹水、尿毒症、糖尿病、甲状腺功能减退等。
(4) 药物影响:应用抗胆碱药、钙通道阻滞剂、镇静剂、抗抑郁药等。

（二）临床表现

1. 便秘的表现　排便次数减少，大便干硬，多成球状如羊粪。若粪便过于干硬，用力排便可出现肛裂或痔加重而有便血。有些病人可伴有腹胀、腹痛、下坠感等不适症状。

> **考点提示：不同类型便秘特点**

2. 不同类型便秘特点

（1）功能性便秘：多为慢性便秘。常见于老年人，跟饮食习惯关系很大，摄入纤维素食物减少，饮水不足，生活习惯或环境的改变，某些药物均可引起。病人有口苦、食欲减退、腹胀、下腹不适等感觉，一般不重。

（2）器质性便秘：常为急性便秘。有原发病的表现，病人常有腹痛、腹胀、恶心、呕吐等表现，多见于不同原因引起的肠梗阻。

（三）护理评估要点

> **考点提示：肠梗阻、肠肿瘤的伴随症状**

1. 便秘的诱因及病因　有无引起便秘的相关疾病病史。有无环境改变、生活规律改变、饮食规律改变、精神紧张、工作压力大、服用某些药物等诱发因素存在。

2. 伴随症状　伴有呕吐、腹胀、肠绞痛等可能是各种原因所致的肠梗阻。伴腹部包块应注意结肠肿瘤、肠结核等。长期精神紧张、生活条件改变者多见于功能性便秘。

3. 身心反应　长期便秘可诱发或加重痔。同时可产生精神紧张、恐惧排便、烦躁不安、焦虑等情绪反应，进而影响工作和生活。腹压增加进而诱发心力衰竭、心绞痛、脑血管疾病等，可危及生命。

（四）相关护理诊断

1. 便秘　与长期卧床有关；与直肠、肛门疾病有关。
2. 疼痛　与排便困难有关；与机械性肠梗阻有关。
3. 知识缺乏　缺乏预防便秘的有关知识。

知 识 链 接

3.28 中国便秘日

随着国人饮食结构的改变、生活节奏加快和社会心理因素的影响，我国慢性便秘发病率逐年上升。中国医师协会在2014年倡议将3月28日设立为"中国便秘日"，同时还启动了"绿丝带行动"，每年有2万～3万人通过"绿丝带行动"了解到肠道知识。我国便秘发病率为3%～17.6%，成人慢性便秘发病率为4%～6%，并随年龄增长而升高，60岁以上高达22%。男女患病率之比最高达1：4.5，而且正逐年上升。

ER-4-44 扫一扫,测一测
(腹泻与便秘学习目标测试题)

ER-4-45 扫一扫,看总结
(腹泻与便秘教学小结)

（余　亮）

第十五节　排尿异常

ER-4-46　扫一扫,知重点

导入情景:

　　患者,女,26岁,新婚外出旅游时出现排尿次数明显增多,并伴有尿急、尿痛、排尿不净感。自服抗生素后症状缓解。回家后上述症状重新出现,并有乏力、食欲减退、发热等表现,体温38.8 ℃。

　　请思考:

　　1. 病人的排尿异常与什么原因有关?

　　2. 排尿异常的护理评估要点有哪些?

　　排尿异常包括尿量的异常、排尿形式的异常和尿的异常改变。

一、少尿、无尿和多尿

考点提示:少尿、无尿和多尿的定义

　　正常人24 h的尿量为1 000～2 000 ml。如24 h尿量少于400 ml,或每小时尿量小于17 ml称为少尿(oliguria);如24 h尿量少于100 ml,或12 h完全无尿排出称为无尿(anuria);如24 h尿量超过2 500 ml称为多尿(polyuria)。

(一)病因与发病机制

1. 少尿、无尿

(1)肾前性:各种原因引起的休克、重度脱水、大出血、大量水分渗入到组织间隙和浆膜腔引起的肾脏灌注量减少。心脏排血功能下降,肾血管的病变所引起的少尿、无尿均属于这一类。

(2)肾性:包括肾小球病变和肾小管病变。重症急性肾炎、急进性肾炎、慢性肾炎、急性间质性肾炎、毒物所致的急性肾小管坏死、肾乳头坏死属于这类。

（3）肾后性：各种原因引起的尿路梗阻、尿路受压以及影响到输尿管的疾病，如尿路结石、血凝块、坏死组织阻塞、腹腔肿瘤、前列腺肥大及输尿管手术后所引起的排尿不畅。

2. 多尿

（1）暂时性多尿：短时摄入大量水分或含水多的食物，服利尿剂所引起的尿量增多。

（2）持续性多尿：包括内分泌疾病如糖尿病、尿崩症、原发性甲状旁腺功能亢进、原发性醛固酮增多症等；肾脏疾病如慢性肾盂肾炎、肾小管酸中毒及急性肾衰竭多尿期。

（二）临床表现

少尿、无尿、多尿除了尿量的改变外，常有原发病的表现和伴随症状。

（三）护理评估要点

1. 判断是否存在少尿、无尿和多尿　通过记录 24 h 尿量即可明确。

2. 相关病史和诱因　了解有无引起尿量改变的疾病，了解有无出现失血、脱水、休克的疾病，有无心力衰竭以及肾脏疾病的病史；了解有无糖尿病、尿崩症，以及引起精神性多尿的诱因。

> 考点提示：判断伴随不同症状见于哪些疾病

3. 伴随症状　少尿伴肾绞痛常见于肾结石、肾动脉血栓形成或栓塞；伴心悸、呼吸困难、不能平卧者见于心力衰竭的病人；少尿伴严重水肿、大量蛋白尿、高脂血症和低蛋白血症者，见于肾病综合征。多尿伴多饮、多食、消瘦者见于糖尿病；伴烦渴多饮、尿比重下降见于尿崩症；伴有高血压、低血钾和周期性麻痹见于原发性醛固酮增多症。

4. 身心反应　尿量的改变常引起水、电解质、酸碱平衡失调，导致营养与代谢失衡。多尿影响病人的睡眠质量。少尿病人可有紧张、焦虑的表现，多尿常伴有烦躁、恐慌的心理。

（四）相关护理诊断

1. 体液过多　与少尿病人的尿量减少、水钠潴留有关。
2. 睡眠形态紊乱　与排尿规律改变有关。
3. 焦虑　与预感自身受到疾病威胁有关。

二、血尿

> 考点提示：镜下血尿和肉眼血尿的定义

血尿（hematuria）包括镜下血尿和肉眼血尿。镜下血尿是指尿色正常，显微镜检查红细胞＞3/HP。肉眼血尿是 1 000 ml 尿液中含有 1 ml 以上的血液，尿液呈洗肉水色或血色，肉眼即可发现。

（一）病因与发病机制

1. 泌尿系统疾病　见于急、慢性肾小球肾炎、尿路感染、泌尿系统结石、结核、肿瘤、血管异常等，是引起血尿的主要原因，临床上占 98% 以上。

2. 全身性疾病　感染性疾病、血液病、免疫性疾病和心血管疾病均可引起。

3. 其他　尿路邻近器官的疾病、化学品和药品等引起。

（二）临床表现

考点提示:洗肉水样血尿的出血量以及判断分段尿异常提示的病变部位

1. 尿色的改变　肉眼血尿根据含血量的多少有不同的颜色,出血量超过 1 ml 时,尿可呈洗肉水样,出血量再多可呈淡红色、血色。肾脏出血时,血与尿混合均匀,尿呈暗红色;膀胱出血时,尿呈鲜红色,有时可有凝血块。

2. 分段尿异常　用三个清洁玻璃杯分别留取起始段、中段和终末端尿做尿三杯试验,如起始段血尿提示病变在尿道;终末端血尿提示出血部位在膀胱颈部、三角区或后尿道;三段均血尿即全程血尿,提示出血来自肾脏或输尿管。

3. 镜下血尿　尿颜色正常,但显微镜检查可确定。镜下红细胞大小不一形态多样多为肾小球性血尿;镜下红细胞形态单一,与外周血近似,提示肾后性病变,如肾盂肾炎、输尿管和膀胱病变。

（三）护理评估要点

1. 判定是否血尿　尿呈红色不一定是血尿,如尿呈暗红色或酱油色,不浑浊不沉淀,镜检无或少量红细胞,见于血红蛋白尿;服用某些药物和食物也会使尿色染红。

2. 相关病史和诱因　有无与血尿有关的疾病病史,如泌尿系结石、肿瘤、感染以及血液系统疾病和全身性疾病。有无引起血尿的诱发因素,如器械检查、外伤以及有关药物治疗史。

考点提示:不同疾病的伴随症状

3. 血尿的类型　是肉眼血尿还是镜下血尿,是全程血尿、初始段血尿还是终末段血尿,是间歇性发作还是持续性发作。无症状性血尿常是泌尿系结核、肿瘤的早期特征。

4. 伴随症状　伴肾绞痛、发热者见于肾或输尿管结石。伴尿频、尿急、尿痛见于膀胱炎、尿道炎,若同时有腰痛、高热畏寒者,常提示肾盂肾炎。伴尿流中断者见于膀胱和尿路结石。伴尿流细、排尿困难者见于前列腺炎、前列腺癌。伴皮肤黏膜出血和其他部位出血者见于血液病或全身性疾病。

5. 实验室检查情况。

6. 身心状况　注意观察病人有无尿频、尿急、尿痛等膀胱刺激征的表现,有无体重下降、低热、消瘦、乏力、抵抗力下降的全身表现,有无发热、肾绞痛的症状。持续血尿会给病人带来烦躁、恐惧心理。

（四）相关护理诊断

1. 恐惧　与感受到自己受疾病的严重威胁有关。
2. 疼痛　与泌尿系感染、结石或肿瘤对尿路的刺激有关。
3. 活动无耐力　与持续性血尿引起的营养失调有关。
4. 潜在并发症　贫血;营养失调。

三、尿频、尿急和尿痛

考点提示:尿频、尿急、尿痛的定义

尿频(frequent micturition)是指单位时间内排尿次数增多。正常成人白天排尿 4～6 次,夜间 0～2 次。尿急(urgent micturition)是指病人一有尿意就迫不及待需要排尿,难以控制。尿痛(odynuria)是指排尿时感觉耻骨上方、会阴部和尿道内疼痛或有烧灼感。尿频、尿急、尿痛、排尿不尽感统称为膀胱刺激征(或尿路刺激征)。

(一)病因与发病机制

1. 尿频 尿频分为生理性尿频和病理性尿频。生理性尿频见于饮水过多、精神紧张、天气寒冷时排尿次数增多,多属正常现象。病理性尿频分为以下 4 种。

(1)多尿性尿频:排尿次数多,每次尿量也不少。见于糖尿病、尿崩症和急性肾衰竭的多尿期。

(2)感染性尿频:排尿次数多,每次尿量少,多伴有尿急、尿痛和排尿不尽感。见于尿路感染、前列腺炎等炎症性疾病。

(3)神经性尿频:排尿次数多,每次尿量也少,但不伴有尿急、尿痛感。见于中枢及周围神经病变,如癔症、神经源性膀胱。

(4)膀胱容量减少性尿频:尿频为持续性,每次尿量少。见于膀胱、尿道的肿瘤或结石压迫、妊娠子宫增大或卵巢囊肿压迫膀胱等。

2. 尿急 常见于膀胱、尿道的炎症以及结石和异物、肿瘤的刺激。

3. 尿痛 引起尿急的疾病几乎都有尿痛。

(二)临床表现

尿频、尿急、尿痛除了排尿的形态改变外,还有原发病的表现。尿痛的部位常在耻骨上区、会阴部、尿道内,疼痛的性质为灼痛或刺痛。尿道炎多在排尿开始时疼痛,尿道炎、膀胱炎和前列腺炎常出现终末性尿痛。

(三)护理评估要点

1. 尿频、尿急、尿痛的程度 了解排尿的次数、尿量的多少,是否伴有尿急、尿痛。尿痛的疼痛部位、性质、时间以及尿流的状况。

2. 相关病史和病因 有无与尿频、尿急、尿痛相关的疾病病史,有无妊娠、精神紧张、中枢神经受损情况。

3. 伴随症状

(1)尿频、尿急、尿痛伴有发热、乏力、全身不适者,见于尿路感染,如肾盂肾炎、膀胱炎、尿道炎、前列腺炎等。

(2)尿频、尿急伴有血尿、午后低热、乏力、盗汗,见于泌尿系统结核。

(3)尿频、尿急伴无痛性血尿者,见于膀胱癌。

(4)尿频、尿急、尿痛伴尿流突然中断,见于膀胱结石。

4. 身心反应 注意是否有腹痛、腰痛、代谢紊乱、营养失调等全身症状。尿频、尿急、尿痛的病人会有焦虑、烦躁,甚至恐惧心理,严重者影响到学习和工作,病人睡眠和休息形态也会受到影响。

(四)相关护理诊断

1. 疼痛 与炎症、结石、肿瘤对尿路的刺激有关。

2. 发热 与泌尿系病原菌感染有关。

3. 活动无耐力 与炎症、肿瘤引起体内消耗过多有关。

4. 睡眠形态紊乱 与尿频、尿急等排尿规律改变有关。

四、尿失禁与尿潴留

尿失禁(urinary ninenece)是指膀胱内的尿液不受控制而自行流出。尿失禁可以是暂时性的,也可是持续性的,尿液可以大量流出也可点滴溢出。尿潴留(urinary retention)是膀胱排空不完全或停止排尿。尿液完全不能排出称为完全性尿潴留;尿液不能完全排出,尿后残余尿量大于 100 ml 称为不完全性尿潴留。

(一)病因与发病机制

尿失禁与尿潴留的病因与发病机制见表 4-13 所示。

表 4-13 尿失禁与尿潴留的病因与发病机制

病变	病因分类	发病机制
尿失禁	压力性尿失禁	尿道括约肌张力减低或骨盆底部尿道周围肌肉和韧带松弛,导致尿道阻力下降
	反射性尿失禁	骶髓低级排尿中枢与高级排尿中枢的联系中断
	急迫性尿失禁	逼尿肌张力增高反射亢进,膀胱收缩不受控制
	功能性尿失禁	躯体或认知功能障碍
	溢出性尿失禁	膀胱出口梗阻或逼尿肌失去正常张力、膀胱过度充盈
尿潴留	机械性梗阻	尿道炎症损伤结石或肿瘤,前列腺肥大的压迫等所致
	动力性梗阻	排尿中枢或周围神经损害,导致膀胱逼尿肌无力或尿道括约肌痉挛

(二)临床表现

1. 尿失禁 尿失禁是最常见而又最容易漏诊的症状之一,是导致病人社交回避、丧失独立生活能力的一个主要原因。

(1)压力性尿失禁:表现为咳嗽、打喷嚏、大笑跑跳、举重物或姿势改变(如坐位改为站立)等腹压增加时不自主漏尿。

(2)反射性尿失禁:在感觉不到尿意的情况下,突然不自主地间歇性排尿,排尿前可有出汗颜面潮红或恶心等。

(3)急迫性尿失禁:尿意紧急,多来不及如厕即有尿液不自主流出,常伴尿频和尿急。

(4)功能性尿失禁:病人能感觉到膀胱充盈,但由于精神运动障碍或药物作用,不能及时排尿,在他人帮助下可正常排尿。

(5)溢出性尿失禁:尿失禁的量可以很小,常持续滴漏,致使漏出的总量较大。身体评估可发现膀胱充盈,排尿后膀胱残余尿量增加。病人多伴有排尿困难甚至尿潴留的表现。

2. 尿潴留 病人感觉膀胱胀满但排不出尿液而辗转不安。在触诊或叩诊膨胀的膀胱区时,病人可有尿意。

(三)护理评估要点

1. 确定是否存在尿失禁或尿潴留 尿失禁是间断性或持续性每次的尿量,排尿前有无尿意及有无诱因;尿潴留发生的时间、缓急及伴随症状。

2. 了解有无与尿失禁、尿潴留相关的健康史　如尿路感染史、结石排出、尿道手术或器械操作史等诱发因素。

3. 尿失禁、尿潴留对病人的影响　有无自卑、紧张、恐惧、焦虑、抑郁等;有无因尿失禁影响正常的社会交往;有无下腹部胀痛、烦躁、辗转不安等。

（四）相关护理诊断

1. 压力性尿失禁　与尿道括约肌张力减低、骨盆底部肌肉和韧带松弛有关。

2. 反射性尿失禁　与骶髓排尿中枢以上的脊髓完全损伤有关。

3. 急迫性尿失禁　与中枢神经系统或膀胱局部病变所致的膀胱收缩不受控制有关。

4. 功能性尿失禁　与躯体或认知功能障碍所致不能及时如厕有关。

5. 溢出性尿失禁　与膀胱出口梗阻或逼尿肌失去正常张力所致的尿潴留有关。

6. 舒适度减弱　与尿液无法正常排出有关。

7. 尿潴留　与尿道梗阻、神经系统病变、服用药物影响、精神紧张等有关。

8. 情境性低自尊/有情境性低自尊的危险　与不能自主控制尿液排出有关。

9. 焦虑　与无法有效排空膀胱有关;与尿频、尿急、尿失禁有关。

10. 皮肤完整性受损/有皮肤完整性受损的危险　与尿液浸湿并刺激皮肤有关。

11. 潜在并发症　尿路感染。

ER-4-47　扫一扫,测一测
（排尿异常学习目标测试题）

ER-4-48　扫一扫,看总结
（排尿异常教学小结）

（余　亮）

第十六节　抽搐与惊厥

ER-4-49　扫一扫,知重点

导入情景:

　　患儿,女,4岁,因"肺炎"入院治疗。入院时高热,体温 39.5 ℃,两肺满布湿啰音,夜间患儿反复尖叫,全身痉挛,尿失禁,家长非常紧张。

　　请思考:

　　1. 该患儿的惊厥与什么原因有关?

　　2. 惊厥的护理评估要点有哪些?

惊厥(convulsion)是指全身骨骼肌不自主地强直性或阵挛性抽动或收缩,常呈全身性、对称性,可伴或不伴有意识障碍。

一、病因与发病机制

(一)脑部疾病

1. 颅内感染　如脑炎、脑膜炎、脑脓肿等。
2. 脑部外伤　包括产伤、颅脑外伤等。
3. 脑部肿瘤　如原发性脑肿瘤、脑转移瘤等。
4. 脑血管病　见于脑出血、蛛网膜下隙出血、脑血栓形成、脑栓塞、脑部缺氧等。
5. 寄生虫病　如脑型疟疾、脑囊虫病、脑包虫病等。

(二)全身性疾病

1. 感染　见于急性胃肠炎、细菌性痢疾、链球菌败血症、狂犬病、破伤风等与感染有关的疾病。
2. 中毒　如酒精中毒、重金属中毒、氯喹、阿托品、有机磷农药中毒;也可见于尿毒症、肝性脑病。
3. 心血管疾病　见于高血压脑病、阿-斯综合征(Adams-Stokes syndrome)。
4. 代谢性疾病　如低血糖、低血钙、低血镁、子痫、维生素 B_6 缺乏等。
5. 免疫疾病　如系统性红斑狼疮、脑血管炎等。
6. 其他　如突然停用安眠药或抗癫痫药、热射病、窒息、溺水、电击等都会引起惊厥发生。

(三)神经症

如癔症性惊厥。

二、临床表现

考点提示:典型惊厥的临床表现

典型的惊厥表现常突然出现意识模糊或意识丧失,全身肌肉强直、呼吸不规则、发绀,可有大小便失禁等表现。发作时间持续数秒或数分钟,常反复发作;也可呈持续性发作。惊厥发作时可导致咬伤舌头和口唇,也可摔伤甚至骨折。惊厥持续时间较长时,呼吸道分泌物增多,舌根后坠,加之呕吐物的误吸,可引起窒息,危及生命。

三、护理评估要点

1. 发作时的严重程度　了解发作的频率、发作的时间、持续的时间、间隔的时间;观察生命体征的变化,有无意识状态的改变。
2. 相关病史和诱因　有无与惊厥相关的颅脑疾病和全身性疾病。儿童还应询问分娩史和生长发育情况。惊厥发作是否与发热、缺氧、劳累、情感刺激或噪音、强光等刺激有关。
3. 伴随症状　是否伴有高热、呼吸困难、发绀等表现;是否有血压升高、意识丧失、瞳孔散大、脑膜刺激征等表现。伴高热者常见于各种感染性疾病。伴血压升高者常见于高血压脑病、尿毒症、子痫等疾病。伴脑膜刺激征常见于蛛网膜下隙出血、脑膜炎、脑炎等。伴意识障碍者多见于各种严重的颅脑疾患、癫痫大发作等病人。

4. 身心反应　了解抽搐病人有无大小便失禁情况、有无窒息情况，有无舌咬伤和跌伤情况。惊厥反复发作，病人本人和家庭会承受很大的精神压力，病人会有焦虑、窘迫的心理改变。

考点提示:惊厥最重要的护理诊断

四、相关护理诊断

1. 完全性尿失禁　与惊厥发作时所致意识丧失有关。
2. 有受伤的危险　与病人发作时肌肉痉挛和意识丧失有关。
3. 有窒息的危险　与惊厥发作时呼吸道分泌物增多、呕吐物误吸、舌根后坠有关。
4. 个人/家庭应对无效　与无能力处理惊厥发作有关。

ER-4-50　扫一扫,测一测
(抽搐与惊厥学习目标测试题)

ER-4-51　扫一扫,看总结
(抽搐与惊厥教学小结)

（余　亮）

第十七节　意识障碍

ER-4-52　扫一扫,知重点

导入情景:

　　患者,男,66 岁,有"高血压"病史 20 年,在家中和朋友打麻将后突然跌倒,剧烈头痛,左侧上下肢不能活动,意识很快丧失,难以唤醒,呼吸有鼾声,急诊入院,CT 检查提示左侧内囊部位出血,量约 40 ml。

　　请思考:

　　1. 病人的意识障碍属于哪种类型?

　　2. 意识障碍的护理评估要点有哪些?

　　意识障碍(disturbance of consciousness)是指人对周围环境及自身状态的识别或觉察能

力下降或丧失,多为中枢神经功能活动受损所致,可表现为嗜睡、意识模糊、昏睡、昏迷等。

一、病因与发病机制

意识状态是否正常取决于大脑中枢功能的完整性。由于脑缺血、缺氧、能量代谢异常、酶代谢异常等因素可引起脑细胞代谢紊乱,导致网状结构功能受损害和大脑活动功能减退,产生意识障碍。

(一)颅脑病变

包括非感染性和感染性病变,如各种颅脑损伤、癫痫、脑血管意外、高血压脑病、脑占位性病变、脑炎、脑膜脑炎等。

(二)全身性疾病

1. 重症急性感染 如中毒型肺炎、败血症、中毒型痢疾、脑型疟疾等。
2. 内分泌代谢性疾病 如糖尿病酮症酸中毒、尿毒症、肝性脑病、甲状腺危象等。
3. 理化因素所致疾病 如有机磷中毒、一氧化碳中毒、中暑等。
4. 水、电解质紊乱 如代谢性酸中毒、低钾低氯性碱中毒、稀释性低钠血症等。

> 考点提示:意识障碍的临床表现及程度

5. 心血管疾病 如严重心律失常致阿-斯综合征。

二、临床表现

1. 嗜睡 是最轻的意识障碍,病人处于病理性睡眠状态,可被唤醒,醒后尚能正确回答问题,但反应迟钝。刺激去除后又很快入睡。

2. 意识模糊 是意识水平轻度下降,较嗜睡更深的一种意识障碍。病人能保持简单的精神活动,但对时间、地点、人物等的定向力发生障碍。

3. 谵妄 是在意识清晰度明显下降的情况下,一种以兴奋性增高为主的高级神经中枢急性活动失调状态。临床上表现为意识模糊、定向力丧失、感觉错乱(幻觉、错觉)、躁动不安、言语杂乱。多发生于急性感染的高热期,也可见于某些药物中毒(阿托品中毒、酒精中毒)、代谢障碍等。

ER-4-53 扫一扫,"学"多点
[格拉斯哥昏迷指数(GCS, Glasgow Coma Scale)评分法]

4. 昏睡 病人处于熟睡状态,不易被唤醒,给予强刺激勉强被唤醒,醒后也不能正确回答问题,或答话含糊、答非所问,很快又再入睡。是接近于人事不省的意识状态。

5. 昏迷 是最严重的意识障碍,表现为意识持续性的中断或完全丧失。根据其程度可分为轻度昏迷、中度昏迷、深度昏迷即深昏迷,其不同点见表4-14所示。

表 4-14　三种程度昏迷的临床特点

昏迷程度	临床特点
轻度昏迷	意识大部分丧失,无自主运动,对一般声、光刺激无反应。对疼痛刺激尚可出现痛苦表情或肢体退缩等防御反应,角膜反射、瞳孔对光反射、眼球运动、吞咽反射等可存在
中度昏迷	对周围事物及各种刺激均无反应,对剧烈刺激可出现防御反应,角膜反射减弱,瞳孔对光反射迟钝、眼球无转动
深昏迷	意识完全丧失,对任何刺激均无反应,全身肌肉松弛,深浅反射均消失

三、护理评估要点

1. 意识障碍的程度。

2. 病因及诱因。

考点提示:意识障碍的伴随症状。

3. 伴随症状　先有发热后出现意识障碍多见于各种感染性疾病;先有意识障碍后出现发热多见于急性脑血管疾病。伴呼吸缓慢可见于药物中毒(吗啡、巴比妥类、有机磷等)、各种原因引起的代谢性酸中毒等。伴血压改变如血压改变可见于高血压脑病、脑血管意外等;血压降低见于低血糖反应、休克等。伴皮肤黏膜出血点、淤斑、紫癜等可见于出血性疾病及败血症;伴口唇樱桃红色见于一氧化碳中毒、氰化物中毒等。伴心动过缓见于房室传导阻滞、吗啡中毒、各种原因引起的高颅压等。

4. 身心反应　注意有无生命体征改变、压疮、肺部感染或泌尿系感染,有无营养障碍、大小便失禁,是否有水、电解质紊乱及代谢紊乱等身体反应。

考点提示:意识障碍的常见护理诊断

四、相关护理诊断

1. 急性意识障碍　与脑出血有关;与代谢性酸中毒有关。

2. 清理呼吸道无效　与意识障碍致咳嗽反射减弱或消失有关。

3. 有误吸的危险　与意识丧失所致反射下降有关。

4. 有受伤的危险　与意识障碍所致躁动不安有关。

5. 营养失调(低于机体需要量)　与意识障碍所致不能正常进食有关。

6. 有皮肤完整性受损的危险　与严重意识障碍所致长期卧床有关。

7. 有感染的危险　与意识障碍所致咳嗽反射减弱或消失有关。

8. 有废用综合征的危险　与意识障碍所致活动量减少有关。

9. 躯体移动障碍　与意识障碍所致自主运动丧失有关。

10. 潜在并发症　窒息、电解质紊乱等。

ER-4-54　扫一扫,测一测
(意识障碍学习目标测试题)

ER-4-55　扫一扫,看总结
(意识障碍教学小结)

(余　亮)

第十八节　情感障碍

ER-4-56　扫一扫,知重点

> 导入情景:
>
> 　　患者,女,64 岁,因"乳腺癌"住院治疗,经手术、化疗等治疗后,效果不佳。近期病人对外界各种刺激均缺乏反应,即使能引起极大悲伤或高度愉快的事件,如目睹惊险、久别重逢等均无动于衷,对周围事物和自身状况漠不关心,内心体验极为贫乏或缺如。
>
> 　　请思考:
>
> 　　1. 该病人的情感障碍有哪些临床表现?
>
> 　　2. 该病人情感障碍的护理评估要点有哪些?

　　情感(affection)是指人对客观事物的态度和因此而产生与之相关的内心体验。情感障碍(affective disorder)主要表现为情感的异常高涨(躁狂)或异常低落(抑郁)等。

一、病因与发病机制

　　1. 遗传因素　情感障碍常有家族聚集性,与病人的亲缘关系越近,患病风险越高。这可能是共同基因所致,也可能与共同的环境因素如感染、饮食、应激和家庭教育等有关。

　　2. 神经递质因素　情感障碍可能存在多种神经递质异常。抑郁可能与脑内 5-羟色胺(5-HT)和去甲肾上腺素(NE)缺乏有关,躁狂可能是脑内 NE 增多所致。

　　3. 社会-心理因素　社会-心理因素可导致情感障碍。生活中的一些不愉快事件,特别是非常严重或持续时间很长的不良生活事件,在缺乏社会支持的情况下更容易引起抑郁或躁狂发作。

> 考点提示:情感障碍的临床表现

二、临床表现

1. 情感高涨 病人情感活动持续增强,表现为一种不同程度的病态喜悦,终日喜气洋洋、自我感觉良好、谈笑风生,思维敏捷和言语动作增多等。

2. 情感低落 病人情感活动明显减少,表现为表情忧愁、缺乏兴趣和愉快感、思维迟钝、自我评价过低、缺乏自信、言语动作减少、悲观失望,甚至出现自杀倾向和企图等。

3. 焦虑 是指在缺乏相应的客观因素情况下,病人表现为紧张恐惧、顾虑重重、坐立不安等,伴有心悸、出汗手抖、尿频等自主神经功能紊乱症状。

4. 恐惧 病人在危险处境时出现的一种情绪反应。表现为害怕紧张出汗、心跳加快、呼吸困难,甚至逃跑、躲避。

5. 情感不稳 病人情感极易变化,表现为喜怒无常,变化莫测,可以从一个情感极端波动至另一个极端。

6. 情感淡漠 病人对外界刺激缺乏相应的情绪反应。表现为对自身周围事物的漠不关心、表情呆滞。

7. 情感倒错 病人的情感表现与所处的环境不协调,表现为听到高兴事时反而难过,遭遇不幸时反而愉悦。

8. 感情幼稚 是指成年人的感情反应如同幼儿样,表现为遇事缺乏理性控制、幼稚。

三、护理评估要点

1. 类型与特点 情感障碍以哪种情感反应(情感高、情感低落、焦虑等)为主;其发生的强度持续性等;情感障碍的发生有无起伏变化,是否与环境有明显不适应性。

2. 相关健康史与诱因 情感障碍有无发生的诱因及家族史;有无急性感染、脑血管病、动脉硬化、糖尿病、肝肾疾病、癫痫、脑外伤、肿瘤等既往史。

3. 有无伴随症状 情感障碍的伴随症状与临床意义见表4-15所示。

表4-15 情感障碍伴随症状与临床意义

伴随症状	临床意义
相应的思维和行为明显增多	躁狂症精神分裂症等
相应的思维和行为明显减少	抑郁症
认知障碍	痴呆、假性痴呆等
头痛、呕吐、视盘水肿	颅内肿瘤等
抽搐发作	癔症、癫痫等
发热、咳嗽、头痛	流行性感冒、病毒性脑炎、脑脓肿、结核性脑膜脑炎、神经梅毒等
怕热、出汗多、食欲亢进、体重下降	甲状腺功能亢进症
黏液性水肿、睡眠障碍	甲状腺功能减退症等

4. 情感障碍 对病人的影响有无自杀倾向等严重不良情绪等。

四、相关护理诊断

1. 焦虑 与需要未得到满足、过度担心、自责、不适应环境等因素有关。

2. 疲乏 与缺乏兴趣、精力不足等有关。

3. 无望感　与情绪抑郁、无价值感等有关。

4. 睡眠形态紊乱　与心理应激、情绪抑郁、兴奋状态、环境改变等有关。

5. 有自伤/自杀的危险　与情绪抑郁、无价值感、沮丧等有关。

6. 有对他人施行暴力的危险　与易激惹、自控能力下降、过度焦虑、情绪不稳有关。

ER-4-57　扫一扫,测一测
(情感障碍学习目标测试题)

ER-4-58　扫一扫,看总结
(情感障碍教学小结)

（余　亮）

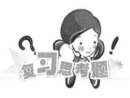

1. 发热的程度、热型及临床意义有哪些?

2. 疼痛的分类和评估要点是什么?

3. 心源性哮喘和支气管哮喘如何鉴别?

4. 简述大咯血窒息病人的表现及抢救措施。

5. 发绀的分类及临床表现有哪些?

6. 心源性水肿与肾源性水肿如何鉴别?

7. 如何评估水肿的程度?

8. 如何估计病人的呕血量?

9. 皮肤黏膜出血病因、机制及临床表现有哪些?

10. 如何评估病人的尿量?

11. 三种类型黄疸的临床表现有哪些?

12. 意识障碍的类型和临床表现有哪些?

13. 情感障碍的临床表现有哪些?

第五章 身体评估

学 习 目 标

1. 掌握身体评估的基本方法及注意事项；一般状态评估、头颈部评估、胸部评估及腹部评估的方法、内容及阳性体征的临床意义。

2. 熟悉身体评估的目的；熟悉脊柱与四肢、肛门与直肠、生殖器评估及神经系统评估的方法、内容及阳性体征的临床意义。

3. 了解阳性体征的产生机制。

4. 学会运用规范的手法对被评估者进行系统的身体评估，能识别阳性体征并分析其临床意义，为护理诊断提供翔实的健康资料。

5. 具有尊重被评估者、爱护被评估者、保护被评估者隐私的意识；具有良好的沟通能力与团结协作的意识及临床逻辑思维能力，培养敬业精神和伦理道德行为。

身体评估是指护士应用自身的感觉器官（手、眼、耳、鼻）或借助一些简单的检查工具（如体温计、血压计、听诊器、叩诊锤等）对被评估者进行系统的检查，以客观地了解和评价其身体状况的最基本的评估方法。通过身体评估所发现的病人身体的异常表现称为体征（sign）。本章包括一般状态、皮肤和淋巴结、头颈部、胸部、腹部、脊柱、四肢、肛门、直肠、生殖器、神经系统的评估。通过评估，发现病人存在的问题，为确定护理诊断、制定护理计划、实施护理措施等提供科学依据。

ER-5-1　扫一扫，知重点

第一节 身体评估的基本方法

导入情景:
　　患者,男,28岁,因急性中上腹部疼痛3 h入院。
　　请思考:
　　1. 身体评估的基本方法有哪些?
　　2. 对该病人主要采用哪一种身体评估方法?
　　3. 身体评估时有哪些注意事项?

一、身体评估前准备

身体评估前准备主要包括检查器材、环境、态度及知识等方面的准备。

1. 评估器材准备　根据身体评估的需要准备好相应的检查器材,如体温计、血压计、听诊器、叩诊锤、压舌板、手电筒、软尺、大头针、棉签、乳胶手套等。

2. 评估环境准备　评估环境应安静、舒适、温度适宜、光线充足(以自然光线为宜),并能有效保护病人的隐私。

3. 评估者态度准备　评估者在评估时应仪表端庄、举止大方、态度和蔼、关心爱护病人。

4. 评估者知识准备　评估者应熟悉身体评估的方法、内容、顺序及注意事项等。

二、身体评估的注意事项

1. 评估者在评估前应洗手,防止医源性交叉感染。

2. 评估环境应安静、温暖、光线充足,充分暴露被评估部位。

3. 进行身体评估时,评估者的基本位置是站在被评估者的右侧,可根据具体需要变换位置。

4. 进行身体评估时应按一定的顺序进行,通常先进行一般状态的评估,然后依次进行头颈部、胸部、腹部、脊柱、四肢、肛门、直肠、生殖器、神经系统评估,避免遗漏。肛门、直肠和生殖器的评估可视评估需要而定。对于危重病人,询问应简明扼要、进行重点身体评估后立即进行抢救,待病情稳定后再进行详细评估。

5. 评估时动作应轻柔、正确、规范。

6. 病人身体状况的变化是一个动态的过程,因此,在疾病发展过程中应反复进行身体评估,以便能及时补充或修正护理诊断。

7. 评估前应耐心向被评估者解释评估的目的、意义和要求,以使其能积极配合各项检查。评估过程中应注意观察病人的反应、询问病人的感觉。评估结束后应对病人的积极合作表示感谢。

三、身体评估的基本方法

身体评估的基本方法有视诊、触诊、叩诊、听诊、嗅诊。在身体评估时应有所侧重地合理选择。

(一) 视诊

视诊(inspection)是评估者利用自身的视觉观察病人的局部或全身状态的评估方法,可分为一般视诊和局部视诊两种。

1. 一般视诊　主要观察病人的一般状态,如年龄、性别、发育、体形、营养、意识状态、体位、面容与表情、步态等。从病人进入评估者的视野开始,一般视诊即应开始进行。

考点提示:评估黄疸采用自然光线,观察搏动、肿块等应从侧面观察

2. 局部视诊　是对病人身体的某一局部进行细致的观察,如巩膜、舌、咽、扁桃体、甲状腺、胸廓、腹部、关节外形等。对于某些特殊部位视诊时,需使用相关器械,如使用检眼镜检查眼底、使用检耳镜观察鼓膜、使用检鼻镜观察鼻腔等。

由于黄疸、轻度发绀、苍白及部分皮疹在光线昏暗或灯光下不易辨认,因此,视诊时光线应充足,最好采用自然光线。如果要观察搏动、胃肠蠕动波、肿块等,则应从侧面进行观察。

(二) 触诊

触诊(palpation)是评估者用手接触被评估者的体表,通过手的感觉及被评估者的反应来判断所检查部位有无异常的评估方法。触诊的应用范围非常广泛,可用于全身各部位检查,尤其在腹部评估中最为重要和常用。通过触诊可以进一步确定视诊所发现的异常征象,还可以了解视诊不能观察到的情况,如腹部脏器的大小、质地、表面与边缘情况、压痛、皮肤温度、湿度、震颤、波动感以及包块的部位、形状、移动度等。临床上常用指腹及掌指关节的掌面皮肤进行触诊检查(指腹对触觉最敏感,掌指关节的掌面皮肤对震动较为敏感)。

触诊分为浅部触诊法和深部触诊法两种。

1. 浅部触诊法　评估者将手轻轻地平放于被检查部位,利用掌指关节和腕关节的协调运动,轻柔地在被检查部位表面进行滑动触摸。浅部触诊法所用的力量较轻,一般不会引起病人痛苦,也不会引起肌肉紧张,主要适用于位置表浅的器官及病变的检查,如关节、软组织、阴囊、精索、浅部动脉和静脉、神经、心尖搏动、震颤、腹部压痛、腹肌紧张度、体表包块等。

2. 深部触诊法　根据评估的目的和方法不同,可将深部触诊法分为深部滑行触诊法、双手触诊法、深压触诊法和冲击触诊法四种。主要用于深部脏器和组织的检查,尤其适用于腹腔脏器和包块的检查。

(1) 深部滑行触诊法:评估者用一手或双手重叠平放于被检查部位表面,由浅入深,逐渐加压,达到深部触及脏器或包块后,用并拢的食、中、无名指的指腹面在脏器或包块表面进行上、下、左、右地滑动触摸。如被检查的是肠道或条索状包块,则应做与其长轴方向垂直的滑动触摸。该法多用于腹腔深部脏器和包块的评估。

(2) 双手触诊法:是利用评估者的双手协同运动进行评估。触诊时评估者应将左手放置于被评估脏器或包块的背面,并将被评估脏器或包块尽量推向右手方向,这样既可起到固定作用,又可将被评估部位推向体表,更有利于右手进行触诊(图5-1)。该法多用于肝、脾、肾等脏器和腹腔包块的检查。

(3) 深压触诊法:评估者用1~2个手指逐渐向深部用力加压,以便确定腹部病变的压痛点和探测腹腔深部的病变,如胆囊压痛点、阑尾压痛点等。

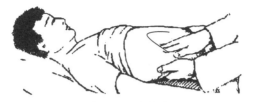

图 5-1　双手触诊法

考点提示：腹部评估最常用的方法为触诊，有腹腔积液者采用冲击触诊法

（4）冲击触诊法：评估者用并拢的三个或四个手指，取 70°～90°角置于腹壁被检查部位表面，向腹腔深部做数次急促有力的冲击动作（图 5-2）。该法主要用于有大量腹腔积液病人的肝脏、脾脏、腹腔肿块等的检查。由于快速的冲击，可使腹水从肝、脾、肿块等表面暂时移去，脏器随之浮起，因此，评估者的指端较易触及。由于冲击触诊可使病人感到不适，因此，应注意避免在冲击时用力过猛。

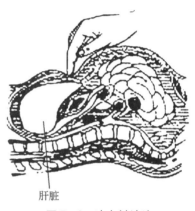

肝脏

图 5-2　冲击触诊法

　　进行腹部触诊时，通常嘱被评估者取仰卧位，双下肢屈曲，张口平静呼吸，尽量使腹肌松弛，双手自然置于身体两侧。一般先从左下腹部开始，沿逆时针方向进行检查。如腹部有明确病变，则应从正常部位开始检查，逐渐移向病变部位。

（三）叩诊

　　叩诊（percussion）是评估者用手指叩击病人身体某部，使之震动而发出声音，根据音响的性质特点及手指的震动感来判断被叩诊部位的脏器有无异常。叩诊常用于胸腹部的评估，如肺下界定位、肺部病变的性质、胸腔积液或积气的判断、心界的大小和形状、肝界和脾界的确定、腹腔积液的确定以及子宫、卵巢有无肿大等。

　　1. 叩诊方法　根据叩诊的手法与目的，可将叩诊分为直接叩诊法和间接叩诊法两种，临床上以间接叩诊法最为常用。

　　（1）直接叩诊法：评估者用右手中间三指的指腹面直接叩击被评估部位表面，根据所发出的音响和指下的震动感来判断被叩击部位有无异常。主要用于评估胸部、腹部位置表浅、范围广泛的病变，如大量胸腔积液、大量腹腔积液、气胸、胃肠高度胀气等。

　　（2）间接叩诊法：也称指指叩诊法。评估者左手中指第二指节紧贴于被检查部位表面，其他四指稍稍抬起，避免与体表接触；评估者右手各指自然弯曲，通过运用掌指关节和腕关节运动的力量，以中指指端叩击左手中指第二指节前端，叩击方向为垂直于被叩诊部位的体表，注意应避免肘关节和肩关节参加活动；叩击时应短促而富有弹性，叩击后右手中指应立即抬起，避免与左手中指继续接触，以免影响叩击所产生的震动振幅与频率；每个部位叩诊时，一般可连续叩击 2～3 次，如未获取明确印象，可再叩击 2～3 次；每次叩击力量和间隔时间应均匀适中，使产生的音响一致，以免影响声音的性质；叩击的力量应根据不同的检查部位和病变的性质、范围、位置深浅而定，一般来说，病灶较小或位置表浅者，叩击力量宜轻；病变范围较广或位置较深者,则采用中等力量叩诊;病变位置距体表深远者,叩击力量宜重(图5-3)。左手中指亦称板指,右手中指亦称叩诊指。

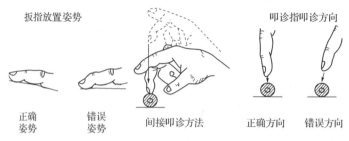

正确姿势　错误姿势　间接叩诊方法　正确方向　错误方向

图5-3　间接叩诊法

考点提示:叩诊音的种类及临床意义

2. 叩诊音　叩诊音指在进行叩诊检查时,被叩击部位所产生的音响。因为被叩击部位器官或组织的密度、弹性、含气量以及与体表的间距不一致,因而可产生不同的音响。根据音响强度、音调及持续时间的不同,可将叩诊音分为清音、过清音、鼓音、浊音、实音等五种基本叩诊音。

(1)清音:是音响较强、音调低、音响持续时间较长的一种声音,是正常肺组织的叩诊音。

(2)过清音:其音响强度、音调及音响持续时间介于清音和鼓音之间,是叩击含气量增多、弹性减弱的肺组织所出现的叩诊音,临床上主要见于肺气肿。

(3)鼓音:是音响最强、音调低、音响持续时间最长的一种声音。正常人见于胃泡区及腹部空腔脏器;病理情况下,可见于气胸、肺内大空洞等。

(4)浊音:是音响较弱、音调较高、音响持续时间较短的一种声音,是叩击密度较高组织引起。正常人可见于被肺遮盖的心脏或肝脏部分;病理情况下,可见于肺炎、肺梗死等所致的肺实变、肺不张、胸膜增厚等。

(5)实音:也称绝对浊音。其音响最弱、音调最高、音响持续时间最短。正常人为叩击实质脏器时产生,如心脏、肝脏未被肺遮盖部分;病理情况下,可见于大量胸腔积液、大面积肺实变等。

(四)听诊

听诊(auscultation)是评估者用耳或借助于听诊器,利用听觉听取体内脏器运动所发出的声音,以判断脏器正常与否的方法,在胸部评估中最为常用。

听诊方法有直接听诊法及间接听诊法两种,以间接听诊法最常用。

(1)直接听诊法:评估者直接将耳贴附于被评估者的体表进行听诊。此法所听到的声音很微弱,目前仅在某些紧急情况下采用。

(2)间接听诊法:是评估者借助听诊器(图5-4)进行听诊的方法。此法方便易行,在临床上被广泛应用,主要用于心脏、肺脏、腹部、血管等听诊检查。

听诊时应将听诊器的体件紧贴于被评估部位表面皮

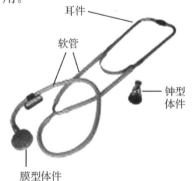

耳件　软管　钟型体件　膜型体件

图5-4　听诊器

肤,避免与皮肤产生摩擦;也不要过度加压,以免皮肤紧张而影响听诊。听诊器的体件有膜型和钟型两种。其中膜型体件主要用于听高调声音,如主动脉瓣关闭不全的舒张期杂音;钟型体件主要用于听低调声音,如二尖瓣狭窄的舒张期杂音。

（五）嗅诊

嗅诊(smelling)指评估者通过鼻的嗅觉,评估病人所散发的异常气味,并判断其与疾病之间的关系。异常气味可来自病人的皮肤、黏膜、呼吸道及痰液、消化道及呕吐物、分泌物、脓液、粪便、尿液等。嗅诊时,评估者用手将病人所散发的气味扇向自己的鼻部,仔细辨别气味的性质和特点。以下介绍几种临床常见的异常气味及临床意义:

1. 呼出气体或尿液呈烂苹果味　常见于糖尿病酮症酸中毒。
2. 呼出气体、呕吐物或尿液呈刺激性蒜味　常见于有机磷农药中毒。
3. 呼出气体呈氨味　常见于尿毒症。
4. 呼出气体呈肝腥味　常见于肝性昏迷。
5. 尿液呈鼠尿味　常见于苯丙酮尿症。
6. 尿液呈浓烈的氨味　常见于膀胱炎、尿潴留。
7. 粪便呈肝腥味　常见于阿米巴痢疾。
8. 痰液有恶臭味　常见于支气管扩张或肺脓肿伴厌氧菌感染。
9. 呼出气体或呕吐物呈浓烈的酒味　常见于饮酒后或酒精中毒。
10. 酸性汗味　常见于风湿热或服用阿司匹林等解热镇痛药物者。

（樊　军）

第二节　一般状态评估

导入情景:

　　患者,女,26岁,消瘦3月余。病人眼裂增宽,眼球突出,少瞬目,面部呈惊愕样表情,目光炯炯有神。

　　请思考:

　　1. 该病人有什么特殊面容?

　　2. 该面容常见于什么疾病?

一般状态评估是指评估者对被评估者全身状况的概括性观察。主要应用视诊进行评估,必要时配合触诊。评估内容主要包括性别、年龄、生命征、发育与体型、营养状态、意识状态、面容与表情、体位、步态等。

一、性别

性别(sex)通常可以通过性征加以辨别。正常成人男女性征明显,不难辨别。在评估时应注意某些疾病与性别之间的关系：①疾病对性征的影响，如肝硬化、肾上腺皮质肿瘤及某些支气管肺癌可引起男性病人乳房发育，以及其他第二性征的变化；肾上腺皮质肿瘤或长期使用肾上腺皮质激素、雄激素，可引起女性病人男性化。②某些疾病的发病率与性别有关，如甲状腺疾病、特发性血小板减少性紫癜、系统性红斑狼疮、尿路感染等以女性多见，消化道肿瘤则多见于男性，血友病.A 仅引起男性发病。③性染色体数目和结构的异常可引起两性畸形。

二、年龄

年龄(age)一般可通过问诊获知，但病人有意识障碍或故意隐瞒真实年龄时亦可通过观察获悉。随着年龄的增长，人会出现生长、发育和衰老的变化，因此，可通过观察病人皮肤的弹性与光泽、面部与颈部的皮肤皱纹、肌肉的状态、毛发颜色与分布及牙齿的状态等，粗略判断病人的年龄。在评估时应注意某些疾病的发生、预后与年龄之间的关系：①麻疹、佝偻病、百日咳、急性特发性血小板减少性紫癜等多见于儿童。②结核病、风湿热等多见于青少年。③冠心病、脑血管疾病、恶性肿瘤等多见于中老年人。④青壮年患病后一般康复较快，老年人则康复相对较慢。

三、生命征

> 考点提示：生命征异常变化的临床意义

生命征(vital sign)是评价生命活动存在与质量的重要征象，评估内容包括体温、脉搏、呼吸、血压，是身体评估中十分重要的项目，每一个病人都必须进行评估。

(一)体温(temperature,T)

1. 体温测量方法　略(见《基础护理学》)。

2. 体温正常范围　口腔测量法正常值为 36.3～37.2 ℃；腋窝测量法正常值为 36～37 ℃；肛测法正常值为 36.5～37.7 ℃。其中腋窝测量法最为常用，肛测法最准确。

3. 体温异常及临床意义

(1)体温升高：即发热，指体温高于正常值。常见于感染、无菌性炎症、组织创伤、恶性肿瘤、抗原-抗体反应、内出血、内分泌代谢障碍等疾病，其中以感染最常见。临床上常根据口腔温度将发热分为以下四种程度：①低热，37.3～38.0 ℃；②中等度发热，38.1～39.0 ℃；③高热，39.1～41.0 ℃；④超高热，＞41.0 ℃。

(2)体温过低：指体温低于正常值。常见于休克、急性大出血、严重营养不良、甲状腺功能减退、长时间暴露于低温环境下等。

(二)脉搏(pulse,P)

脉搏测量在健康评估中非常重要，特别是有心血管疾病的病人，护士应经常观察脉搏的变化。

1. 评估方法　略(见《基础护理学》)。

2. 评估内容

(1)脉率：指每分钟脉搏的次数。一般情况下，脉搏的生理和病理变化与心率基本一致，但在某些心律失常发生时，可出现脉率与心率不一致，如心房颤动、频发期前收缩等。正常成人安静状态下脉率为 60～100 次/min，婴幼儿偏快，可达 130 次/min。成人脉率超过

100 次/min,称速脉;低于 60 次/min,称缓脉。

(2)脉律:即脉搏搏动的节律。脉律基本能反映心脏搏动的节律,因而通过测量脉律可初步判断有无心律失常发生。正常人脉律规则、整齐,部分健康的青少年、儿童可出现脉律不规则,表现为吸气时脉搏增快、呼气时脉搏减慢,称为窦性心律不齐,无临床意义。当发生心律失常时,可出现脉律不规整现象,如心房颤动、频发期前收缩等。

(3)强度:脉搏的强度与心搏出量、脉压、外周血管阻力等有关。当心搏出量多、脉压增大、外周血管阻力低时,脉搏可增强,反之脉搏减弱。正常人脉搏一般呈中等强度,且每次搏动强弱相等。由于性别、年龄和体质的差异,也导致了脉搏强度在不同人中存在着较大的差异,应注意区别。脉搏明显增强、振幅增大,称为洪脉,常见于高热、重症贫血、甲状腺功能亢进症、主动脉瓣关闭不全、动脉导管未闭等。脉搏明显减弱、振幅减小,称为细脉,常见于休克、心力衰竭、主动脉瓣狭窄等。

(4)紧张度及动脉壁状态:脉搏紧张度主要由动脉的收缩压决定,可根据手指按压动脉的压力及手指所感知的血管弹性来判断。正常人的动脉有一定弹性,且动脉壁柔软、光滑,用手指用力压迫后,其远端不能触及动脉搏动。动脉硬化者的动脉壁弹性减退甚至消失,触诊呈条索状,严重者动脉壁变硬且迂曲。

3. 常见异常脉搏及其临床意义

(1)水冲脉:脉搏骤起骤落,急促而有力,犹如潮起潮落。系脉压差增大所引起,常见于甲状腺功能亢进症、主动脉瓣关闭不全、重症贫血、动脉导管未闭等。评估时,评估者用手握住被评估者手腕桡动脉处,一边触诊,一边将其上臂上举过头,可感知到脉搏犹如水冲一样。

(2)交替脉:脉搏强弱交替出现,脉律规则、整齐。主要由左心室收缩力强弱交替所引起,常见于由高血压性心脏病、冠心病急性心肌梗死等所致的左心衰竭。

(3)奇脉:又称"吸停脉",指脉搏在吸气时明显减弱或消失。常见于大量心包积液、缩窄性心包炎等。由于此类病人在吸气时右心舒张受到限制,致回心血量减少,右心室排血量亦相应减少,导致由肺静脉回流入左心房的血量减少,左心室排血量亦相应减少,致脉搏明显减弱,甚至消失。

(4)脉搏短绌:指脉率少于心率的现象。常见于心房颤动、频发期前收缩等,是由于部分心脏搏动的搏出量不足,不能引起动脉搏动产生,因而出现脉率少于心率现象。

(5)无脉:指脉搏消失现象。常见于多发性大动脉炎、休克等,是由于某段动脉闭塞或心搏出量明显减少所致。

(三)呼吸(respiration,R)

正常成人男性和儿童以腹式呼吸为主,成人女性以胸式呼吸为主。评估呼吸时应注意呼吸频率、节律及深度变化。

1. 评估方法 略(见《基础护理学》)。

2. 正常状态 正常成人呼吸频率为 16～20 次/min,节律整齐、规则,深度适度。新生儿呼吸频率较快,在 44 次/min 左右。呼吸频率与脉率之比约为 1∶4。

3. 常见异常呼吸及其临床意义

(1)呼吸频率变化

①呼吸过速:呼吸频率超过 24 次/min,为呼吸过速。常见于发热、甲状腺功能亢进、贫血、心力衰竭等。

②呼吸过缓:呼吸频率低于 12 次/min,为呼吸过缓。常见于颅内压增高、麻醉药或镇静剂使用过量等。

(2) 呼吸节律变化

①潮式呼吸:亦称陈-施呼吸(Cheyne-Stokes)呼吸,表现为呼吸由浅慢逐渐加深、加快,再由深快逐渐变浅、减慢,此期可持续 30 s～2 min,随后呼吸暂停,持续 5～30 s,然后再次重复以上过程,周而复始(图 5-5)。

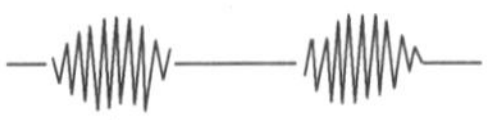

图 5-5　潮式呼吸 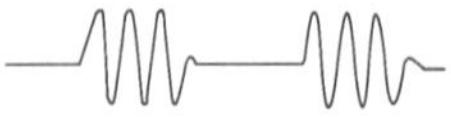　　　　　　图 5-6　间停呼吸

②间停呼吸:亦称比奥(Biot)呼吸,表现为规律呼吸数次后,突然呼吸停止一段时间,然后又出现规律呼吸,如此周而复始(图 5-6)。

以上两种呼吸节律异常变化是由于呼吸中枢兴奋性降低,使调节呼吸的反馈系统功能失常所致。常见于中枢神经系统病变,如各种脑膜炎、脑炎、颅内压增高等,还可见于某些中毒,如巴比妥中毒、糖尿病酮症酸中毒等。由于病变导致呼吸中枢兴奋性降低,而轻度缺氧又不足以刺激呼吸中枢而引起呼吸,出现呼吸暂停;当缺氧进一步加重、二氧化碳潴留至一定程度后,可刺激呼吸中枢,使之兴奋,致使呼吸恢复和加强;呼吸加强后,二氧化碳呼出增多,呼吸中枢又失去刺激,因而呼吸又再次减弱,直至呼吸暂停,如此周而复始。间停呼吸比潮式呼吸更为严重,常在呼吸完全停止前出现,提示预后不佳。部分老年人在深睡时可出现潮式呼吸,多为脑动脉硬化所致。

(3) 呼吸深度变化

①呼吸浅快:常见于肺炎、胸膜炎、胸腔积液、气胸、呼吸肌麻痹、腹水、肥胖等。

②呼吸深快:常见于情绪激动、剧烈活动、过度劳累、代谢性酸中毒等。由代谢性酸中毒引起的深快呼吸,称为库斯莫尔(Kussmaul)呼吸,常见于糖尿病酮症酸中毒、尿毒症酸中毒等,是代谢性酸中毒时机体为排出过多的二氧化碳以调节酸碱平衡所致。

(四)血压(blood pressure,BP)

血压是血液对血管壁产生的侧压力,常指动脉血压。血压主要决定于心搏出量、外周血管阻力及大动脉壁的弹性等,易受多种环境因素的影响,如情绪激动、紧张、疼痛、运动等可使血压升高。测量时应分别测定收缩压(systolic blood pressure,SBP)、舒张压(diastolic blood pressure,DBP),记录方式为收缩压/舒张压,单位为毫米汞柱(mmHg)或千帕(kPa)。平均动脉压(mean arterial pressure,MAP)为舒张压加 1/3 脉压。

1. 测量方法　略(见《基础护理学》)。

2. 血压标准　新生儿血压平均为(50～60)/(30～40) mmHg。成人血压标准及高血压分类见表 5-1 所示。

表 5-1　成人血压标准及高血压分类

类别	收缩压(mmHg)		舒张压(mmHg)
正常血压	<120	和	<80
正常高值血压	120～139	和(或)	80～89

类别	收缩压(mmHg)		舒张压(mmHg)
高血压	≥140	和(或)	≥90
1 级高血压(轻度)	140～159	和	90～99
2 级高血压(中度)	160～179	和(或)	100～109
3 级高血压(重度)	≥180	和(或)	≥110
单纯收缩期高血压	≥140	和	<90

注:当收缩压和舒张压分属于不同级别时,以较高的级别作为标准。

3. 血压变化的临床意义

(1) 高血压:被评估者在安静状态下,非同日测量血压两次或两次以上,若收缩压平均值≥140 mmHg,和/或舒张压平均值≥90 mmHg,可诊断为高血压。若仅收缩压平均值≥140 mmHg,而舒张压平均值正常,则称为单纯收缩期高血压。临床上高血压绝大多数为原发性高血压,少数继发于其他疾病,如肾小球肾炎、肾动脉狭窄、嗜铬细胞瘤、皮质醇增多症等,称为继发性高血压(亦称症状性高血压)。

(2) 低血压:血压低于 90/60 mmHg,称为低血压,常见于休克、冠心病急性心肌梗死、心力衰竭、极度衰弱等。有时低血压也与体位有关,如从平卧位突然转为直立,或长时间站立时导致低血压发生,称为直立性低血压。

(3) 脉压的改变:脉压(pulse pressure)是指收缩压与舒张压的差值,正常成人脉压为 30～40 mmHg。如脉压>40 mmHg,称为脉压增大,常见于甲状腺功能亢进症、主动脉瓣关闭不全、重症贫血、动脉导管未闭、部分原发性高血压等。如脉压<30 mmHg,称为脉压减小,常见于主动脉瓣狭窄、心包积液、心力衰竭、缩窄性心包炎、低血压等。

(4) 双上肢血压不对称:正常成人双上肢血压基本一致或有轻度差异,一般在 5～10 mmHg。若双上肢血压差超过 10 mmHg 则属异常,常见于多发性大动脉炎、血栓闭塞性脉管炎、先天性动脉畸形等。

(5) 上下肢血压差异常:正常成人下肢血压比上肢血压高 20～40 mmHg。如出现下肢血压等于或低于上肢血压,则属异常,常见于主动脉缩窄、胸腹主动脉型大动脉炎、髂动脉或股动脉闭塞等。

四、发育与体型

(一) 发育

发育(development)主要可以通过年龄、智力及体格成长状态(包括身高、体重、第二性征)之间的关系进行综合判断。发育正常者它们之间的关系是均衡一致的。

1. 成人发育正常的主要指标　(1)胸围约为身高的 1/2。(2)头部长度为身高的 1/7～1/8。(3)双上肢平展开后左右中指端的距离约等于身高。(4)坐高约等于下肢的长度。

2. 影响发育的因素　发育可受种族、遗传、内分泌、营养代谢、生活条件和体育锻炼等多种因素的影响。临床上内分泌的改变与发育异常最为密切相关。如生长激素在发育成熟前分泌增多可致巨人症,分泌减少可致垂体性侏儒症;在发育成熟后生长激素分泌增多可致肢端肥大症;小儿甲状腺激素分泌过少可致呆小病。

(二)体型

体型(habitus)是指身体各部发育的外观表现,包括脂肪的分布及骨骼、肌肉的生长状态。体型一般可分为以下三种。

1. 正力型(匀称型)　其身体各部位结构匀称适中,腹上角约为90°。见于大多数正常成人。

2. 超力型(矮胖型)　其体格粗壮,颈粗短,肩宽平,胸廓增大,腹上角大于90°。

3. 无力型(瘦长型)　其体高肌瘦,颈细长,肩窄下垂,胸廓扁平,腹上角小于90°。

五、营养状态

营养状态可作为判断机体健康和疾病的指标之一。营养状态取决于机体对营养物质的摄取及利用的能力,与食物的摄入、消化、吸收、代谢等因素关系密切。

> 考点提示:通过体重指数判断超重、肥胖、消瘦

(一)评估方法与判断标准

1. 标准体重或体重指数

(1) 标准体重:标准体重(kg)=身高(cm)-105。被评估者的实际体重在其标准体重的±10%以内为正常,如实际体重超过标准体重的10%～20%为超重,超过20%为肥胖;实际体重低于标准体重的10%为消瘦。

(2) 体重指数(body mass index,BMI):BMI=体重(kg)/身高的平方(m^2)。我国成人BMI正常范围为18.5～23.9,BMI≥24为超重,BMI≥28为肥胖,BMI<18.5为体重过低(消瘦)。

2. 皮下脂肪厚度测量　临床上可根据皮下脂肪厚度的测量来判断脂肪的储存情况。常用的测量部位有肱三头肌、肩胛下及脐周,其中最常用的是测量肱三头肌处的皮褶厚度(triceps skinfold,TSF)。具体方法是:嘱被评估者取立位,上肢放松、下垂,掌心对着大腿侧面,评估者站在被评估者背面,以拇指和食指在上臂背侧下1/3处捏起皮褶,两指间距为3 cm,然后用皮脂卡尺测量皮褶的厚度,重复2次,取其平均值。我国成人正常值为:男性13.1 mm±6.6 mm,女性21.5 mm±6.9 mm。TSF测定值>90%以上为正常,80%～90%为轻度营养不良,60%～80%为中度营养不良,<60%为重度营养不良。

3. 综合判断　根据观察被评估者的皮肤、皮下脂肪、毛发、肌肉的发育情况进行综合判断,分为营养良好、营养中等、营养不良三个等级。

(1) 良好:皮肤弹性良好、有光泽,皮下脂肪丰满,黏膜红润,肌肉结实,指甲、毛发润泽。

(2) 不良:皮肤黏膜干燥、弹性减低,皮下脂肪菲薄,肌肉松弛,毛发稀疏、干枯、无光泽,指甲粗糙、无光泽。

(3) 中等:介于良好与不良之间。

(二)常见营养状态异常及临床意义

1. 营养不良　多由于摄入不足和(或)机体消耗增多所致,常见于长期或严重的消化系统疾病、活动性结核病、恶性肿瘤、内分泌及代谢性疾病、严重的精神神经疾病等。主要表现为消瘦,严重者出现恶病质。

2. 营养过度　多与摄食过多、内分泌异常、遗传、运动过少和精神因素等有关。主要表现为超重和肥胖。

（1）外源性肥胖：即单纯性肥胖，主要与摄食过多、运动过少等有关，常有一定的遗传倾向。表现为全身脂肪积聚过多、分布均匀，其他多无异常。

（2）内源性肥胖：即继发性肥胖，多由内分泌及代谢疾病所致。其脂肪分布常有一定的特征性表现，如皮质醇增多症常表现为向心性肥胖，脂肪主要积聚在面、颈、躯干、臀部，而四肢相对瘦小。

知 识 链 接

　　肥胖症人群在中老年时期易引起高血压、高血脂、高血糖，继而引起心、脑、肾等脏器病变，进而导致脏器功能障碍，严重危害健康。肥胖还可引起关节病变、不孕不育等不良结果。因此，有效控制饮食和按时参加锻炼，保持合理体重，对维护健康有很大帮助。

六、意识状态

意识（consciousness）是大脑功能活动的综合表现，即人对环境和自身状态的知觉状态。评估时多采用问诊方法，通过与被评估者交谈，了解其思维、反应、情感、计算和定向力等方面的情况，还可结合痛觉试验、神经反射等检查，以确定其意识状态。正常人意识清晰，表现为反应敏锐、准确，思维及情感活动正常，语言准确、流利，表达能力良好，定向力正常。某些疾病可影响大脑功能活动，均可引起不同程度的意识障碍。常见意识障碍类型及临床意义见第四章第十七节。

七、面容与表情

考点提示：特殊面容的临床意义

面容（facial）与表情（expression）是反映人的情绪状态的重要指标。健康人表情自如，神态安怡。某些疾病发展到一定阶段时，可出现一些特殊的面容与表情，对疾病的诊断有重要价值。以下介绍几种常见的特殊面容。

1. 急性病容　病人表情痛苦，烦躁不安，呼吸急促，鼻翼扇动，面色潮红，口唇疱疹。多见于急性感染性疾病，如肺炎球菌肺炎、疟疾等。

2. 慢性病容　病人面容憔悴，面色苍白或晦暗，目光暗淡无神。常见于慢性消耗性疾病，如严重肺结核、恶性肿瘤病人等。

3. 贫血面容　病人面色苍白，唇、舌色淡，表情疲惫。见于各种贫血病人。

4. 肝病面容　病人面色晦暗，额部、鼻、面颊有褐色素沉着，部分病人可见蜘蛛痣。常见于慢性病毒性肝炎、肝硬化、原发性肝癌等慢性肝脏疾病病人。

5. **肾病面容** 病人面色苍白,眼睑、颜面部水肿,舌色淡。常见于慢性肾炎、慢性肾衰竭等慢性肾脏疾病病人。

6. **二尖瓣面容** 病人面色晦暗,双颊紫红,口唇发绀。见于风湿性心脏病二尖瓣狭窄病人(图5-7)。

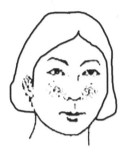

图5-7 二尖瓣面容

7. **甲状腺功能亢进症面容** 病人面部呈惊愕样表情,兴奋不安,烦躁易怒,眼裂增宽,眼球突出,少瞬目,目光炯炯有神。见于甲状腺功能亢进症病人(图5-8)。

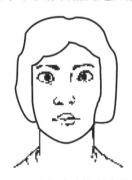

图5-8 甲状腺功能亢进症面容

8. **黏液性水肿面容** 病人面色苍白,颜面水肿,睑厚面宽,目光呆滞,表情淡漠,反应迟钝,眉毛、头发稀疏。见于甲状腺功能减退症病人(图5-9)。

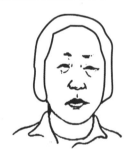

图5-9 黏液性水肿面容

9. **肢端肥大症面容** 病人头颅增大,面部变长,下颌增大并向前突出,眉弓及双侧颧部隆起,耳鼻增大,唇舌肥厚。见于肢端肥大症病人。

10. **伤寒面容** 病人呈无欲状态,表情淡漠,反应迟钝,动作缓慢。见于伤寒病人。

11. **满月面容** 病人面圆形如满月,皮肤发红,毳毛、胡须生长,常伴有痤疮。见于皮质醇增多症和长期应用肾上腺皮质激素病人(图5-10)。

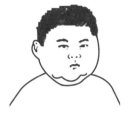

图5-10　满月面容

12. **苦笑面容**　病人牙关紧闭,面肌痉挛,呈苦笑状。见于破伤风病人。

13. **面具面容**　病人面部呆板,无任何表情,似面具样。见于帕金森病、脑炎病人等。

八、体位

体位(position)指被评估者身体所处的状态和位置。体位的评估对某些疾病有一定的诊断意义。临床上常见的体位有自动体位、被动体位、强迫体位。

1. **自动体位**　被评估者身体活动自如,不受任何限制。见于正常人、病情较轻或疾病早期病人。

2. **被动体位**　指被评估者不能自己调整或变换身体的位置。见于意识丧失或身体极度衰弱者。

考点提示:不同强迫体位的临床意义

3. **强迫体位**　指被评估者为了减轻疾病痛苦而被迫采取的某种特殊体位。以下介绍几种常见的强迫体位。

(1)强迫仰卧位:病人取仰卧位,双下肢屈曲,以减轻腹肌紧张。见于急性腹膜炎患者等。

(2)强迫侧卧位:病人取患侧卧位,以限制患侧胸廓活动,从而减轻患侧胸痛,并有利于健侧代偿呼吸,减轻呼吸困难。见于一侧胸膜炎或大量胸腔积液者。

(3)强迫俯卧位:病人取俯卧位以减轻背部肌肉紧张。见于脊柱疾病。

(4)强迫坐位(端坐呼吸):病人坐于床沿,双手放于膝上或扶持床沿,双下肢下垂,以利于胸廓及辅助呼吸肌运动,加大膈肌活动度,增大肺通气量,同时减少下肢回心血量,减轻心脏负荷,以缓解呼吸困难。见于心、肺功能不全病人。

(5)强迫蹲位:病人在活动过程中,由于突然出现心悸或呼吸困难,常采取蹲位或膝胸位以减轻症状。见于先天性发绀型心脏病,如法洛四联症等。

(6)强迫停立位:病人在行走时突然发作心前区疼痛,常被迫立即站住不动,并常用手按抚心前区,待症状缓解后再继续行走。见于心绞痛。

(7)辗转体位:病人因病痛而辗转反侧,坐卧不安。常见于胆石症、胆道蛔虫症、肾绞痛、肠绞痛等。

(8)角弓反张位:病人颈及脊背肌肉强直,头后仰,胸腹前凸,背过伸,整个躯干呈弓状。常见于破伤风、小儿脑膜炎等病人。

九、步态

步态(gait)是病人行走时所表现出的姿态。正常人步态稳健,某些疾病可引起步态发生明显变化。以下介绍几种常见的异常步态。

1. 蹒跚步态　病人行走时身体左右摇摆似鸭行。常见于佝偻病、进行性肌营养不良、大骨节病、先天性双侧髋关节脱位等。

2. 共济失调步态　病人行走时步态不稳,起步时将脚高抬,然后骤然垂落,双脚间距宽,双目向下注视,闭目时身体不能保持平衡。见于脊髓疾病。

3. 醉酒步态　病人行走时步态紊乱,躯干重心不稳,似醉酒状。常见于小脑疾病、巴比妥中毒、酒精中毒等。

4. 慌张步态　病人起步后呈小步急速前行,身体前倾,难以止步。见于帕金森病。

5. 跨阈步态　病人由于踝部肌肉、肌腱松弛,患足下垂,致行走时须抬高下肢才能起步。见于腓总神经麻痹病人。

6. 剪刀步态　病人双下肢肌张力增高,尤其伸肌和内收肌肌张力增高明显,致病人行走时下肢内收过度,双腿交叉呈剪刀状。见于脑性瘫痪、截瘫等病人。

（樊　军）

第三节　皮肤和淋巴结评估

导入情景:

　　患者,男,48岁,腹胀、少尿半月入院。有慢性乙型肝炎病史20年,肝功能检查异常。体检:意识清晰,肝病面容,巩膜轻度黄染,肝掌(＋),左侧面部和颈部可见蜘蛛痣,腹部明显膨隆,未见腹壁静脉曲张,移动性浊音(＋),双下肢轻度水肿。

　　请思考:

　　1. 什么是蜘蛛痣?

　　2. 蜘蛛痣见于哪些疾病?

　　3. 如何辨别蜘蛛痣?

一、皮肤

皮肤评估方法以视诊为主,必要时配合触诊检查。

(一)颜色

考点提示:皮肤黏膜颜色变化、蜘蛛痣、水肿的临床意义

皮肤颜色与种族、遗传、毛细血管的分布、血液充盈度、色素量及皮下脂肪的厚度等有关。

1. 苍白(pallor)　常见于贫血、休克、寒冷、惊恐、虚脱等。肢体动脉痉挛或闭塞可引起

四肢末端局限性苍白,见于雷诺病、血栓闭塞性脉管炎等。

2. 发红(redness)　系毛细血管扩张充血、血流加速、血量和红细胞量增加所致。生理情况可见于饮酒、运动、情绪激动等。病理情况可见于各种发热性疾病、一氧化碳中毒、阿托品中毒、皮质醇增多症等。

3. 发绀(cyanosis)　被评估者皮肤黏膜呈青紫色,以口唇、面颊、鼻尖、耳垂和肢端等部位最明显。系血液中还原血红蛋白量增多或异常血红蛋白血症所致。

4. 黄染(stained yellow)　指被评估者皮肤黏膜发黄。主要见于各种原因所致的黄疸,亦可由血清胡萝卜素增高及服用米帕林、呋喃类等含有黄色素的药物所引起。黄疸常首先出现于巩膜、上腭的软腭黏膜,较严重者可出现皮肤黄染。血清胡萝卜素增高所致黄染主要发生于手掌、足底、前额及鼻部皮肤,而巩膜、软腭黏膜则无黄染。服用药物所致黄染主要发生于皮肤,重者巩膜亦有黄染,但主要在近角膜缘处,远角膜缘处较轻。

5. 色素沉着(pigmentation)　指由于表皮基底层黑色素增多,致全身或局部皮肤色泽加深。如身体外露部分、乳头、腋窝、外生殖器、关节、肛门等部位色素明显加深,或其他部位出现色素沉着,提示有病理意义,见于慢性肾上腺皮质功能减退症、肝硬化、肝癌晚期、疟疾及长期使用砷剂、抗肿瘤药物等。部分女性妊娠时可出现面部、额部色素沉着,称妊娠斑。部分老年人可出现全身或面部散在色素沉着,称老年斑。

6. 色素脱失(depigmentation)　指由于病人体内缺乏酪氨酸酶,不能使酪氨酸转化成多巴,因而不能生成黑色素,致全身或局部皮肤色素脱失,常见有白斑、白癜、白化病等。

(1)白斑:呈圆形或椭圆形色素脱失斑,常发生于口腔黏膜、女性外阴部,有癌变可能。

(2)白癜:呈大小不等的多形性色素脱失斑片,可逐渐扩大,进展缓慢,多发生于外露部位,不引起自觉症状和生理功能改变,常见于白癜风。

(3)白化病:表现为病人全身皮肤和毛发色素脱失,系先天性酪氨酸酶缺乏所致,属遗传性疾病。

(二)湿度

皮肤湿度(moisture)与汗腺分泌功能、气温及空气湿度有关。人体在气温高、湿度大的环境中出汗增多属生理现象。在病理情况下,如甲状腺功能亢进症、风湿热、结核病等,常有多汗现象;结核病病人还可在夜间睡眠过程中出汗,称盗汗;休克和虚脱病人可出现大汗淋漓但手脚发凉现象,称冷汗。维生素 A 缺乏症、黏液性水肿、硬皮病、严重脱水等可出现少汗或无汗。

(三) 弹性

皮肤弹性(elasticity)与被评估者年龄、营养状态、皮下脂肪厚度及组织间隙液体含量有关。儿童和青年人皮肤紧张、弹性良好;中年人皮肤逐渐松弛,弹性减弱;老年人皮肤组织逐渐萎缩,皮下脂肪减少,皮肤弹性明显减退。临床上常选择手背或上臂内侧皮肤评估皮肤弹性:评估者用拇指及食指将被评估部位的皮肤捏起,观察松手后皮肤恢复原状的速度。若皮肤迅速复原提示弹性良好;若缓慢复原提示弹性减弱,常见于长期消耗性疾病、严重脱水等。

(四) 皮疹

皮疹(skin eruption)常为全身性疾病的表现之一。常由传染病、皮肤病、药物及其他物质所致的过敏反应等引起。评估时应注意询问和观察皮疹出现和消退的时间、部位、发疹顺序、形态、大小、颜色、压之有无褪色、有无瘙痒和脱屑等。

1. 斑疹(macule)　呈红色,不凸出于皮肤表面,常见于风湿性多形性红斑、斑疹伤寒等。
2. 丘疹(papule)　亦为红色,但凸出于皮肤表面,常见于麻疹、恙虫病、药物疹、湿疹等。
3. 斑丘疹(maculopapule)　在丘疹周围有皮肤发红的底盘,常见于麻疹、风疹、猩红热、药物疹等。
4. 玫瑰疹(rose spot)　呈粉红色,直径 2～3 mm,压之褪色,多出现于胸、腹部,为伤寒、副伤寒的特征性皮疹。
5. 荨麻疹(urticaria)　凸出于皮肤表面,结节状,为苍白或粉红色的局限性水肿,常伴瘙痒。常见于药物或其他物质过敏。

(五) 皮下出血

皮下出血(subcutaneous hemorrhage)可分为以下几种:淤点(petechia)(直径<2 mm)、紫癜(purpura)(直径 3～5 mm)、淤斑(ecchymosis)(直径>5 mm)、血肿(hematoma)(片状出血伴皮肤显著隆起)。常见于出血性血液系统疾病、肾综合征出血热、流行性脑脊髓膜炎、重症感染、毒物或药物中毒等疾病。皮下出血与皮疹可通过压迫后的表现加以区别:皮下出血在受压后颜色不消退,而皮疹在受压后颜色常消退。

(六) 蜘蛛痣及肝掌

蜘蛛痣(spider angioma)是皮肤小动脉末端分支扩张而形成的血管痣,形似蜘蛛。多发生于面、颈、前胸、肩背部、上臂、手背等上腔静脉分布区域,直径自帽针头大小至数厘米不等。评估时可用棉签压迫蜘蛛痣的中心部位,其辐射状的小血管网随即消失,移除压力后又重新出现(图 5-11)。

图 5-11　蜘蛛痣

肝掌(liver palms)指手掌大小鱼际处发红,压之褪色。

蜘蛛痣与肝掌的发生,与肝脏功能减退导致其对雌激素的灭活作用减弱,引起雌激素浓度增高有关。常见于慢性肝炎、肝硬化、原发性肝癌等,亦可见于妊娠期女性。

（七）水肿

水肿(edema)是皮下组织间隙内液体积聚过多所致。评估方法主要为视诊及触诊。临床上将指压水肿部位后出现凹陷者称为凹陷性水肿,见于心力衰竭、肝硬化失代偿期、肾病综合征、营养不良等;指压水肿部位后无凹陷者,称为非凹陷性水肿,见于甲状腺功能减退症所致的黏液性水肿及丝虫病所致的淋巴性水肿等。根据水肿的严重程度,可分为轻、中、重三度。

1. 轻度水肿　水肿仅见于被评估者的眼睑、胫前、踝部等局部皮下组织,用手指按压后出现轻度凹陷,复原较快。

2. 中度水肿　被评估者全身组织明显水肿,用手指压迫后有较深凹陷,且复原缓慢。

3. 重度水肿　被评估者出现全身严重水肿,低垂部位皮肤张紧发亮,局部甚至有液体渗出,可伴胸、腹腔积液,外阴部亦可出现严重水肿。

（八）皮下结节

皮下结节(subcutaneous nodules)为皮下呈圆形或椭圆形的结节。评估时应注意了解其部位、大小、质地、移动度及有无压痛等。风湿小结多位于关节附近和长骨骺端,一般呈圆形、质地硬、无压痛,见于类风湿关节炎等。Osler 小结多位于指尖、足趾及大、小鱼际肌肌腱等部位,呈粉红色或蓝色,有压痛,见于感染性心内膜炎。

（九）毛发

毛发(hair)的分布、数量及颜色常受种族、年龄、性别、遗传、营养和精神状态的影响。一般情况下,男性较女性体毛多;中年后因毛发的血液供应及代谢减退,头发可逐渐减少,色素逐渐脱失。脂溢性皮炎、螨寄生等病理情况可引起脱发,主要以顶部为主;神经营养障碍常突然出现圆形脱发(斑秃),可再生;甲状腺功能减退症、垂体功能减退症、受放射线辐射影响、使用抗肿瘤药物等亦可引起脱发。毛发异常增多可见于皮质醇增多症、肢端肥大症等内分泌疾病和长期应用肾上腺皮质激素、雄激素等。

二、淋巴结

淋巴结(lymph node)分布于全身,分为浅表淋巴结及深部淋巴结,临床上能检查到的主要是浅表淋巴结。

（一）评估方法及顺序

1. 评估方法　主要为浅部触诊法,配合视诊。触诊时,评估者将食指、中指、无名指并拢,指腹平放于被评估部位,由浅入深滑动触摸。触诊颈部淋巴结时应嘱被评估者头略低下,以放松颈部肌肉;触诊锁骨上淋巴结时被评估者头部稍向前屈,评估者左手触诊右侧,右手触诊左侧;触诊腋窝淋巴结时应以手持被评估者的前臂使其稍外展,评估者以右手触诊左侧,左手触诊右侧,由腋窝下部向腋窝顶部触诊;触诊滑车上淋巴结时,以左手扶持其左前臂,右手在滑车上触诊,右手扶持其右前臂,左手在滑车上触诊。

触诊到淋巴结时应注意了解淋巴结所在部位、数目、大小、质地、活动度,有无与周围组织粘连,有无压痛及瘘管,局部皮肤有无红肿、瘢痕等。

2. 评估顺序　为避免遗漏,应注意按一定顺序进行淋巴结的评估。常用顺序为:耳前、耳后、乳突区、枕骨下区、颌下、颏下、颈前、颈后、锁骨上窝、腋窝、滑车上、腹股沟、腘窝。

(二)正常淋巴结及淋巴结肿大的临床意义

1. 正常淋巴结　正常淋巴结一般较小,直径在 0.2～0.5 cm,质地柔软,表面光滑,活动度好,与周围组织之间无粘连,无压痛,一般不易触及。

考点提示:淋巴结肿大的临床意义

2. 淋巴结肿大　可分为局部淋巴结肿大和全身淋巴结肿大。

(1)局部淋巴结肿大

①非特异性淋巴结炎:由引流区的急、慢性炎症所致,如下肢感染可引起患侧腹股沟淋巴结肿大,口腔感染可引起颌下淋巴结肿大。其特点为:急性炎症初期肿大的淋巴结表面光滑、质地柔软、有压痛,与周围组织无粘连,肿大至一定程度即停止增大;慢性炎症时肿大淋巴结质地较硬。

②淋巴结结核:常发生于颈部血管周围,数目较多,大小不等,质地较硬,可互相粘连或与周围组织之间发生粘连,如有干酪样坏死,可触及波动感,破溃后可有瘘管形成,愈合后可形成瘢痕。

③恶性肿瘤淋巴结转移:肿大的淋巴结质地坚硬或呈橡皮样感觉,表面光滑或有突起,常与周围组织粘连,活动度差,无压痛。肺癌可转移至右锁骨上窝或腋窝淋巴结群;乳腺癌可转移至腋窝淋巴结群;胃癌、食管癌可转移至左锁骨上淋巴结群,致其肿大,称 Virchow 淋巴结,是胃癌、食管癌转移的标志。

(2)全身淋巴结肿大:病人全身淋巴结肿大,大小不等,与周围组织无粘连。常见于急、慢性淋巴结炎、淋巴瘤、白血病、传染性单核细胞增多症等。

(樊　军)

第四节　头颈部评估

导入情景:

　　患者,女,32 岁,因与人吵架后口服敌百虫入院。查体:昏迷,全身大汗,脉搏细速,瞳孔 2 mm,双肺满布湿啰音。

　　请思考:

　　1. 正常瞳孔大小是多少?

　　2. 该病人瞳孔处于什么状态?

　　3. 两侧瞳孔缩小、扩大、不等大的临床意义有哪些?

一、头部

(一)头颅

1. **评估方法与头颅正常状态** 评估者主要通过视诊观察头颅的外形、大小和运动情况，必要时配合触诊。头颅的大小以头围来衡量，测量方法是用软尺自眉间向后经枕骨粗隆绕头一周。正常新生儿头围约 34 cm，以后随年龄增长而增大，出生后 1~6 个月增加 8 cm，7~12 月增加 3 cm，第 2 年增加 2 cm，到 18 岁可达 53 cm 或以上，此后几乎不再变化。矢状缝及其他颅缝约在出生后 6 个月骨化，过早骨化可影响颅脑的发育。小儿囟门在 12~18 个月闭合。

2. **常见异常头颅及临床意义**

(1)小颅：小儿囟门过早闭合可形成小颅畸形，常伴大脑发育不全。

(2)巨颅：小儿的额、顶、颞和枕部突出膨大呈圆形，颈部静脉充盈(图 5-12)。常见于脑积水。因其颅内压增高，眼球受压，致双目下视，巩膜上部外露，称落日现象。

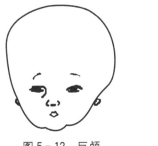

图 5-12 巨颅　　　　　图 5-13 尖颅

(3)方颅：被评估者前额左右突出，顶部平坦呈方形。见于佝偻病、先天性梅毒等。

(4)尖颅：亦称塔颅。被评估者头顶部高尖突起，与颜面部的比例失常，系矢状缝和冠状缝闭合过早引起(图 5-13)。见于先天性尖颅并指(趾)畸形(Apert 综合征)。

(5)变形颅：被评估者颅骨增大变形，伴有长骨的骨质增厚和弯曲，多发生于中年人。见于 Paget 病(变形性骨炎)。

(二)头部运动异常

颈椎疾患可引起头部活动受限；帕金森病可出现头部不随意运动；严重主动脉瓣关闭不全可出现与颈动脉搏动一致的点头运动(Musset 征)。

(三)眼

1. **眉毛** 正常人的眉毛一般在内侧与中间部分较浓密，外侧部分稍稀疏。甲状腺功能减退症、垂体前叶功能减退症可引起外 1/3 的眉毛脱落。

2. **眼睑** 注意有无眼睑水肿、上睑下垂、眼睑闭合障碍、睑内翻等。

(1)眼睑水肿：因眼睑皮下组织较疏松，故液体易积聚于此引起水肿。常见于肾小球肾炎、肾病综合征、肝硬化、营养不良、贫血、血管神经性水肿等。

(2)上睑下垂：单侧下垂常因一侧动眼神经麻痹引起，常见于蛛网膜下隙出血、脑炎、脑外伤等。双侧下垂常见于重症肌无力、先天性上睑下垂等。

(3)眼睑闭合障碍：单侧眼睑闭合障碍见于一侧面神经麻痹。双侧眼睑闭合障碍可见于甲状腺功能亢进症浸润性突眼者。

（4）睑内翻：系睑内瘢痕形成使眼睑向内翻转，常见于沙眼。

3. 结膜　眼的结膜分为睑结膜、球结膜和穹隆部结膜三部分。评估上睑结膜和穹隆部结膜时需翻转上眼睑，方法为：评估者用拇指和食指捏住被评估者上睑中部的边缘，轻轻向前下方牵拉，同时嘱其向下看，然后食指向下轻压睑板上缘，同时拇指将睑缘向上捻转，上睑即可被翻转。操作时动作宜轻柔。

结膜充血常见于结膜炎、角膜炎；结膜内颗粒与滤泡见于沙眼；结膜黄染见于黄疸；结膜苍白是贫血的重要征象之一；结膜出现多少不等的散在出血点，见于亚急性感染性心内膜炎；结膜下片状出血见于高血压、动脉硬化等；结膜黄白色小颗粒见于结膜结石；球结膜水肿可见于颅内压增高、肺性脑病、严重水肿等。

4. 巩膜　正常巩膜呈瓷白色。如巩膜出现均匀黄染，见于各种原因所致的黄疸。中、老年人尤其有高脂血症者，在内眦部可出现黄染，可有隆起，呈不均匀分布，系脂肪沉着引起。服用阿的平等药物后亦可引起巩膜黄染，但黄染主要出现在近角膜缘处，远角膜缘处较轻。

5. 角膜　评估时应注意角膜有无白斑、云翳、溃疡、软化、新生血管等。如白斑和云翳发生在瞳孔部位，可引起视力障碍；严重沙眼可引起角膜周围血管增生；维生素 A 缺乏、婴幼儿营养不良可引起角膜软化；肝豆状核变性（Wilson 病）可引起铜代谢障碍，致角膜边缘出现黄色或棕褐色的色素环，外缘清晰，内缘较模糊，称为凯-费（Kayser-Fleischer）环；老年人可在角膜边缘及周围有类脂质沉着，出现灰白色浑浊环，称为老年环。

6. 虹膜　正常虹膜近瞳孔部分的纹理呈放射状排列，周边呈环形排列。虹膜炎症、水肿或萎缩可致虹膜纹理模糊或消失。虹膜外伤、粘连可引起虹膜形态异常或有裂孔。

考点提示：瞳孔变化的临床意义

7. 瞳孔　评估时应注意观察瞳孔的形状、大小、双侧是否等大等圆、对光反射及集合反射等。

（1）瞳孔的形状及大小：正常瞳孔直径为 3～4 cm，双侧等大等圆。生理情况下，青少年瞳孔较大，精神兴奋或光线较暗时瞳孔常可扩大；婴幼儿和老年人瞳孔较小，在光亮处瞳孔常缩小。病理情况下，亦可引起瞳孔形状及大小发生异常变化。如青光眼、眼内肿瘤等可致瞳孔呈椭圆形。虹膜粘连可引起瞳孔形状不规则。虹膜炎、有机磷农药中毒、毒蕈中毒及吗啡、氯丙嗪、毛果芸香碱等药物中毒可引起瞳孔缩小。青光眼绝对期、颈交感神经刺激、视神经萎缩、外伤、使用阿托品及可卡因等药物可引起瞳孔扩大。颅内病变，如脑疝、脑外伤、颅内肿瘤、中枢神经梅毒等可致双侧瞳孔不等大。

（2）对光反射、调节与集合反射：评估对光反射时嘱被评估者注视正前方，评估者一手张开后置于被评估者的鼻根处，以隔开另一眼，另一手持手电筒用光照射一侧瞳孔，被照侧瞳孔立即缩小，移开光源后很快复原，为瞳孔直接对光反射；未被光照射的一侧瞳孔亦同时缩小，为间接对光反射。浅昏迷时瞳孔对光反射表现迟钝，深昏迷时瞳孔对光反射消失。

评估调节与集合反射时，嘱被评估者注视 1 m 以外的评估者食指，然后评估者将食指迅速移向被评估者的眼球，正常人可出现瞳孔缩小，为调节反射；同时双侧眼球向内聚合，为集合（辐辏）反射。动眼神经损伤、睫状肌和双眼内直肌麻痹时，调节与集合反射均消失。

8. 眼球

(1) 眼球突出：单侧眼球突出常见于眼球局部炎症、眶内占位性病变，偶见于颅内病变；双侧眼球突出见于甲状腺功能亢进症。

(2) 眼球凹陷：单侧眼球下陷见于 Horner 征或眼球萎缩。Horner 征除出现一侧眼球下陷外，还可引起同侧面部无汗、眼睑下垂、瞳孔缩小，见于颈交感神经节受损。双侧眼球下陷见于严重脱水、极度消瘦等。

(3) 眼球运动：眼球的运动受动眼、滑车、外展神经支配，若有损伤则可引起眼球运动障碍，并伴有复视出现，常见于脑炎、脑膜炎、脑脓肿、颅内肿瘤、脑血管病等。评估时可用食指置于被评估者眼前 30～40 cm 处，嘱其固定头部，眼球随食指运动方向移动，一般按左→左上→左下，右→右上→右下方向和顺序进行评估，通常先查左眼，再查右眼。

眼球震颤指双侧眼球出现一系列规律的快速往返运动，以水平震颤常见。自发的眼球震颤常见于小脑疾患、耳源性眩晕等。评估时嘱被评估者眼球随评估者的食指运动方向（水平或垂直）运动数次，然后评估者的食指固定于被评估者的两眼之间，观察其眼球是否迅速固定，有无快速往返运动现象。

(4) 眼压：眼压是眼内容物对眼球壁的压力，房水对眼压影响最大。评估方法可采用指压法或用眼压计测量。用指压法时嘱被评估者双眼向下看，但不闭眼，评估者用双手食指交替轻按上睑，其余手指分别放在额部和颧部。如发现眼球张力异常，则须用眼压计测量。青光眼、颅内压增高可引起眼压增高；严重脱水、眼球萎缩可致眼压降低。

9. 视力及色觉

(1) 视力：视力可分为中心视力和周边视力（即视野）。通常所指的视力为中心视力，常采用国际标准视力表检测，包括远、近视力评估，身体评估时通常使用远视力表检测。WHO 规定，双眼矫正视力低于 0.3 为低视力，矫正视力低于 0.05 为盲。

(2) 色觉：常用色盲表检测色觉。色弱指被评估者对某种颜色的识别能力减低；色盲指被评估者对某种颜色的识别能力丧失。

(四) 耳

1. 耳廓 应注意评估耳廓的外形、大小、位置、双侧是否对称，并注意耳廓有无畸形、瘢痕、结节等。耳廓急性炎症可致耳廓红肿伴热痛；痛风病人可出现耳轮痛风结节。

2. 外耳道 注意观察外耳道有无红肿、分泌物、溢液、流血等。外耳道疖肿可出现局部红肿，伴耳廓牵拉性疼痛；颅底骨折可出现血液或脑脊液自外耳道流出；化脓性中耳炎可有脓液自外耳道溢出；外耳道炎可见浆液性分泌物。

3. 乳突 乳突内腔与中耳道相连。化脓性中耳炎引流不畅时可引起乳突炎，致耳廓后皮肤红肿、乳突压痛，有时可见瘘管或瘢痕。

4. 听力 可采用粗略评估方法或使用音叉及电测听进行精确测试。听力减退可见于听神经损害、中耳炎、动脉硬化、外耳道堵塞、鼓膜穿孔、老年性耳聋等。

(五) 鼻

1. 鼻外形 评估时应注意鼻的外形和鼻皮肤颜色改变。外鼻明显增大见于肢端肥大症、黏液性水肿；鞍鼻见于鼻骨骨折、先天性梅毒；蛙状鼻见于肥大性鼻息肉（鼻腔阻塞所致）；酒糟鼻（鼻尖、鼻翼皮肤发红变厚，伴组织肥厚和毛细血管扩张）见于螨虫感染；面颊及鼻出现蝶形红斑见于系统性红斑狼疮(SLE)。

鼻翼扇动:指病人吸气时鼻孔扩大,呼气时回缩。见于支气管哮喘或心源性哮喘发作、伴有呼吸困难的高热性疾病如肺炎球菌肺炎等。

2. **鼻中隔** 注意观察鼻中隔是否正中,如有明显偏曲,可引起通气障碍、鼻出血。鼻中隔出现孔洞,称为鼻中隔穿孔,多见于鼻腔慢性炎症、鼻外伤等。

3. **鼻出血** 单侧出血多见,常见于外伤、鼻炎、鼻咽癌、鼻中隔偏曲等;双侧出血多见于某些发热性传染病(如流行性出血热、伤寒等)、出血性血液系统疾病(如白血病、再生障碍性贫血、特发性血小板减少性紫癜等)、肝病、原发性高血压、维生素 C 或维生素 K 缺乏等。育龄期女性子宫内膜异位症可引起周期性鼻出血。

4. **鼻黏膜** 鼻黏膜充血、肿胀,伴有流涕,见于急性鼻炎。鼻黏膜萎缩、鼻甲变小、鼻腔分泌物明显减少、鼻腔宽大、嗅觉减退或消失,见于慢性萎缩性鼻炎。

5. **鼻窦** 鼻窦共有四对,皆与鼻腔相通(图5-14)。如出现引流不畅,易发生鼻窦感染,可引起头痛、鼻塞、流涕,相应鼻窦有压痛。具体评估方法如下:

(1)上颌窦:评估者将双手固定于被评估者的两侧耳后,拇指分别置于左右颧部上颌窦区域向后按压。

(2)额窦:评估者以一手扶持被评估者枕部,另一手的拇指或食指用力在眼眶上缘内侧向后上方按压;或以双手固定被评估者头部,双手拇指在眼眶上缘内侧用力向后上方按压。

(3)筛窦:评估者以双手固定于被评估者两侧耳后,双手拇指分别在鼻根部与内眦之间用力向后方按压。

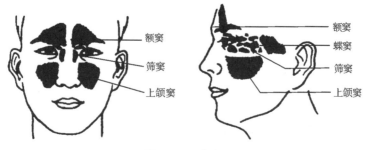

图5-14 鼻窦

(六)口

1. **口唇** 人口唇红润有光泽。注意观察口唇颜色,有无疱疹、口角糜烂及歪斜。

(1)口唇颜色:苍白见于贫血;发绀见于心肺疾患等;口唇深红见于发热性疾病或 CO 中毒。

(2)口唇干燥、皲裂:见于严重脱水。

(3)口唇疱疹:常由单纯疱疹病毒感染引起,常在口唇黏膜与皮肤交界处出现簇状半透明小水泡,见于肺炎、流行性脑脊髓膜炎等。

(4)口唇突然出现非炎症性、无痛性肿胀:见于血管神经性水肿。

(5)口唇肥厚增大:见于黏液性水肿、肢端肥大症。

(6)口角糜烂:见于维生素 B_2 缺乏。

(7)口角歪斜:见于面神经麻痹、脑出血等。

(8) 唇裂:见于先天性发育畸形。

考点提示:麻疹黏膜斑的临床意义

2. 口腔黏膜 口腔黏膜呈粉红色。如出现蓝黑色色素沉着见于肾上腺皮质功能减退症。如出现黏膜下出血点或淤斑,见于出血性疾病、维生素 C 缺乏等。如在相当于第二磨牙的颊黏膜上出现帽针头大小的白色小点,周围绕有红晕,称为 Koplik 斑(麻疹黏膜斑),是麻疹早期的重要征象。口腔黏膜溃疡可见于慢性复发性口疮。口腔念珠菌病(鹅口疮)可见口腔黏膜上有白色假膜,见于长期使用抗生素者、艾滋病、衰弱病人。

3. 牙齿 评估时应注意有无龋齿、缺齿、残根、义齿等。记录时按下列格式标明病变所在部位(图 5 - 15)。

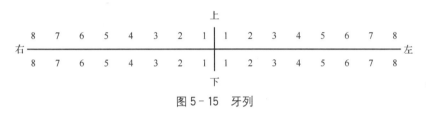

图 5 - 15 牙列

正常牙齿呈瓷白色,如呈黄褐色称为斑釉牙,系长期饮用含氟量过高的水所致。先天性梅毒可引起中切牙切缘有月牙形凹陷,且牙间隙较宽,称为哈钦森(Hutchinson)牙。

4. 牙龈 牙龈呈粉红色。牙龈水肿见于牙周炎;牙龈出血见于牙石、出血性血液系统疾病、维生素 C 缺乏症等;压迫牙龈如有溢脓,见于牙周炎、牙龈瘘管等;牙龈游离缘见蓝灰色点称为铅线,是铅中毒的特征。

5. 舌 评估时应注意观察舌质、舌苔和舌的活动状态。正常人舌质呈淡红色、湿润,舌苔薄白,舌体活动自如,伸舌居中,无震颤。

(1) 干燥舌:舌质干燥、舌体缩小、舌面有纵沟。见于鼻部病变、严重脱水、应用阿托品等药物、放射性治疗后等。

(2) 地图舌:舌面上有众多黄色突起,形状不规则,状似地图,系上皮细胞堆积所致。见于维生素 B_2 缺乏等。

(3) 裂纹舌:舌面上出现众多横向或纵向的裂纹。横向裂纹见于维生素 B_2 缺乏,纵向裂纹见于梅毒性舌炎。

(4) 草莓舌:舌乳头肿胀、突出,呈鲜红色,状如草莓。见于猩红热、长期发热等。

(5) 镜面舌:舌体变小,舌乳头萎缩,舌面光滑如镜,呈粉红色或红色。见于缺铁性贫血、恶性贫血、慢性萎缩性胃炎等。

(6) 牛肉舌:舌面呈绛红色,状如生牛肉。见于烟酸缺乏。

(7) 毛舌:舌面上出现黑色或黄褐色毛状物,系真菌丝缠绕丝状乳头及上皮细胞角化引起。见于长期使用广谱抗生素或久病衰弱者。

6. 咽、扁桃体 为鼻咽、口咽、喉咽三部分,评估时主要检查口咽部。扁桃体位于扁桃体隐窝内,正常扁桃体一般不超出隐窝。

(1) 评估方法:评估时嘱被评估者取坐位,头稍后仰,张口并发拉长的"啊—"音,评估者取压舌板在其舌的前 2/3 与后 1/3 交界处迅速下压,在良好照明下,迅速观察被评估者的软腭、腭垂、软腭弓、扁桃体和咽后壁等部位。

（2）常见异常改变及临床意义：急性咽炎可见咽部黏膜充血、水肿，黏液分泌明显增多。慢性咽炎可见咽部黏膜充血，表面有簇状颗粒或淋巴滤泡。急性扁桃体炎可见扁桃体急性充血、肿大，表面有白色或黄白色脓性分泌物或呈片状分布，易擦拭清除，常伴寒战、高热。慢性扁桃体炎可见扁桃体慢性充血、肿大，隐窝内可有脓性分泌物，但无寒战、高热。咽白喉可见扁桃体肿大，表面有灰白色片状假膜覆盖，不易被擦拭清除，若强行将之剥离，则易致出血。

（3）扁桃体肿大的程度：临床上将扁桃体肿大分为三度：扁桃体肿大但不超过咽腭弓，为Ⅰ度肿大；扁桃体肿大超过咽腭弓为Ⅱ度肿大；扁桃体肿大达到或超过咽后壁中线为Ⅲ度肿大（图5-16）。

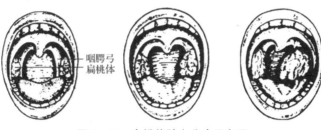

图5-16　扁桃体肿大分度示意图

（七）腮腺

腮腺位于耳屏、下颌角、颧弓所构成的三角区域内，腮腺导管开口于上颌第二磨牙相对的颊黏膜上。正常腮腺薄而软，触诊时不能触摸出腮腺轮廓，按压腮腺，导管开口处无分泌物溢出。当腮腺肿大时，视诊及触诊可发现以耳垂为中心的隆起，边界不清晰。化脓性腮腺炎多为单侧腮腺肿大，压迫腮腺后可见导管开口处有脓性分泌物流出。流行性腮腺炎系病毒感染引起，先为单侧，继而累及对侧，压迫腮腺时有压痛，但腮腺导管开口处无脓性分泌物流出。腮腺混合瘤引起的腮腺肿大，质韧，有结节，边界清晰，有移动性。腮腺癌质硬，发展迅速，有压痛，与周围组织粘连，常伴面瘫。

二、颈部

（一）颈部分区

根据解剖结构，将每侧颈部分为颈前三角、颈后三角两个三角区域。下颌骨下缘、前正中线、胸锁乳突肌前缘之间的区域为颈前三角；胸锁乳突肌后缘、锁骨上缘、斜方肌前缘之间的区域为颈后三角。

（二）颈部外形、姿势与运动

1. 正常状态　正常人直立或坐位时颈部直立，双侧对称，无偏斜。成人男性甲状软骨较突出，形成喉头结节，女性则较平坦。正常人颈部伸屈、转动自如，转头时可见胸锁乳突肌突起。

2. 异常改变及临床意义

（1）头下垂、不能抬起，见于重症肌无力、严重消耗性疾病晚期、进行性肌萎缩等。

（2）斜颈，指头偏向一侧，可见于颈肌外伤、瘢痕收缩、颈肌痉挛、先天性斜颈等。

（3）颈部活动受限、伴头痛，见于颈软组织炎症、颈肌受伤、颈椎结核、肥大性脊椎炎、颈椎肿瘤等。

（4）颈强直见于各种原因所致的脑膜炎、蛛网膜下隙出血等，属脑膜刺激征。

（5）评估时应注意颈部包块部位、数目、大小、质地、活动度、与周围组织有无粘连和压痛等。常见于非特异性淋巴结炎、颈淋巴结结核、恶性肿瘤颈淋巴结转移、淋巴瘤、甲状腺包块等。

（三）颈部血管

1. 颈静脉　正常人在坐位或立位时颈静脉常不显露，平卧时可稍充盈，但充盈水平不超过锁骨上缘与下颌角距离的下 1/3 水平，且无搏动。

（1）颈静脉怒张和肝颈静脉回流征：平卧位时，被评估者的颈静脉若充盈超过正常水平，称颈静脉怒张。此时，评估者用手压迫被评估者的肝脏，若颈静脉怒张更为明显，称肝颈静脉回流征阳性。二者均提示静脉压增高，见于右心衰竭、大量心包积液、缩窄性心包炎、上腔静脉阻塞综合征等。肝颈静脉回流征阳性是右心衰竭的重要征象。

（2）颈静脉搏动：颈静脉怒张伴颈静脉搏动，见于三尖瓣关闭不全。

2. 颈动脉　正常人仅在剧烈活动时可见微弱颈动脉搏动，安静状态下不能看到颈动脉搏动。若安静时出现明显颈动脉搏动，常见于高血压、主动脉瓣关闭不全、甲状腺功能亢进症、重症贫血等。颈动脉区若闻及收缩期血管杂音，见于颈动脉或椎动脉狭窄，多由大动脉炎或动脉硬化引起。

（四）甲状腺

正常人甲状腺位于甲状软骨下方及环状软骨两侧，表面光滑，质地柔软，可随吞咽动作上下移动，视诊不能看到，触诊亦不易触及。

1. 评估方法　甲状腺可采用视诊、触诊、听诊等方法，以触诊最为重要。检查时应嘱被评估者同时做吞咽运动，借此可与其他颈部包块鉴别，如包块随吞咽运动而上下移动，则为甲状腺，如包块不随吞咽运动而上下移动，则为其他颈部包块。

（1）视诊：注意观察有无甲状腺肿大及其程度、双侧是否对称。

（2）触诊：应注意甲状腺的大小、质地、表面是否光滑、有无结节、双侧是否对称、有无压痛及震颤等。①前面评估：评估时嘱被评估者取坐位或立位，评估者站于其前面，用一手拇指施压于一侧甲状软骨，将气管推向另一侧，另一手的食指、中指在另一侧胸锁乳突肌后缘向前推挤甲状腺，拇指在胸锁乳突肌前缘进行触诊，嘱被评估者同时做吞咽动作。用同样方法检查另一侧甲状腺。②后面评估：评估者立于被评估者的后面，检查时用一手食指、中指施压于一侧甲状软骨，将气管推向另一侧，另一手的拇指在另一侧胸锁乳突肌后缘向前推挤甲状腺，食指和中指则在其前缘进行触诊。用同样方法检查另一侧甲状腺。

（3）听诊：当触到肿大的甲状腺时，可用钟型听诊器在甲状腺进行听诊，尤其是甲状腺的上、下极部位，注意有无血管杂音。

2. 甲状腺肿大程度　（1）未能看到甲状腺肿大但能触及为Ⅰ度肿大；（2）既能触及又可看到甲状腺肿大，但在胸锁乳突肌以内者为Ⅱ度肿大；（3）甲状腺肿大超过胸锁乳突肌外缘为Ⅲ度肿大。

3. 甲状腺肿大的临床意义

（1）甲状腺功能亢进症：甲状腺有程度不等的弥漫性、对称性肿大，质地柔软，表面光滑，无压痛,可触及震颤并闻及吹风样血管杂音。震颤及血管杂音是甲状腺功能亢进症的特征性体征之一。

（2）单纯性甲状腺肿:甲状腺多呈弥漫性肿大,表面光滑,质地柔软,无压痛,肿大程度可达Ⅲ度,可引起局部压迫症状。

（3）甲状腺炎:常见的有亚急性甲状腺炎、慢性淋巴细胞性甲状腺炎(亦称桥本甲状腺炎)。甲状腺多呈轻、中度弥漫性肿大,表面多光滑,部分病人可有结节,质地韧,有压痛。

（4）甲状腺癌:甲状腺肿大,表面有结节,不规则,质地硬,不易推动,无压痛。

（5）甲状腺腺瘤:甲状腺肿大,表面有单个圆形或椭圆形结节,质地中等,无压痛。

（五）气管

正常人气管位于颈前正中。

1. 评估方法　评估者取坐位或仰卧位,颈自然伸直,评估者将食指、无名指分别置于其双侧胸锁关节上,中指置于气管上,然后观察中指与食指、中指与无名指之间的距离,比较两者是否相等。正常人这两个距离相等,提示气管位置居中,无移位。

2. 气管移位的临床意义

（1）一侧胸腔大量积液、气胸、纵隔肿瘤、甲状腺肿大等,可引起气管向健侧移位。

（2）一侧肺不张、广泛胸膜粘连、肺纤维化等,可引起气管向患侧移位。

> 考点提示:颈静脉怒张、肝颈静脉回流征、甲状腺肿大的临床意义

（樊　军）

第五节　胸部评估

> **导入情景:**
>
> 　患者,男,30岁,3 d淋雨后出现寒战、高热伴咳嗽、胸痛、咳铁锈色痰。查体:T 39.2 ℃,P 108 次/min,R 30 次/min,BP 120/70 mmHg,神清,急性病容,呼吸急促,口唇发绀,鼻翼扇动,初步诊断为肺炎球菌性肺炎收住院。
>
> 　请思考:
>
> 　1. 该病人肺部评估时可能有哪些阳性体征?
>
> 　2. 对该病人可提出哪些护理诊断?

胸部是指颈部以下、腹部以上的区域。胸部评估内容包括胸廓外形、胸壁、乳房、支气管、肺、心脏和血管等。一般先评估前胸部、侧胸部,再评估背部,左右对称进行对比,按视诊、触诊、叩诊、听诊顺序进行。

胸部评估应在温暖、安静和光线充足的环境中进行,被评估者可依具体情况取坐位或卧位,尽可能暴露评估部位。

一、胸部的体表标志

胸部的体表标志主要是指胸部体表自然标志和人为的画线,包括骨骼标志、自然陷窝、垂直线标志和解剖区域。胸部评估时,可借助于这些标志用于标记胸部脏器的位置和轮廓,以及描述异常体征的部位和范围(图5-17、表5-2)。

考点提示:胸部的体表标志及临床意义

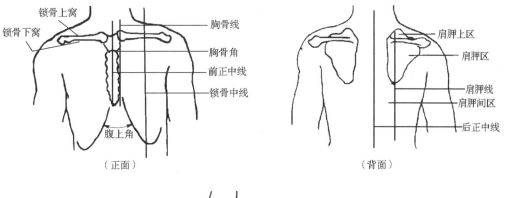

（正面） （背面）

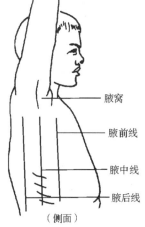

（侧面）

图5-17 胸部的体表标志与分区

（一）骨骼标志

见表 5-2 所示。

表 5-2　胸部骨骼标志一览表

名称	部位	临床意义
胸骨角	又称 Louis 角，为胸骨柄与胸骨体交接处向前突出的一道横嵴，其两侧分别与第 2 肋软骨相连接	为前胸壁计数肋骨和肋间隙的重要标志，胸骨角部位还相当于左右主支气管分叉处、主动脉弓下缘水平、心房上缘及上下纵隔交界，与背部第 5 胸椎相对应
肋骨与肋间隙	肋骨共 12 对，两个肋骨之间的间隙称为肋间隙	肋间隙用以标记病变的水平位置
胸骨下角	又称腹上角，为左右肋弓在胸骨下端会合所形成的夹角，正常为 70°～110°，矮胖体型者较钝，瘦长体型者较锐	当于横膈的穹隆部，该角后方为肝左叶、胃及胰腺的所在区域
肩胛下角	肩胛骨位于后胸壁第 2～8 肋骨之间，呈三角形，其下部尖端称肩胛下角	当被评估者两上肢自然下垂时，肩胛下角相当于第 7 后肋间和第 8 胸椎水平，为后胸部计数肋骨的标志
第 7 颈椎棘突	背部颈、胸交界的骨性标志，低头时最明显，其下连接第 1 胸椎	为计数胸椎的标志
肋脊角	第 12 肋骨与脊柱构成的夹角	其前方为肾和输尿管所在区域

（二）自然陷窝和解剖区域

见表 5-3 所示。

表 5-3　胸部自然陷窝和解剖区域标志一览表

名称	部位	临床意义
胸骨上窝	胸骨柄上方的凹陷	正常气管位于其后正中
锁骨上窝（左、右）	分别位于锁骨上方的凹陷	相当于两肺尖上部
锁骨下窝（左、右）	分别位于锁骨下方的凹陷	相当于两肺尖下部
腋窝（左、右）	上肢内侧与胸壁相连的凹陷部	
肩胛区（左、右）	肩胛冈以下的肩胛区域	
肩胛间区	两肩胛骨内缘之间的区域，后正中线将其分为左右两部分	

（三）垂直线标志

见表 5-4 所示。

表 5-4　胸部垂直线标志一览表

名称	部位
前正中线	又称胸骨中线，指通过胸骨正中所作的垂直线
锁骨中线（左、右）	指通过左右锁骨中点向下所作的垂直线
腋前线（左、右）	指通过腋窝前皱襞沿前胸壁向下所作的垂直线
腋后线（左、右）	指通过腋窝后皱襞沿后胸壁向下所作的垂直线

名称	部位
腋中线(左、右)	指自腋窝顶端于腋前线和腋后线之间中点向下所作的垂直线
肩胛下角线(左、右)	指两上臂自然下垂时通过肩胛下角所作的垂直线,又称肩胛线
后正中线	又称脊柱中线,指通过椎骨棘突或沿脊柱正中所作的垂直线

二、胸廓、胸壁

(一)胸廓评估

正常人胸廓呈椭圆形,两侧大致对称。成人胸廓前后径较左右径稍短,婴儿和老年人胸廓前后径与左右径接近或稍小于左右径。常见异常胸廓有下列几种情况:

> 考点提示:常见异常胸廓及临床意义;桶状胸、扁平胸、佝偻病胸的特征

1. **桶状胸**　胸廓呈圆桶状,前后径增大,与左右横径几乎相等,肋骨呈水平位,肋间隙增宽饱满,腹上角增大。见于严重肺气肿、支气管哮喘,也可见于老年人或肥胖体型者。

2. **扁平胸**　胸廓扁平,前后径显著缩小,为左右横径的一半,两者的比例约为 1:2 (图 5-18)。多见于慢性消耗性疾病,如肺结核、肿瘤晚期等,也可见于瘦长体型者 (图 5-18)。

3. **佝偻病胸**

(1) 佝偻病串珠:沿胸骨两侧各肋软骨与肋骨交界处常隆起,形成串珠状。

(2) 肋膈沟:下胸部前面的肋骨常外翻,自剑突沿膈附着部位向内凹陷形成的沟状带,又称郝氏沟。

(3) 鸡胸:胸廓前侧胸壁肋骨凹陷,胸骨下端前突,胸骨上下距离较短(图 5-18)。

(4) 漏斗胸:胸骨剑突处显著凹陷呈漏斗状,称漏斗胸。多见于佝偻病儿童(图 5-18)。

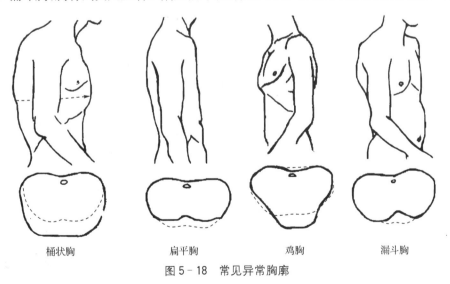

桶状胸　　　　　扁平胸　　　　　鸡胸　　　　　漏斗胸

图 5-18　常见异常胸廓

4. **胸廓局部隆起**　患侧胸廓局部隆起,见于心脏明显增大、大量心包积液、胸壁肿瘤、肋

骨骨折等。

5. 胸廓一侧变形（患侧胸廓凹陷或隆起）　一侧肺内含气量减少或肺、胸膜组织纤维化可引起患侧胸廓凹陷（如肺不张、广泛胸膜增厚、粘连等）；一侧大量胸腔积液、气胸等可引起患侧胸廓一侧隆起。

6. 脊柱畸形所致的胸廓改变　因脊柱前凸、后凸、侧凸等畸形致胸廓前后、两侧不对称，肋间隙变窄或增宽。多见于脊柱结核、肿瘤、外伤等（图5-19），严重脊柱畸形所致的胸部改变，可导致呼吸、循环功能障碍。

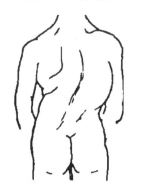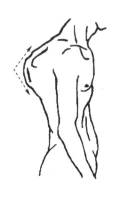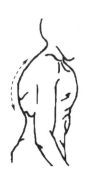

脊柱侧凸　　　　　　　　　　　　　脊柱后凸

图5-19　脊柱畸形所致的胸廓改变

（二）胸壁评估

主要通过望诊和触诊进行。评估内容包括胸部皮肤、淋巴结、肌肉发育等，还应注意有无静脉曲张（当上腔静脉或下腔静脉阻塞时，胸壁静脉可以充盈、曲张）、皮下气肿（用手按压皮肤能感觉到气体在组织内的移动，似捻发感或握雪感）、胸壁压痛等（肋软骨炎、胸壁软组织炎、肋间神经炎及肋骨骨折时，胸壁局部可有压痛，白血病病人胸骨可有明显压痛和叩痛）。

三、乳房

知　识　链　接

正常儿童和男性乳房较小，乳头大约位于锁骨中线第4肋间隙。女性青春期乳房逐渐增大，呈半球形，乳头也较大，呈圆柱状，乳头和乳晕色泽较深。妊娠或哺乳期乳房明显增大，乳头长大向前突出，皮肤表面可见有扩张的静脉，乳晕扩大，色素加深，在首次妊娠后变为深棕色。成年及老年妇女乳房多下垂呈袋状。

乳房评估应将胸部完全暴露，以利于对比。一般先视诊，后触诊，按一定顺序进行，并评估腋窝及锁骨上窝。

乳房评估方法、内容及临床意义如下:

1. 视诊　观察乳房对称性、乳头和乳房皮肤。正常女性两侧乳房的大小、位置和外形应基本对称,乳头两侧对称,无倒置或内翻、无溢液等。乳房皮肤评估时,主要评估皮肤有无红肿、溃疡、橘皮样变或局部回缩等。常见异常改变及临床意义如下:

(1) 一侧乳房明显增大:可见于先天畸形、囊肿形成、炎症或肿瘤。一侧乳房明显缩小多为发育不全。

(2) 乳头溢液:多为病理性,如血性见于肿瘤,黄色、黄绿色、浆液性无色溢液见于慢性囊性乳腺炎等。

(3) 皮肤橘皮样变:见于乳腺癌。

2. 触诊　取坐位或平卧位,依次按乳房分区(图5-20),自外上、外下、内下、内上四个象限的顺序进行,评估乳房的质地与弹性、有无压痛及包块,乳头有无硬结等。

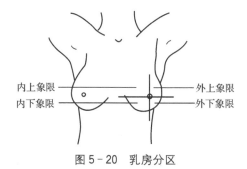

内上象限
内下象限
外上象限
外下象限

图5-20　乳房分区

3. 常见异常改变及临床意义　乳房红、肿、热、痛多见于急性乳腺炎病人,常发生于哺乳期妇女,但亦见于青年女性和男子。肿块质软、界限清楚、无压痛,多见于乳腺良性肿瘤,常见者有乳腺囊性增生、乳腺纤维瘤等。肿块质地硬、活动度差、无压痛,多见于乳腺癌,晚期可有腋窝淋巴结转移。

四、肺和胸膜评估

肺和胸膜评估时,被评估者一般取坐位或仰卧位,充分暴露胸壁,一般按视、触、叩、听诊的顺序进行,注意左右对称部位的比较。

(一)视诊

肺和胸膜视诊的主要内容为呼吸运动。视诊呼吸运动时,主要评估如下内容:

1. 呼吸运动类型　正常成年女性以胸式呼吸为主,正常成年男性和儿童以腹式呼吸为主。呼吸运动类型改变及临床意义如下:

(1) 胸式呼吸改变:肺炎、重症肺结核、胸膜炎、肺水肿或肋骨骨折时,胸式呼吸减弱,腹式呼吸增强。

(2) 腹式呼吸改变:腹膜炎症、大量腹水和腹腔巨大肿瘤时,腹式呼吸减弱,胸式呼吸增强。妊娠晚期也可致腹式呼吸减弱,胸式呼吸增强。

考点提示:呼吸频率、深度、节律改变及临床意义;Kussmaul 呼吸、Cheyne-Stokes 和 Biots 呼吸的临床特点及临床意义

2. 呼吸频率、深度、节律 正常成人静息状态下呼吸为 16～20 次/min,呼吸与脉搏之比为 1∶4,新生儿呼吸为 44 次/min,随年龄的增长而逐渐减慢;呼吸节律基本上是均匀而整齐。某些疾病可致呼吸频率和深度改变,呼吸节律改变多提示中枢神经系统病变,改变类型及特点见表 5-5、图 5-21 所示。

表 5-5　呼吸频率、深度、节律改变及临床意义

变化类型	临床特点	临床意义
呼吸过速	呼吸频率超过 24 次/min	见于发热、疼痛、贫血、甲状腺功能亢进、心肺功能不全等。一般体温升高 1 ℃,呼吸约增加 4 次/min
呼吸过缓	指呼吸频率低于 12 次/min	见于颅内高压、镇静剂过量
浅快呼吸	呼吸浅而快	见于肺炎、胸膜炎、胸腔积液、气胸、呼吸肌麻痹、腹水等
深快呼吸	呼吸深而快	见于剧烈运动、情绪激动或过度紧张症
浅慢呼吸	呼吸浅而慢	见于昏迷、麻醉剂或镇静剂过量、颅内压增高等
深大呼吸	呼吸深而慢,称为深大呼吸,又称 Kussmaul 呼吸	多见于糖尿病酮症酸中毒、尿毒症,偶见于大出血和急性肺炎
潮式呼吸	又称 Cheyne-Stokes 呼吸,呼吸由浅慢逐渐变得深快,再由深快转为浅慢,之后出现一段呼吸暂停,继而又重复上述呼吸节律。潮式呼吸周期长 30 s 至 2 min,暂停 5 s 至 30 s	多见于脑炎、脑膜炎、颅内压增高及某些中毒等。有些老年人在深睡时也可出现,为脑动脉硬化、中枢神经供血不足的表现
间停呼吸	又称 Biots 呼吸,表现为在规则的呼吸几次后,突然停止一段时间,之后又开始规则呼吸,周而复始	其发生原因同潮式呼吸,但较之更为严重,常发生于临终前
叹息气样呼吸	一种不规则长叹气呼吸,自觉胸部发闷,在一段正常呼吸节律中插入一次深大呼吸,常伴有叹息声	为功能性改变,见于神经衰竭、精神紧张或抑郁症

(二) 触诊

考点提示:语音震颤增强、减弱或消失的临床意义

1. 语音震颤 指嘱被评估者发出声音时,声波所产生的震动可沿气管、支气管及肺泡传到胸壁时,并引起的共鸣震动,评估者用手掌在胸部的体表可触及称为语音震颤(简称语颤,又称为触觉语颤)。根据其强度变化,可判断胸内病变性质。

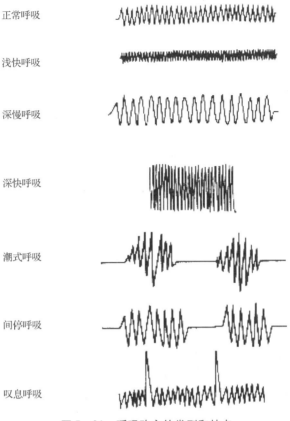

正常呼吸

浅快呼吸

深慢呼吸

深快呼吸

潮式呼吸

间停呼吸

叹息呼吸

图 5-21 呼吸改变的类型和特点

（1）评估方法：评估者用双手掌或双手掌的尺侧缘轻轻平贴在被评估者胸壁的对称部位→嘱被评估者用同等的强度重复发出"yi"的长音，或发"1、2、3"→评估者双手掌感到细微的震动。评估时自上而下，先前胸后背部比较两手掌感受的震颤是否一致（图5-22、图5-23），注意有无双侧、单侧、局部增强或减弱。

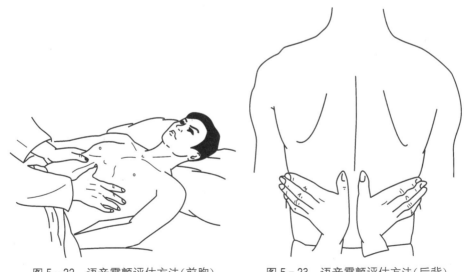

图 5-22 语音震颤评估方法（前胸）　　　图 5-23 语音震颤评估方法（后背）

（2）临床意义：语音震颤主要取决于气管、支气管是否畅通，胸壁传导是否良好等。一般情况下，发音强、音调低、胸壁薄、支气管与胸壁距离近、语音强，反之则弱，故正常人语颤的强弱与年龄、性别、体型及部位有关，一般成人较儿童强，男性较女性强，瘦者较胖者强，前胸上部较下部强，右胸上部较左胸上部强。语颤变化及临床意义见表 5－6。

表 5－6　语颤改变及临床意义

变化类型	临床意义
语颤增强	①肺组织实变，如大叶性肺炎实变期、肺梗死；②肺组织内靠近胸壁的大空洞及周围有炎性浸润，声波在空洞内产生共鸣，使语颤加强，当空洞周围有炎性浸润更有利于声音的传导，如肺脓肿、肺结核空洞
语颤减弱或消失	①支气管阻塞，如阻塞性肺不张；②肺泡含气量增多，如肺气肿；③大量胸腔积液或气胸；④严重胸膜增厚或粘连；⑤胸壁皮下气肿或皮下水肿

2. 胸膜摩擦感　胸膜炎时因纤维蛋白沉积于胸膜，使胸膜表面变得粗糙，呼吸时脏层、壁层胸膜互相摩擦，触诊时有皮革相互摩擦的感觉。通常于呼吸两相均可触及，但有时只在吸气末触到，在侧胸壁下部最易触及。正常人无。

（三）叩诊

1. 叩诊方法及注意事项　胸部叩诊主要有直接叩诊法和间接叩诊法，以间接叩诊法最常用。叩诊时应自上而下，先前胸、再侧胸及背部，并进行左右、上下、内外对比，分析叩诊音。

（1）间接叩诊法：叩诊前胸时，评估者板指平贴在肋间隙并与肋骨平行；叩诊肩胛间区时，板指与脊柱平行，但肩胛下角以下部位叩诊时，板指仍保持与肋间隙平行。注意叩击力量要均匀，轻重应适宜。

（2）直接叩诊法：评估者右手指并拢，以指腹面对胸壁进行叩击。主要用于大面积病变。

> 考点提示：正常胸部叩诊音的分布；正常肺组织叩诊音为清音

2. 正常胸部叩诊音的分布　正常胸部叩诊音分布如图 5－24、图 5－25 所示。

（1）清音：正常肺组织叩诊音为清音。前胸上部比下部稍浊；右上肺叩诊较左上肺稍浊；左侧心缘旁稍浊；右腋下部因受肝影响叩诊稍浊；背部较前胸部稍浊。

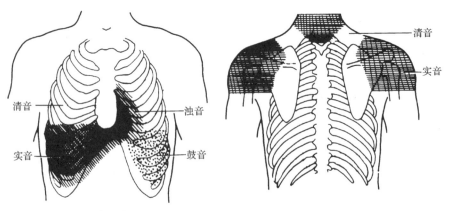

图 5－24　正常前胸部叩诊音的分布　　图 5－25　正常后胸部叩诊音的分布

（2）浊音：叩击心、肝与肺组织的重叠部位时，产生浊音。

（3）实音：叩击实质器官，如心、肝无肺组织覆盖的部位、后胸的脊柱时，产生实音。

（4）鼓音：叩击胃泡区（位于左胸下部）时，产生鼓音。

考点提示：异常胸部叩诊音及临床意义

3. 异常胸部叩诊音及临床意义　当肺或胸膜发生病变时，正常肺部清音区出现过清音、浊音、实音及鼓音，称为异常胸部叩诊音。其临床意义见表5-7所示。

表5-7　异常胸部叩诊音及临床意义

异常胸部叩诊音	临床意义
浊音与实音	见于：①肺组织含气量减少或有实变时，如肺炎、肺结核、肺水肿、肺不张、肺梗死、未液化的肺脓肿；②肺内不含气的病变，如肺肿瘤；③胸腔积液、胸膜增厚等
过清音	见于肺泡内含气量增多、肺组织弹性降低时，如肺气肿
鼓音	见于气胸或肺内空腔性病变，且空腔靠近胸壁，直径大于3～4 cm时，如空洞型肺结核、肺脓肿等

（四）听诊

肺部听诊内容主要包括正常呼吸音、异常呼吸音、啰音、语音传导和胸膜摩擦音等。听诊顺序一般由肺尖开始，自上而下，先前胸后侧胸再到背部，同时要上下对比、左右对称部位进行比较。

考点提示：正常呼吸音的产生机理及听诊特点

1. 正常呼吸音　正常呼吸音可听到三种，即支气管呼吸音、肺泡呼吸音及支气管肺泡呼吸音（表5-8、图5-26）。

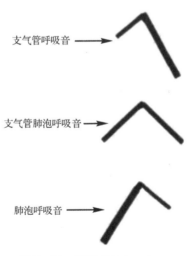

支气管呼吸音 →

支气管肺泡呼吸音 →

肺泡呼吸音 →

图5-26　正常呼吸音示意图

粗线表示音强，细线表示音弱

表5-8　正常呼吸音

类型	产生机理	听诊特点	听诊部位
支气管呼吸音	呼吸时气流经声门、气管、主支气管形成湍流所产生的声音	似抬舌后经口腔呼气发出的"哈—"音,特点为吸气时相短,呼气时相长而强,音调较高	正常可在喉部、胸骨上窝、背部第6、7颈椎及第1、2胸椎附近听到
肺泡呼吸音	呼吸时气流进出肺泡所致,吸气时气流由气管经支气管进入肺泡,肺泡由松弛变为紧张状态,呼气时又由紧张变为松弛,肺泡的这种弹性变化和气流震动所产生的声音	似上齿咬下唇吸气时发出的"夫—"音。特点为吸气时相较呼气时相长而强	正常人除支气管呼吸音和支气管肺泡呼吸音分布部位外,大部分肺部都可听到肺泡呼吸音
支气管肺泡呼吸音	兼有支气管呼吸音与肺泡呼吸音的特点	吸气音的性质与肺泡呼吸音相似,但音调较高,音响较强;呼气音的性质与支气管呼吸音相似,但音调较低、音响较弱、时间较短吸气时相与呼气时相大致相等	正常人于胸骨角附近、肩胛间区第3、4胸椎水平及肺尖前后部可听到支气管肺泡呼吸音

正常肺泡呼吸音的强弱与被评估者的年龄、性别、呼吸深浅、肺组织弹性大小和胸壁厚薄有关。儿童肺泡呼吸音较老年强;男性较女性强;在肺组织较厚、胸壁较薄的部位如乳房下部、肩胛下部和腋窝下部,肺泡呼吸音较强;肺尖和肺下缘区域则较弱;此外,瘦长者较矮胖者肺泡呼吸音为强。

考点提示:异常呼吸音的听诊特点及临床意义

2. 异常呼吸音　见表5-9所示。

表5-9　异常呼吸音临床意义

	变化类型	临床意义
异常肺泡呼吸音	肺泡呼吸音减弱或消失	①局部或一侧肺泡呼吸音减弱或消失见于胸腔积液、气胸、支气管阻塞、肺不张、胸膜增厚、肋骨骨折、肋间神经痛等;②双侧肺泡呼吸音减弱或消失见于全身衰竭、重症肌无力、肺气肿等;③膈肌麻痹引起肺泡呼吸音减弱可为单侧或双侧
	肺泡呼吸音增强	①双侧肺泡呼吸音增强见于发热、运动、情绪紧张、贫血、代谢功能亢进和代谢性酸中毒等;②一侧肺泡呼吸音增强见于肺组织病变,使健侧肺通气量增强引起代偿性肺泡呼吸音增强
	呼气音延长	见于阻塞性肺气肿、慢性支气管炎、支气管哮喘等(下呼吸道部分阻塞导致呼气的阻力增加或由于肺泡弹性回缩力减弱所致)
	呼吸音粗糙	见于支气管或肺部炎症的早期
异常支气管呼吸音	指在正常肺泡呼吸音区域听到支气管呼吸音,又称管状呼吸音	①肺组织实变;②肺内大空腔,多见于肺结核空洞或肺脓肿;③压迫性肺不张

3. 啰音 是呼吸音以外的附加音,正常情况下并不存在。按其性质不同可分为干啰音、湿啰音(图 5 - 27)。

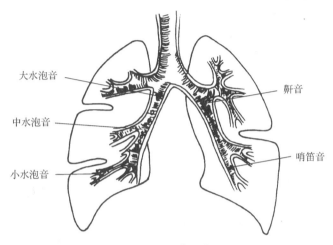

图 5 - 27 啰音示意图

(1) 干啰音:低调干啰音,如鼾音,似熟睡中的鼾声,多发生于气管、主支气管部位;高调干啰音,有哮鸣音、哨笛音等,多发生在较小的支气管或细支气管。

①产生机理:气流通过狭窄或部分阻塞的气道时产生湍流所发出的声音。气道狭窄或部分阻塞的病理因素有:a. 气管、支气管炎症使管壁黏膜充血、水肿和分泌物增加;b. 支气管平滑肌痉挛;c. 管腔内异物、分泌物或肿瘤部分阻塞;d. 管壁外肿大的淋巴结或肿瘤压迫。

②听诊特点:a. 为一种持续时间较长、带乐性的呼吸附加音,音调较高;b. 吸气与呼气均可听到,但以呼气时明显;c. 强度、性质和部位容易改变,在瞬间内数量可明显增减。发生在主支气管以上大气道的干啰音,有时不用听诊器也可听到,称为喘鸣。

ER-5-2 扫一扫,会多点
(音频:鼾音)mp3

ER-5-3 扫一扫,会多点
(音频:哮鸣音)mp3

③临床意义:a. 局限分布为支气管狭窄所致,见于支气管内膜结核、肿瘤等;b. 满布两肺见于支气管哮喘、慢性支气管炎、阻塞性肺气肿和心源性哮喘等。

(2) 湿啰音:可分为大、中、小水泡音和捻发音。

①产生机理:吸气时气流通过气道内的较稀薄分泌物如渗出液、痰液、血液、黏液、脓液等形成的水泡破裂所产生的声音。a. 大水泡音主要发生于气管、主支气管或空洞部位;b. 中水泡音主要发生于中等大小支气管部位;c. 小水泡音主要发生于细支气管或肺泡部位。

②听诊特点:a. 为断续而短暂的声音,一次常连续多个出现;b. 呼气和吸气均可听到,

但多见于吸气相,以吸气末最清楚;b. 部位较固定,性质不易变化;c. 中小水泡音可同时存在;d. 咳嗽后可减轻或消失。

③临床意义:a. 大水泡音多见于支气管扩张、肺空洞、肺水肿、昏迷或濒死病人;b. 中水泡音多见于支气管炎、支气管肺炎;c. 小水泡音多见于细支气管炎、支气管肺炎、肺淤血等;d. 捻发音多见于正常老年人或长期卧床者,一般无特殊临床意义,持续存在的捻发音见于肺淤血或肺炎早期;e. 肺部局限性湿啰音仅提示该处局部病变,如肺炎、肺结核或支气管扩张等;f. 两侧肺底部湿啰音多见于支气管肺炎或左心功能不全所致的肺淤血;g. 两肺满布湿啰音多见于急性肺水肿、严重支气管肺炎。

4. 语音共振　语音共振产生机制与语音震颤类似,但较触诊更敏感。其临床意义同语音震颤。

5. 胸膜摩擦音　产生机理及临床意义同胸膜摩擦感,其听诊特点似在耳边用两个手背相互摩擦的声音,也有的像丝绸品的摩擦音或如擦纸的声音等,吸气和呼气时均可听到,以吸气末或呼气开始最为明显,屏止呼吸即消失。可发生于任何部位,但最多见于肺脏移动范围较大的部位,如腋中线下部。见于纤维素性胸膜炎、肺梗死、胸膜肿瘤、尿毒症、严重脱水致胸膜高度干燥等。

ER-5-4　扫一扫,会多点
(音频:大水泡音)mp3

ER-5-5　扫一扫,会多点
(音频:异常胸膜摩擦音)mp3

考点提示:肺与胸膜常见疾病的胸部体征及临床意义

五、常见呼吸系统疾病的胸部体征

见表5-10所示。

表5-10　常见呼吸系统疾病胸部体征表

	视诊		触诊		叩诊	听诊	
	胸廓外形	呼吸运动	气管位置	语颤	叩诊音	呼吸音	啰音
大叶性肺炎(肺实变)	对称	患侧减弱	居中	患侧增强	浊音或实音	异常支气管呼吸音	湿啰音
肺不张	患侧凹陷	患侧减弱	移向患侧	消失或减弱	浊音或实音	消失或减弱	无
肺气肿	桶状胸	两侧减弱	居中	两侧减弱	过清音	减弱	多无
胸膜增厚	患侧凹陷	患侧减弱	移向患侧	减弱	浊音	减弱	无
胸腔积液	患侧饱满	患侧减弱或消失	推向健侧	减弱或消失	浊音或实音	消失或减弱	无
胸腔积气	患侧饱满	患侧减弱或消失	推向健侧	减弱或消失	鼓音	减弱或消失	无

六、心脏评估

心脏评估按视、触、叩、听诊的顺序进行。评估时光线最好来自左侧,环境要安静、温暖。

(一)视诊

考点提示:正常心尖搏动位置;心尖搏动改变及临床意义

1. **心前区有无隆起** 正常人心前区外形与右侧相应部位对称。先天性心脏病或儿童期即患心脏病且伴心脏显著增大者心前区可隆起;大量心包积液时,心前区外观显得饱满。

2. **心尖搏动** 心尖主要由左心室构成,心脏收缩时,心尖冲击心前区,可引起局部肋间组织向外搏动,称为心尖搏动。

(1)正常心尖搏动:正常人心尖搏动位于胸骨左侧第 5 肋间隙锁骨中线内侧 0.5～1.0 cm 处,搏动范围的直径为 2.0～2.5 cm。肥胖或女性乳房垂悬时则不易看见。

(2)心尖搏动的改变:心尖搏动的改变有生理因素和病理因素两种情况影响,主要表现在位置、强弱和范围等方面变化。

①生理因素影响见表 5-11 所示。

表 5-11 生理因素对心尖搏动的影响

体位或体型	心尖搏动改变
仰卧位时	心尖搏动稍向上移
左侧卧位时	心尖搏动可左移 2～3 cm
右侧卧位时	心尖搏动可向右移 1.0～2.5 cm
矮胖体型者	心尖搏动向外上方移位可达第 4 肋间
瘦长体型者	心尖搏动向下移位可达第 6 肋间

②病理因素影响见表 5-12 所示。

表 5-12 病理因素对心尖搏动的影响

病理因素		心尖搏动改变
心脏疾病	左心室增大	心尖搏动向左下移位
	右心室增大	心尖搏动向左移位
	右位心	心尖搏动在胸骨右侧第 5 肋间锁骨中线内 0.5～1 cm 处
胸部疾病	一侧胸腔积液或气胸	心尖搏动移向健侧
	一侧肺不张或胸膜粘连	心尖搏动移向患侧
	左侧胸腔大量积液或肺气肿	心尖搏动减弱或消失
腹部疾病	大量腹水或腹腔巨大肿瘤	心尖搏动向上移位

(3)心尖搏动强度改变:心尖搏动增强见于剧烈运动、情绪激动、消瘦、左心室增大、甲状腺功能亢进、发热和贫血时;心尖搏动减弱见于肥胖、女性乳房垂悬或肋间隙变窄、心肌炎、心肌梗死时;心包积液时心尖搏动减弱或消失。

3. 心前区异常搏动 剑突下搏动可见于肺气肿伴右心室肥大、腹主动脉瘤等。消瘦或腹壁薄而凹陷者,正常腹主动脉搏动传导也可出现剑突下搏动。右心室肥大时,胸骨左缘第3～4肋间可见搏动。少数正常青年人或肺动脉高压时可出现胸骨左缘第2肋间搏动。

（二）触诊

触诊是为进一步验证视诊所见、并可发现视诊未能察觉的体征的方法。通常以右手全手掌、手掌尺侧或食指、中指、无名指并拢以指腹触诊。触诊的主要内容包括三个方面。

1. 心尖搏动及心前区搏动 进一步确定心尖搏动的位置、强弱和范围较视诊更为准确。触诊感觉到的心尖搏动标志着心室收缩期的开始,可以此确定震颤、心音和杂音出现的时期。心前区其他部位触到搏动意义同视诊。

> 考点提示：触到心前区震颤提示有器质性心脏病

2. 震颤（又称猫喘） 是指用手触诊时感觉到的一种细微震动感。震颤具有重要临床意义,触到震颤即提示有器质性心血管病,多见于心脏瓣膜狭窄及某些先天性心脏病。瓣膜关闭不全时震颤较少出现。按震颤出现的时期,可分为收缩期、舒张期和连续性震颤。

震颤发生的机制与杂音相同,是由于血流经狭窄瓣膜口或循不正常通道流动产生湍流,使瓣膜、心壁或大血管壁产生振动传到胸壁所致。一般来说,震颤的强弱与瓣膜狭窄程度、血流速度和心脏两腔室之间压力差的大小呈正比。如瓣膜狭窄越重,震颤越强,但过度狭窄反而无震颤。

3. 心包摩擦感 是指一种与胸膜摩擦感相似的心前区摩擦震动感。在胸骨左缘第4肋间处最易触及,因心脏在此处不被肺覆盖,且接近胸壁,坐位前倾或呼气末明显,收缩期和舒张期均可触到,见于心包膜炎症。当心包渗液增多时,摩擦感则消失。

（三）叩诊

> 考点提示：心脏叩诊方法及注意事项

心脏叩诊是用于确定心界,判断心脏（包括所属的大血管）的大小、形状以及在胸腔中位置的重要方法。一般叩心界是指叩心脏相对浊音界,因为它所代表的是心脏实际大小。

1. 心脏叩诊方法及注意事项 心脏叩诊时使用间接叩诊法。一般先叩左界,后叩右界,由下而上,由外而内,叩至由清音变为浊音时,表明已达心脏相对浊音界。

叩诊时,被评估者坐位,评估者左手板指与心缘平行,仰卧位时与肋间平行,用力要均匀,尽可能轻叩。叩心左界时,从心尖搏动外2～3 cm处由外向内叩,如此自下而上逐一肋间进行直至第2肋间;叩心右界时,先叩出肝浊音界的上界,自肝浊音界上界的上一肋间（通常为右锁骨中线上第5肋间）开始,由外向内叩出浊音界,依次逐一肋间进行上移至第2肋间止,并用笔分别做标记。然后用尺测量前正中线至各标记点的垂直距离,叩出的此界即为心脏相对浊音界,代表心脏实际大小和形状。当越过浊音再继续向内叩诊音由浊音变为实音表示已达心脏不被肺覆盖的部分,则此界称为心脏绝对浊音界,主要反映右心室大小,再测量左锁骨中线距正中线的距离（图5-28）。

> 考点提示：正常心脏浊音界大小;心脏浊音界改变及临床意义

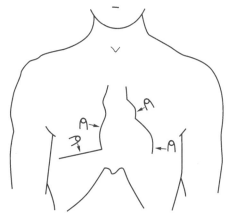

图 5 - 28　叩诊心脏相对浊音界时板指的位置

2. 正常心浊音界（相对浊音界）　正常人心右界几乎与胸骨右缘相合，在第 4 肋间处向外稍偏离胸骨右缘，心左界在第 2 肋间几乎与胸骨左缘一致，第 3 肋间以下逐渐向左下形成向外凸起的弧形达第 5 肋间。正常人心脏相对浊音界与前正中线的距离见图 5 - 29 及表 5 - 13。心浊音界各部的组成见图 5 - 30。

表 5 - 13　正常人心脏相对浊音界

右界（cm）	肋间	左界（cm）
2～3	Ⅱ	2～3
2～3	Ⅲ	3.5～4.5
3～4	Ⅳ	5～6
	Ⅴ	7～9

（正常成人左锁骨中线距前正中线 8～10 cm）

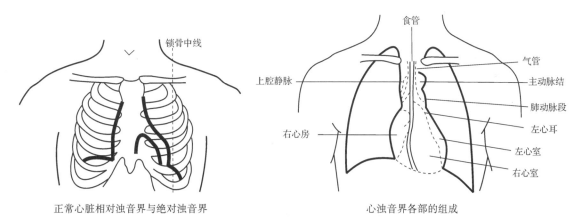

正常心脏相对浊音界与绝对浊音界　　　　　　心浊音界各部的组成

图 5 - 29　正常心脏相对浊音界及各部的组成示意图

考点提示：梨形心、靴形心、普大心、三角烧瓶形心的特征

3. 心脏浊音界的改变及其临床意义　心脏相对浊音界的大小、形态、位置可因心脏疾病或心外疾病而发生改变。

（1）心脏疾病：见表5-14所示。

表5-14　心脏疾病致心脏相对浊音界改变

病理因素	心脏浊音界改变	临床意义
左心房与肺动脉扩大	心腰部饱满或膨出，使心浊音界外形呈梨形（图5-30）	多见于二尖瓣狭窄
左心室增大	心浊音界向左下扩大，心腰部加深由钝角变为近似直角，使心浊音界外形呈靴形（图5-30）	见于主动脉瓣关闭不全、高血压性心脏病
右心室增大	右心室轻度增大时，心脏绝对浊音界增大；显著增大时，心脏相对浊音界向左右扩大，以向左扩大明显	多见于肺心病
左右双心室增大	心浊音界向两侧扩大，且左界向下扩大，呈普大型心	多见于扩张型心肌病、重症心肌炎、克山病和全心功能不全等
心包积液	心界向两侧扩大，且心界外形随体位改变而发生改变。坐位时心浊音界呈三角烧瓶形；仰卧位时心底部浊音界明显增宽（图5-31）	见于心包积液

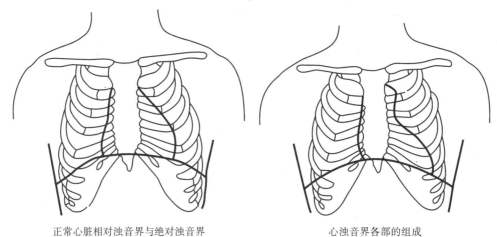

正常心脏相对浊音界与绝对浊音界　　　　　心浊音界各部的组成

图5-30　梨形心和靴形心

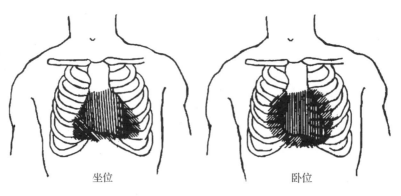

坐位　　　　　　　　　　卧位

图5-31　心包积液的心浊音界改变

（2）心外疾病：肺气肿时，心浊音界缩小，甚至叩不出；大量胸腔积液和胸腔积气时，心界在患侧叩不出，健侧心界向外移位；腹腔大量积液、腹腔巨大肿瘤、妊娠末期，使膈肌上升，心脏呈横位，叩诊时心浊音界扩大。

（四）听诊

听诊内容包括心率、心律、心音、杂音、心包摩擦音等。为了便于辨别心音或杂音，有时需要让被评估者改变体位，做深吸气或深呼气，或病情允许时可做适当运动。

◆ 考点提示：心脏四个瓣膜听诊区的位置

1. 心瓣膜听诊区　心脏各瓣膜开放与关闭时产生的声音，沿血流方向传至体表，听诊最清楚的部位即为该瓣膜听诊区。与各瓣膜的解剖位置不完全一致，传统的心瓣膜听诊区为四个瓣膜五个区（表5-15、图5-32）。

表5-15　心脏瓣膜听诊区

心瓣膜听诊区	体表部位
二尖瓣区	位于心尖部，即胸骨左侧第5肋间锁骨中线稍内侧。心脏增大或心尖搏动移位时，可选择心尖搏动最强点听诊
三尖瓣区	胸骨体下端左缘，即胸骨左缘第4、5肋间
主动脉瓣区	主动脉瓣第一听诊区在胸骨右缘第2肋间。主动脉瓣第二听诊区在胸骨左缘第3、4肋间，主动脉瓣关闭不全所致的舒张期杂音在此区听诊较清晰
肺动脉瓣区	胸骨左缘第2肋间

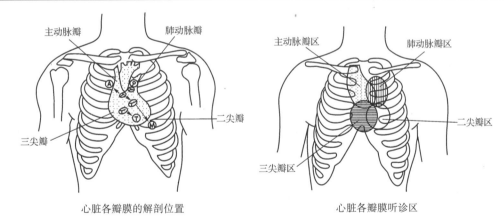

图5-32　心脏各瓣膜位置及听诊区

听诊顺序可沿逆时针方向进行，即由二尖瓣区开始→肺动脉瓣区→主动脉瓣区→主动脉瓣第二听诊区→三尖瓣区。也可按病变好发部位的次序进行，即由二尖瓣区开始→主动脉瓣区→主动脉瓣第二听诊区→肺动脉瓣区→三尖瓣区。

2. 听诊内容　包括心率、心律、心音、额外心音、杂音和心包摩擦音。

（1）心率：为每分钟心跳的次数。正常成人心率范围为60～100次/min，大多为60～80次/min，女性稍快，老年人偏慢，3岁以下儿童多在100次/min以上。成人心率低于60次/min称为窦性心动过缓；心率超过100次/min（一般不超过150次/min）、婴幼儿心率超过150次/min，称为窦性心动过速。

┌───┐
│ 考点提示:期前收缩与心房颤动的特点及临床意义   │
└───┘

（2）心律:为心脏跳动的节律。正常成人心跳节律规整,临床上儿童和部分青年的心律吸气可增快,呼气可减慢,这种随呼吸而出现的心律不齐称为窦性心律不齐,一般无临床意义。临床上最常见的心律失常是期前收缩和心房颤动（表 5-16）。

表 5-16 期前收缩与心房颤动的特点及临床意义

心律失常类型	听诊特点	临床意义
期前收缩	在规则心律基础上提前出现的心跳,其后有一较长间歇,使基本心律发生紊乱。期前收缩有第一心音明显增强,第二心音减弱	见于器质性心脏病、洋地黄中毒、电解质紊乱,也可见于正常人
心房颤动	①心室律快慢不一;②心室律绝对不规则;③第一心音强弱不等;④细脉	见于二尖瓣狭窄、甲状腺功能亢进、冠心病等

ER-5-6 扫一扫,"学"多点
（音频:二联律）mp3

ER-5-7 扫一扫,"学"多点
（音频:心房颤动）mp3

ER-5-8 扫一扫,"学"多点
（音频:正常心音）mp3

┌───┐
│ 考点提示:正常心音的听诊特点   │
└───┘

（3）正常心音:正常心音有四个,按其在心动周期中出现的先后,依次命名为第一心音（S_1）、第二心音（S_2）、第三心音（S_3）和第四心音（S_4）,其听诊特点见表 5-17 所示。

表 5-17 正常心音

正常心音	产生机理	听诊特点	临床意义
第一心音（S_1）	主要是心室收缩开始时,房室瓣骤然关闭引起的振动所致	①音调较低,强度较响;②性质较钝;③持续时间较长（约 0.1 s）;④与心尖搏动同时出现;⑤心尖部听诊最强且最清晰	标志着心室收缩期的开始
第二心音（S_2）	主要是心室舒张期开始时,半月瓣骤然关闭引起的振动所致	①音调较高,强度较 S_1 低;②性质清脆;③持续较短（约 0.08 s）;④在心尖搏动之后出现;⑤心底部听诊最强且最清晰（一般 A2 在主动脉瓣区听诊清楚,P2 在肺动脉瓣区听诊最清楚。正常情况下,青少年 P2>A2,成年人 A2=P2,老年人则 A2>P2）	标志着心室舒张期的开始

续表 5 - 17

正常心音	产生机理	听诊特点	临床意义
第三心音（S₃）	心室舒张早期血液自心房急速流入心室，使心室壁、乳头肌、腱索产生振动所致	在第二心音之后 0.12～0.18 s，第三心音听诊特点为轻而低调，短而弱，在心尖部及其上方听及	部分正常儿童和青少年可听到
第四心音（S₄）	是指由于心房肌收缩的振动所致	在第一心音开始前 0.1 s 出现，正常情况下此音特点为低调、沉浊、很弱很弱，一般听不到	病理情况下可在心尖部及其内侧听到，称为房性或收缩期前奔马律

考点提示：心音强度改变及临床意义

（4）心音改变：包括心音强度及性质改变、心音分裂。

①心音强度的改变：见表 5 - 18 所示。

表 5 - 18　心音强度改变及临床意义

心音强度改变	临床意义
S₁ 增强	见于二尖瓣狭窄瓣膜尚未钙化僵硬时、高热、甲状腺功能亢进等
S₁ 减弱	见于二尖瓣关闭不全、心肌炎、心肌病、心肌梗死和左心衰竭等
S₁ 强弱不等	见于心房颤动、室性心动过速、频发室性期前收缩及Ⅲ度房室传导阻滞等
第二心音增强	主要是主动脉内压增高或肺动脉内压增高，A2 增强主要见于高血压、主动脉粥样硬化；P2 增强主要见于二尖瓣狭窄、二尖瓣关闭不全、左心衰竭
第二心音减弱	主要是主动脉内压降低或肺动脉内压降低。A2 减弱主要见于主动脉瓣狭窄或关闭不全；P2 减弱主要见于肺动脉瓣狭窄或关闭不全
S₁、S₂ 同时增强	见于心脏活动增强时，如情绪激动、劳累、贫血等
S₁、S₂ 同时减弱	见于心肌炎、心肌病、心肌梗死、心功能不全等，心包积液、左侧胸腔大量积液、肺气肿、休克等

ER-5-9　扫一扫，"学"多点
（音频：第一心音增强）mp3

ER-5-10　扫一扫，"学"多点
（音频：第一心音减弱）mp3

ER-5-11　扫一扫，"学"多点
（音频：第二心音 A2 增强）mp3

ER-5-12　扫一扫，"学"多点
（音频：第二心音 A2 减弱）mp3

ER-5-13　扫一扫，"学"多点
（音频：第二心音 P2 增强）mp3

ER-5-14　扫一扫，"学"多点
（音频：第二心音 P2 减弱）mp3

ER-5-15　扫一扫,"学"多点
（音频：S_1、S_2 同时增强)mp3

ER-5-16　扫一扫,"学"多点
（音频：S_1、S_2 同时减弱)mp3

ER-5-17　扫一扫,"学"多点
（音频：钟摆律)mp3

②心音性质改变：心肌严重受损时,第一心音失去其原有特征而与第二心音相似,同时多有心率增快,听诊犹如钟摆"滴答"声,称钟摆律,因此音酷似胎儿心音,故又称胎心律,为重症心肌炎和急性心肌梗死的重要体征。

知 识 链 接

心音分裂是指心脏听诊时出现一个心音分成两个心音的现象。可有第一心音分裂和第二心音分裂,临床上以第二心音分裂较常见。生理性分裂多见于正常儿童和青年,病理性分裂多见于器质性心脏病。

（5）额外心音：是指在正常心音之外出现的病理性附加心音。常见的额外心音有奔马律、二尖瓣开放拍击音、心包叩击音等。其中以舒张早期奔马律最多见,临床意义也较大（表 5 - 19）。

表 5 - 19　额外心音及临床意义

额外心音	听诊特点	临床意义
舒张早期奔马律	在心率增快时（＞100 次/min）,与原有的 S_1、S_2 组成的节律,犹如马奔跑的蹄声。在 S_2 之后出现,音调较低,强度较弱,以心尖部及呼气末听诊最明显	多见于心力衰竭、急性心肌梗死、扩张性心肌病、心肌炎、高血压病等,是心室肌严重受损的重要体征。心功能好转后奔马律可消失
二尖瓣开放拍击音	在 S_2 之后 0.07 s 出现,高调、响亮、短促、清脆	见于二尖瓣狭窄,提示瓣膜弹性尚好

考点提示：二尖瓣开放拍击音见于二尖瓣狭窄,提示瓣膜弹性尚好

考点提示：舒张早期奔马律是心室肌严重受损的重要体征

（6）心脏杂音：是指除心音和额外心音以外的一种夹杂音，其特点是持续时间较长，可与心音完全分开或连续，甚至完全掩盖心音。

①杂音的产生机制：正常血流呈层流，由于血流速度加快、异常血流通道、管径异常或血液黏度改变，使血流紊乱产生湍流，致心脏壁或血管壁产生振动而在相应部位产生杂音（图 5－33）。

ER-5-18　扫一扫，"会"多一点
（音频：舒张早期奔马律）mp3

考点提示：心脏杂音听诊要点；各瓣膜区杂音的临床意义

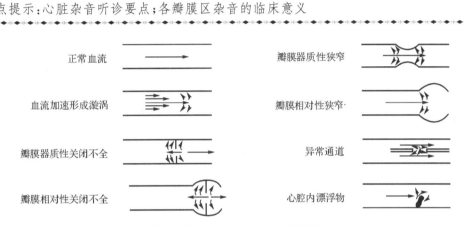

正常血流　　　　　　　　　　瓣膜器质性狭窄

血流加速形成漩涡　　　　　　瓣膜相对性狭窄

瓣膜器质性关闭不全　　　　　异常通道

瓣膜相对性关闭不全　　　　　心腔内漂浮物

图 5－33　杂音的产生机制示意图

②杂音的听诊要点：听取杂音时，应注意分析杂音出现的时期、性质、最响部位、强度、传导方向等，以判断杂音的临床意义。

a. 时期：分为收缩期杂音、舒张期杂音、连续性杂音。一般舒张期和连续性杂音为器质性杂音，收缩期杂音可为功能性，也可为器质性，应注意区分。

b. 最响部位：杂音的最响部位与病变部位和血流方向有关。一般来说杂音在某瓣膜听诊区最响，病变就在该区相应的瓣膜。

c. 强度：收缩期杂音强度通常采用 Levine 六级分级法（表 5－20）。

表 5－20　心脏收缩期杂音分级

级别	临床意义
1 级	最轻微的杂音，占时短，需在安静环境下仔细听才能听出
2 级	较易听出的弱杂音
3 级	将听筒置于胸壁上即可听出较响亮杂音
4 级	响亮的杂音
5 级	很响亮的杂音，只需听诊器胸件一半边缘接触胸壁，即能清楚地听到
6 级	极响的杂音，听诊器的胸件稍离开胸壁一定距离，也能听到杂音

一般 2 级以下收缩期杂音多为功能性杂音，常无病理意义；3 级以上收缩期杂音多为病理性，但仍应结合杂音性质、粗糙程度、传导情况等判定。

d. 性质：杂音的性质常以隆隆样、吹风样、叹气样、机器样、乐音样等来形容。按音调高低又可分为粗糙和柔和两种。一般功能性杂音较柔和,器质性杂音多较粗糙。

e. 传导方向:杂音一般顺着产生杂音的血流方向传导,也可经周围组织向四周传导。杂音越响则传导越广。根据杂音的最响部位及其传导方向有助于判断杂音的来源。

考点提示:功能性与器质性收缩期杂音鉴别要点

③各瓣膜区杂音的临床意义:根据杂音的听诊要点,杂音可分为功能性和器质性。通常舒张期杂音和连续性杂音均为器质性杂音,收缩期杂音可有功能性与器质性,故两者的鉴别具有重要意义(表 5 - 21)。

表 5 - 21　功能性与器质性收缩期杂音鉴别要点

	功能性收缩期杂音	器质性收缩期杂音
部位	心尖部或肺动脉瓣区	可发生各瓣膜区
强度	2/6 级以下	3/6 级以上
性质	柔和、吹风样	粗糙、吹风样
传导	局限	范围较广
持续时间	短促	较长
心脏大小	正常	心房和(或)心室增大

知 识 链 接

杂音与体位、运动、呼吸的关系:改变体位可使某些杂音的强度发生变化,如前倾坐位使主动脉瓣关闭不全的舒张期杂音更明显;左侧卧位可使二尖瓣舒张期杂音更明显;运动时心率加快,心排血量增加,可使器质性杂音增强。此外,呼吸可使心脏的位置及左、右心室的排血量发生变化,从而影响杂音的强度,如深吸气时右心发生的杂音增强,深呼气时左心发生的杂音增强。

(7) 心包摩擦音:产生机制和临床意义同心包摩擦感。听诊特点为性质粗糙,呈搔抓样,与心跳一致,在心脏收缩期和舒张期均可听到,屏气时摩擦音仍存在。通常在胸骨左缘第 3、4 肋间最响,坐位前倾、屏气时更明显。

ER-5-19　扫一扫,"学"多点　　　　ER-5-20　扫一扫,"学"多点　　　　ER-5-21　扫一扫,"学"多点
(音频:收缩期杂音)mp3　　　　(音频:舒张期杂音)mp3　　　　(音频:吹风样杂音)mp3

ER-5-22　扫一扫,"学"多点　　　　ER-5-23　扫一扫,"学"多点
（音频:隆隆样杂音)mp3　　　　　　（奇脉产生机理)

七、周围血管评估

考点提示:水冲脉、交替脉、奇脉的临床特点及临床意义

周围血管评估包括对动脉、静脉和毛细血管的评估,可通过视、触、听诊进行,本节主要叙述脉搏、血压、周围血管征的评估内容。

（一）脉搏

脉搏测量方法和正常值范围详见《护理学基础》。常见异常脉搏列表说明见表5-22。

表5-22　异常脉搏及临床意义

异常脉搏	临床特点	临床意义
水冲脉	脉搏骤起骤落,急促而有力,将被评估者手臂抬高过头,并紧握其腕部掌面,仍感到急促有力的冲击	是由于脉压增大所致。多见于严重贫血、主动脉瓣关闭不全、甲状腺功能亢进
交替脉	脉搏一强一弱交替出现而节律正常	是由于心室收缩强弱交替所致,提示心肌严重受损,为左室衰竭的重要体征。多见于左心功能不全、高血压性心脏病、急性心肌梗死等
奇脉	吸气时脉搏显著减弱甚至消失	多见于心包积液和缩窄性心包炎,是心包填塞的重要体征之一
无脉	脉搏消失	多见于严重休克和多发性大动脉炎

（二）血压

血压测量方法及正常值详见《护理学基础》。

（三）周围血管征

见表5-23所示。

表5-23　周围血管征及临床意义

周围血管征	临床特点	临床意义
毛细血管搏动征	用手指轻压患者指甲末端,或以玻片轻压口唇黏膜,受压部分的边缘有红、白交替节律性搏动	多见于主动脉瓣关闭不全、甲状腺功能亢进、严重贫血
射枪音	将听诊器体件置于肱动脉或股动脉处,可闻及与心跳一致的一种短促如射枪的声音	主要见于主动脉瓣关闭不全

周围血管征	临床特点	临床意义
Duroziez 双重杂音	将听诊器置于股动脉上,稍加压力,可听到收缩期与舒张期均出现的杂音,呈吹风样,称 Duroziez 双重杂音	见于主动脉瓣关闭不全、甲状腺功能亢进、严重贫血患者

（童晓云）

第六节 腹部评估

导入情景:

　　患者,女,45 岁,因腹胀 1 个月入院,临床诊断为"肝硬化腹水"。

　　请思考:

　　1. 腹部评估内容有哪些?

　　2. 该病人腹部评估时可能出现哪些阳性体征?

　　腹部范围上至膈肌、下至骨盆,由腹壁、腹腔及腹腔内脏器构成。评估方法为视诊、触诊、叩诊、听诊。其中以触诊最为重要和常用,且较难掌握,应注意加强练习。

一、腹部体表标志及分区

　　为了能准确描述腹部病变及腹腔脏器的位置、范围,常需借助于腹部的自然体表标志和人工划线、分区。因此,应注意学习和掌握。

(一)腹部体表标志及人工划线

　　常用的腹部体表标志有:剑突、肋弓下缘(左、右)、腹上角(为两侧肋弓间的夹角)、脐、腹直肌外缘(左、右)、腹股沟韧带(左、右)、耻骨联合、髂前上棘(左、右)、肋脊角(左、右,为背部第 12 肋骨与脊柱的夹角)、腹中线(为前正中线的延续)等(图 5 - 34)。

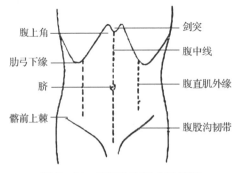

图 5 - 34 腹部体表标志示意图

（二）腹部分区

1. 四区法　通过脐各作一条水平线和垂直线,将腹部分为左上腹部、右上腹部、左下腹部、右下腹部四个区域(图 5－35)。

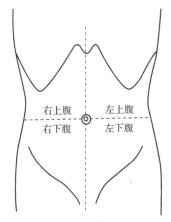

图 5－35　腹部四区分区法

2. 九区法　更为精确,在临床上常用。通过两侧肋弓下缘作一连线、两侧髂前上棘作一连线,再通过左、右髂前上棘与腹中线的中点各作一条垂直线,四线相交后,将腹部分为左、右上腹部(左、右季肋部),左、右侧腹部(左、右腰部),左、右下腹部(左、右髂部),上腹部,中腹部(脐部),下腹部(耻骨上部)九个区域。各区域内所包含的主要脏器如下:

（1）右上腹部:肝右叶、胆囊、右肾、右肾上腺、结肠肝曲。

（2）上腹部:肝左叶、胃、胰头、胰体、十二指肠、横结肠、腹主动脉、大网膜。

（3）左上腹部:胃、脾、胰尾、左肾、左肾上腺、结肠脾曲。

（4）右侧腹部:升结肠、空肠、右肾。

（5）中腹部:十二指肠、空肠、回肠、下垂的胃及横结肠、肠系膜、输尿管、腹主动脉、大网膜、淋巴结。

（6）左侧腹部:降结肠、空肠、回肠、左肾。

（7）右下腹部:回肠下端、阑尾、盲肠、女性右侧卵巢和输卵管、大网膜、男性右侧精索、淋巴结。

（8）下腹部:回肠、乙状结肠、输尿管、充盈的膀胱、增大的女性子宫。

（9）左下腹部:乙状结肠、女性左侧卵巢和输卵管、男性左侧精索、淋巴结(图 5－36)。

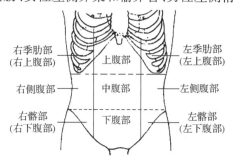

图 5－36　腹部九区分区法

二、视诊

(一)腹部外形

正常人平卧时,正力型者腹部平坦,即前腹壁大致与肋缘至耻骨联合所组成的平面在同一水平面上或略低;婴幼儿及超力型者腹部饱满,即前腹壁稍高于肋缘至耻骨联合所组成的平面;老年人及无力型者腹部低平,即前腹壁稍低于肋缘至耻骨联合所组成的平面。

1. 腹部膨隆 　评估者平卧时,其前腹壁明显高于肋缘至耻骨联合所组成的平面。

(1)全腹膨隆:生理情况可见于晚期妊娠女性及肥胖者等。病理情况可见于:①大量腹腔积液:由于液体有向低处流动的特性,致被评估者平卧时液体积聚于腹腔两侧,致腹部外形平、宽,似青蛙腹部,称蛙腹。腹部外形可随体位变化而改变。常见于结核性腹膜炎、肝硬化门脉高压症、严重心力衰竭、缩窄性心包炎、肾病综合征、腹膜转移癌等。②腹腔内巨大包块,如巨大卵巢囊肿、畸胎瘤等。③腹膜腔积气:腹部呈球形,其外形不随体位变化而改变。见于胃肠穿孔、治疗性人工气腹等。④胃肠道积气:见于各种原因所致的肠梗阻、肠麻痹等。⑤腹膜炎症或肿瘤浸润:腹部呈尖凸状,称尖腹。

全腹膨隆者,尤其是有大量腹腔积液者,应注意测量其腹围,以利于观察腹部内容物的变化。方法为用软尺经脐绕腹部一周测量,所测得的数值,即为腹围。

(2)局部膨隆:常见于相应部位腹腔内脏器肿大、炎性包块、肿瘤等。如上腹部膨隆常见于胃癌、急性胃扩张、幽门梗阻、胰腺肿瘤或囊肿等;右上腹部膨隆常见于肝癌、肝脓肿、肝淤血等所致的肝脏肿大、胆囊肿大、结肠肝曲肿瘤等;左上腹部膨隆常见于疟疾、慢性粒细胞性白血病等所致的脾脏肿大、结肠脾曲肿瘤等;脐部膨隆常见于脐疝、炎性包块等;下腹部膨隆常见于增大的子宫、膀胱等;右下腹部膨隆常见于阑尾周围脓肿、肠结核、克罗恩病等;左下腹部膨隆常见于降结肠和乙状结肠肿瘤等。

2. 腹部凹陷 　评估者平卧时,其前腹壁明显低于肋缘至耻骨联合所组成的平面。

(1)全腹凹陷:主要见于明显消瘦、严重脱水、慢性消耗性疾病等。严重者呈舟状腹,指前腹壁明显下陷,几乎贴近脊柱,致腹弓、髂嵴、耻骨联合明显显露,使腹部外形如舟状,常见于严重结核病、恶性肿瘤等慢性消耗性疾病。当发生严重吸气性呼吸困难时,腹部尤其是腹上角可于吸气时明显凹陷。

(2)局部凹陷:少见。常见于腹部术后瘢痕收缩等。

(二)呼吸运动

正常儿童及男性以腹式呼吸为主,女性以胸式呼吸为主。腹式呼吸减弱常见于腹膜炎症、大量腹腔积液、巨大腹腔肿瘤、急性腹痛、妊娠后期等。腹式呼吸消失常见于急性胃肠穿孔等所致急性弥漫性腹膜炎、膈肌麻痹等。腹式呼吸增强少见,可见于癔症、大量胸腔积液或气胸等胸腔疾病。

> 考点提示:腹壁静脉曲张的临床意义

(三)腹壁静脉

正常人腹壁静脉通常不显露,但皮肤白皙或消瘦者隐约可见。正常人在脐水平线以上的腹壁静脉血流自下而上经胸壁静脉和腋静脉流入上腔静脉;脐水平线以下的腹壁静脉血流自上而下经大隐静脉流入下腔静脉。

腹壁静脉曲张指腹壁静脉明显显露，并且血管变粗、迂曲。常见于肝硬化门脉高压症、上腔静脉阻塞综合征、下腔静脉阻塞综合征等所引起的腹壁静脉侧支循环形成。如有腹壁静脉曲张，应注意辨别血流方向，方法同胸壁静脉曲张的血流方向确定。①肝硬化门脉高压症：腹壁曲张的静脉以脐为中心向四周散射，呈"水母头"样，脐水平线以上的曲张静脉血流方向为自下而上，脐水平线以下的曲张静脉血流方向自上而下。②上腔静脉阻塞综合征：曲张的腹壁静脉分布于腹部两侧，血流方向自上而下。③下腔静脉阻塞综合征：曲张的腹壁静脉分布于腹部两侧，血流方向自下而上。

（四）胃、肠型和蠕动波

所谓胃、肠型分别指胃、肠的轮廓。所谓胃、肠蠕动波是指胃、肠在蠕动时所引起的沿胃肠走向的推进性隆起。正常人腹壁表面一般不能看到胃、肠型和蠕动波，但极度消瘦者、腹壁菲薄或松弛的老年人、经产妇可以见到。

病理情况下，胃、肠型和蠕动波常见于胃、肠梗阻。幽门梗阻时，在上腹部可见到胃型及胃蠕动波。胃蠕动波呈波浪状，一般自左肋缘下开始，缓慢向右下推进，至右腹直肌旁消失，此为正蠕动波，有时亦可见到自右下向左上推进的逆蠕动波。小肠梗阻时，肠型、蠕动波多位于脐部。严重小肠梗阻时，胀大的肠袢常横向排列于中腹部，形成多层梯形肠型，并可见到方向不一的肠蠕动波。结肠梗阻时，肠型多在腹部四周。发生肠麻痹时，肠蠕动波消失。

（五）腹部其他体征

1. **色素**　急性出血坏死型胰腺炎病人，血液可自腹膜后间隙渗入侧腹壁的皮下，致使左侧腹部皮肤呈蓝色，称为 Grey-Turner 征。急性出血坏死型胰腺炎或宫外孕破裂致腹腔内大出血时，可致脐周或下腹部皮肤呈蓝色，称为 Cullen 征。肾上腺皮质功能减退症可致腹股沟、系腰带处等皮肤皱褶部位出现褐色素沉着。多发性神经纤维瘤可致腹部及腰部皮肤出现不规则的斑片状色素沉着。

2. **腹纹**　肥胖者、经产妇可见腹部银白色条纹，系腹壁真皮裂开所致。女性妊娠时可见下腹部或髂部皮肤出现蓝色或粉红色条纹，为妊娠纹。皮质醇增多症的下腹部、臀部、股外侧、肩背部皮肤可有特征性的粉红色紫纹。

3. **皮疹**　伤寒病人可出现腹部玫瑰疹，直径 2～3 mm，压之褪色，分批出现，持续 2～4 d消退。腹部带状疱疹病人可出现呈带状排列的疱疹，周围绕有红晕，多发生于一侧腹壁，一般不超过腹中线。

4. **瘢痕**　于外伤、手术、皮肤感染后所致。

5. **脐部**　正常人脐部清洁、干燥，无异味。脐炎可引起脐凹处出现浆液性或脓性分泌物，有臭味。脐尿管未闭病人的脐凹部有水样分泌物，有尿味。脐部溃疡坚硬、固定、突出，常见于脐部癌症。

6. **腹外疝**　腹腔内脏器或组织连同壁腹膜，通过腹壁或盆壁的薄弱点、缺损或孔隙向体表突出，在体表局部形成包块。脐疝常见于婴幼儿、经产妇及有大量腹水病人等。腹股沟直疝多位于腹股沟区，腹股沟斜疝常下降至阴囊。股疝位于腹股沟韧带中部。切口疝见于手术瘢痕愈合不良者。

考点提示：腹部常见压痛点及临床意义、常见肝脏病变的触诊特点、胆囊触诊特点及墨菲(Murphy)征的意义、脾脏肿大的临床意义

三、触诊

触诊方法及注意事项见本章第一节身体评估的基本方法。

(一)腹壁紧张度

正常人腹壁柔软,触诊时有一定的张力,但无抵抗。有部分被评估者因各种因素的影响,如怕痒、不习惯被触摸而致腹肌痉挛,称为肌卫增强,属正常现象,在转移注意力或适应后可自行消失。

1. 腹壁紧张度增加　为局部及全腹腹壁紧张度增加。

(1)局部腹壁紧张度增加:常见于腹腔内某一脏器炎症波及腹膜所致,如急性阑尾炎可引起右下腹肌紧张度增加,急性胰腺炎可引起上腹及左上腹肌紧张度增加,急性胆囊炎可引起右上腹肌紧张度增加。

(2)全腹腹壁紧张度增加:可由以下因素引起:①急性胃肠穿孔或脏器破裂所致的急性弥漫性腹膜炎,可引起全腹肌痉挛,有强烈的抵抗感,触诊腹壁硬如木板,称板状腹。常伴全腹明显压痛、反跳痛。②结核性腹膜炎、癌性腹膜炎等,因腹膜增厚、肠管和肠系膜粘连,引起腹壁张力增加,有抵抗感,触诊腹壁柔韧,犹如揉面的感觉,称为揉面感或柔韧感。③肠胀气、气腹、大量腹水等,可引起腹壁张力增加,有抵抗感,但无腹肌痉挛,无压痛。

2. 腹壁紧张度减低或消失　腹壁紧张度减低,多见于慢性消耗性疾病、重度脱水、大量放腹水后、经产妇及年老体弱者,其整个腹部松软无力,没有弹性。腹壁紧张度消失见于重症肌无力、脊髓损伤等疾病所致的腹肌瘫痪。

(二)压痛、反跳痛

1. 压痛　正常人腹部触诊时无压痛产生。当人体发生腹腔或腹壁病变,如腹腔脏器炎症、淤血、肿瘤、扭转或病变影响腹膜时,可引起腹部压痛产生。压痛最明显部位往往提示病变所在部位,因此,评估时必须准确确定压痛区域或压痛点(图5-37)。常见压痛部位或压痛点的临床意义见表5-24所示。

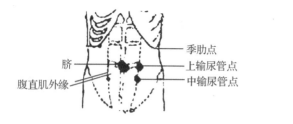
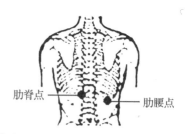

图5-37　腹部常见压痛点

表 5 - 24 常见压痛部位或压痛点及其临床意义

压痛部位或压痛点	临床意义
右上腹部压痛	肝、胆、十二指肠等病变
上腹部压痛	胃、十二指肠、胰腺等病变
左上腹部压痛	胰腺、脾、胃等病变
脐部压痛	小肠病变
右下腹部压痛	阑尾、升结肠、女性右侧输卵管及卵巢等病变
下腹部压痛	膀胱、女性子宫、乙状结肠等病变
左下腹部压痛	降结肠、乙状结肠、女性左侧输卵管及卵巢等病变
阑尾压痛点:即麦氏(McBurney)点,右髂前上棘线中、外1/3交界点	阑尾炎
胆囊压痛点:右腹直肌外缘与肋弓交界处	胆囊病变
左、右季肋点:左、右第10肋骨前端	肾脏病变
左、右上输尿管点:左、右腹直肌外缘与脐交界点	输尿管结石、结核、感染等
左、右中输尿管点:左、右腹直肌外缘与髂前上棘连线的交界点	输尿管结石、结核、感染等
左、右肋脊点:左、右第12肋骨与脊柱的夹角顶点	肾盂肾炎、肾结石、肾结核、肾脓肿等
左、右肋腰点:左、右第12肋骨与腰肌外缘的夹角顶点	肾盂肾炎、肾结石、肾结核、肾脓肿等

2. 反跳痛 触诊到被评估者腹部有压痛后,评估者用并拢的2～3根手指压迫于原处稍停一段时间,然后突然将手抬起,若此时被评估者感觉疼痛加重或有明显痛苦表情,称为反跳痛,提示炎症已累及壁腹膜。

腹肌紧张、腹部压痛、反跳痛同时出现,称为腹膜刺激征,提示急性腹膜炎。

> 考点提示:常见肝脏病变的触诊特点、胆囊触诊特点及墨菲(Murphy)征的意义、脾脏肿大的临床意义

(三)肝脏触诊

1. 触诊方法 用单手触诊法、双手触诊法、钩指触诊法。

(1)单手触诊法:评估者站于被评估者的右侧,右手食指、中指、无名指、小指并拢,掌指关节伸直,放置于右侧脐水平线以下腹部,食指桡侧缘大致与肋缘平行,分别沿右锁骨中线与腹中线逐渐向肋缘方向触诊。触诊时嘱被评估者做均匀、较深的腹式呼吸,吸气时,评估者的右手适当向下加压,并同时向上触迎下移的肝脏;呼气时,腹壁下陷,评估者的右手此时不要离开腹壁表面,而应连同腹壁皮肤一起逐渐向腹部深处垂直下压。若有肝脏从手下滑过,可被触诊手指感觉到。若未能触及肝脏,可将右手逐渐上移,再用相同方法触诊,注意每次上移不超过1 cm,直至触及肝脏或达肋缘止。

(2)双手触诊法:评估者左手托住被评估者的右侧腰部,并上推以固定肝脏,右手进行触诊,方法同单手触诊法(图 5 - 38)。

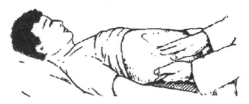

图 5 - 38　肝脏双手触诊法示意图

（3）钩指触诊法：适用于儿童及腹壁薄软者。评估者站于被评估者的右肩旁，面向其足部，右手掌置于被评估者的右前胸下部，右手第 2～5 指并拢弯成钩状，嘱被评估者做均匀、较深的腹式呼吸，吸气时，评估者进一步屈曲指关节，使指腹容易触及下移的肝脏。

2. 触诊内容

（1）大小：一般情况下，正常人的肝脏在肋缘下不能触及，但腹壁松软的消瘦者，可在深吸气时于右肋缘下触及肝脏下缘，但距右锁骨中线与肋缘的交界点小于 1 cm，剑突下不超过 3 cm。如肝脏下缘超过上述距离，若肝脏上界亦同时下移，且在右锁骨中线上肝脏的上下界距离在正常范围之内，则属正常肝脏下移；如肝上界正常或上移，则为肝大。肝脏肿大常见于肝炎、肝淤血、脂肪肝、肝硬化早期、血吸虫病、白血病、肝脓肿、肝囊肿、肝癌等。

（2）质地：肝脏质地可分为柔软（如触口唇感觉）、质韧（如触鼻尖感觉）、质硬（如触前额感觉）三级。正常肝脏质地柔软；慢性肝炎、肝淤血等质韧；肝硬化晚期、肝癌等质硬。

（3）表面形态和边缘：正常肝脏表面光滑，边缘锐利、整齐、厚薄均匀一致。脂肪肝、肝淤血的肝脏边缘圆钝；肝硬化、肝癌、多囊肝等肝脏表面不光滑，有结节，边缘不整齐且厚薄不一致；块状型肝癌、肝脓肿表面呈大块状隆起。

（4）压痛：正常肝脏无压痛。当肝脏肿大引起肝脏包膜受到牵拉时，可引起压痛。

（5）搏动：正常肝脏和炎症、肿瘤等引起的肝脏肿大没有肝脏搏动。肝脏下面的腹主动脉搏动可引起置于肝脏表面的手掌有被向上顶起的搏动感，称为单向性搏动；三尖瓣关闭不全致右心室增大时，可引起分别置于肝脏左、右叶表面的两手掌有被推向两侧的搏动感，称扩张性搏动。

（6）肝区摩擦感：正常肝脏无肝区摩擦感。肝周围炎时，肝表面及邻近的腹膜可有纤维素性渗出物，在被评估者做腹式呼吸时，两者之间可发生摩擦而产生摩擦感。

常见肝脏病变的触诊特点见表 5 - 25 所示。

表 5 - 25　常见肝脏病变的触诊特点

肝脏病变	大小	质地	表面	边缘	压痛
肝炎	轻度肿大	稍韧	光滑	钝	有
肝淤血	轻、中度肿大	质韧	光滑	圆钝	有
脂肪肝	轻、中度肿大	软或柔韧	光滑	柔韧	无
肝硬化	早期肿大，晚期缩小	早期韧，晚期硬	不光滑，有结节	锐利而不整齐	无
肝癌	进行性肿大	坚硬	有结节或巨块	不整齐	有

（四）胆囊触诊

1. 胆囊大小　胆囊隐匿于肝脏之后，不能被触及。当胆囊肿大超过肝下缘时，可在右腹直肌外缘与肋弓交界处触及一张力较高的梨形或椭圆形包块,随呼吸而上下移动。常用的检查方法为单手滑行触诊法或钩指触诊法,要领同肝脏触诊。胆囊肿大常见于:①急性胆囊炎,触诊时有囊性感及明显压痛。②胆囊结石、胆囊癌,触诊时有实体感,有或无压痛。③胆总管结石、壶腹周围癌等导致胆汁大量潴留于胆囊,触诊时有囊性感,无压痛,常有明显黄疸。④胰头癌压迫胆总管至胆道阻塞时,可引起胆囊显著肿大,无压痛,黄疸进行性加重,称为Courvoisier 征(无痛性胆囊增大征)。

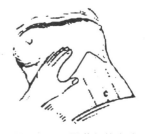

图 5-39 墨菲征检查法

2. 胆囊触痛及墨菲(Murphy)征 评估者将左手掌置于被评估者的右肋弓缘部,拇指指腹勾压于胆囊触痛点处,嘱其缓慢深吸气,当有炎症的胆囊随吸气下移过程中触碰到勾压的左手拇指时,可引起疼痛,为胆囊触痛;如被评估者因剧烈疼痛而突然停止吸气,称墨菲(Murphy)征阳性(图 5-39)。常见于急性胆囊炎。

(五)脾脏触诊

1. 触诊方法 脾脏可采用单手触诊法、双手触诊法。如脾脏轻度肿大,仰卧位不易触及时,可嘱被评估者取右侧卧位,右下肢伸直,左下肢屈曲,然后进行触诊。

2. 触诊内容 触诊脾脏时,应注意评估其大小、质地、表面与边缘、压痛、脾切迹等。

正常脾脏在左肋缘下不能被触及。当发生内脏下垂、左侧大量胸腔积液、气胸等时,引起脾脏下移,则可在左肋缘下触及脾脏,其质地柔软、表面光滑、边缘整齐、无压痛。

各种病理因素导致脾脏肿大,可在左肋缘下触及脾脏,其边缘常可触及切迹。脾脏肿大的测量一般采用三线测量法:1 线(甲乙线)为左锁骨中线与肋骨交界点垂直至脾脏下缘的距离;2 线(甲丙线)为左锁骨中线与肋弓交界点至脾脏最远点的距离;3 线(丁戊线)为脾脏右缘与前正中线的最大距离,如脾脏肿大超过前正中线时,以"+"表示,如未超过前正中线,则以"-"表示(图 5-40)。临床上将脾脏的肿大程度分为轻度、中度、高度肿大。轻度肿大指深吸气时脾下缘不超过左肋缘下 2 cm,常见于伤寒、肝炎、粟粒性肺结核、感染性心内膜炎、败血症、急性疟疾等。中度肿大指深吸气时脾下缘超过左肋缘下 2 cm,但不超过脐水平线,常见于肝硬化、慢性淋巴细胞性白血病、淋巴瘤、系统性红斑狼疮、慢性溶血性黄疸等。高度肿大指深吸气时脾下缘超过脐水平线或前正中线,亦称巨脾,常见于慢性粒细胞性白血病、慢性疟疾、骨髓纤维化等。

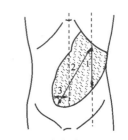

图 5-40 脾脏肿大的测量方法

(六)腹部包块

腹部包块脏器的肿大、良性或恶性肿瘤、囊肿、炎性包块、肿大的淋巴结、肠道内粪块等。

1. 触诊内容

(1)部位:一般情况下,某部位出现包块,应想到可能来源于该区域内所在的脏器,如右上腹包块,常来源于肝脏或胆囊;上腹部包块常来源于胃或胰腺等。但也有包块可在腹腔内游走,部位不定。

(2)大小:触及包块后,均应测量其横径、上下径、前后径,亦可用常见的实物描述,如蚕豆、黄豆、鸡蛋、鹌鹑蛋等。

（3）形态、表面、边缘：触及包块后，应注意评估其形态如何，表面是否光滑，有无结节或巨块，界限是否清晰，边缘是否规则、有无切迹等。如左上腹触及有明显切迹的包块应考虑脾脏肿大；右肋缘下触及梨形张力较高的包块，应考虑胆囊肿大等。良性肿瘤、囊肿、淋巴结的包块一般呈规则圆形，表面光滑；恶性肿瘤、炎性包块等表面不平、边缘不规则。

（4）质地：囊肿、脓肿等质地柔软；慢性肝炎质地柔韧；恶性肿瘤质地坚硬。

（5）活动度：随呼吸上下移动的包块常见于肝、胆囊、脾、胃、肾或其肿物；局部炎性包块、脓肿及腹膜后壁的肿瘤等，常不移动。

（6）压痛：炎性包块常有明显压痛，如阑尾周围脓肿常可引起右下腹压痛；肿瘤常无压痛。

（7）搏动性：腹腔内如出现搏动性包块，应考虑腹主动脉瘤或腹主动脉附近的包块，前者搏动常向四周扩散，而后者搏动只向一个方向传导。

2. **腹腔包块与腹壁包块的辨别**　紧张试验是两者辨别的主要方法。嘱被评估者仰卧，双下肢伸直，腹肌放松，观察包块突出的程度，然后嘱其做仰卧起坐动作或双下肢悬空上举，使其腹肌紧张，此时，如包块更加突出，提示为腹壁包块；如包块突出不明显或消失，提示为腹腔内包块。

（七）液波震颤

当被评估者腹腔内有大量积液（超过 3 000 ml 以上）时，评估者用手叩击其腹部，可有液体波动的感觉，称为液波震颤。检查方法为：嘱被评估者平卧，评估者左手掌面平贴于被评估者的一侧腹壁，右手四指并拢并弯曲，用指端叩击对侧腹壁，如左手掌有液体波动的感觉，即为液波震颤。为阻止腹壁本身的震动传导至对侧腹壁，可在检查时让助手将一手尺侧缘压于脐部前正中线上。液波震颤常见于肝硬化、原发性肝癌、急性腹膜炎、严重右心衰竭等。

四、叩诊

腹部叩诊通常采用间接叩诊法。叩诊内容有腹部叩诊音、腹腔脏器的叩诊及有无叩击痛等。

（一）腹部叩诊音

正常人胃、肠等空腔脏器所在腹部区域叩诊呈鼓音，肝、脾、增大的子宫、充盈的膀胱所在腹部区域叩诊呈浊音或实音。当出现肝、脾等实质性脏器明显肿大，腹腔内有肿瘤或大量腹腔积液时，腹部鼓音区范围可缩小。当发生胃肠明显胀气、胃肠道穿孔时，腹部鼓音区范围可扩大。

胃泡鼓音区（Traube 区）位于左前胸下部，呈半月形，系胃内含气所致。其上界为左肺下缘及横膈，下界为左肋弓，左界为脾脏，右界为肝左叶。其范围大小受胃内含气量及周围脏器的影响。胃扩张时，胃泡鼓音区可扩大；肝、脾肿大，左侧胸腔积液，心包积液时，胃泡鼓音区可缩小。

考点提示：肝界异常变化的临床意义、移动性浊音的临床意义

（二）肝脏叩诊

1. 肝界叩诊　锁骨中线、右腋中线、右肩胛线由上向下叩诊,当由清音转为浊音时,做一标记,此处即为肝上界(相当于被肺遮盖的肝顶部)。再继续向下叩诊,叩诊音可出现浊音→实音→鼓音的变化,在由实音转为鼓音处做一标记,此处即为肝下界。肝下界的确定,还可从腹部鼓音区沿右锁骨中线及前正中线向上叩诊,由鼓音转为实音处即为肝下界。叩诊所得的肝下界一般较触诊高 1～2 cm。正常肝上界一般位于右锁骨中线第 5 肋间、右腋中线第 7 肋间、右肩胛线第 10 肋间水平;正常肝下界位于右锁骨中线肋弓缘处;肝上下径为 9～11 cm。肥胖者肝上界及肝下界均可高一肋间,消瘦者均可低一肋间。

肝浊音界扩大常见于肝炎、肝癌、肝脓肿、肝淤血、多囊肝等。肝浊音界缩小常见于急性重性肝炎、肝硬化晚期、胃肠明显胀气等。肝浊音界消失代之以鼓音,见于急性胃肠穿孔。

肝浊音界上移常见于右下肺不张、右肺纤维化、气腹等。肝浊音界下移常见于阻塞性肺气肿、右侧张力性气胸等。

2. 肝区叩击痛　评估者将左手掌平置于被评估者右前胸下部肝脏所在区域,右手握拳叩击左手背,观察其有无疼痛。正常人无疼痛。若发生肝脓肿、急性肝炎、肝癌等时,可出现肝区叩击痛。

（三）胆囊叩诊

胆囊隐藏于肝脏之后,不能通过叩诊了解其大小,但可了解胆囊区有无叩击痛。胆囊区叩击痛见于胆囊炎。

（四）脾脏叩诊

脾脏叩诊宜在左腋中线上进行,叩诊力量宜轻。正常脾脏浊音界位于左腋中线第 9～11 肋间,前方不超过腋前线。脾浊音区扩大见于各种原因所致的脾脏肿大,如疟疾、伤寒、慢性粒细胞性白血病等;脾浊音区缩小常由于左侧气胸、胃扩张、肠胀气等引起。

（五）肾脏叩诊

肾脏叩诊主要检查有无肾区叩击痛。方法为:嘱被评估者取坐位或侧卧位,评估者将左手掌平放于其肾区(肋脊角或肋腰点处),右手握拳叩击左手背,观察被评估者有无疼痛。正常人无疼痛。肾区叩击痛常见于肾盂肾炎、肾结石、肾结核、肾周围炎等。

（六）膀胱叩诊

膀胱叩诊主要用于判断膀胱充盈的程度,在耻骨联合上方进行叩诊。膀胱无充盈时,耻骨上方叩诊呈鼓音。当膀胱明显充盈时,耻骨联合上方叩诊呈圆形浊音区,其弧形上缘凸向脐部;排空膀胱内的尿液后,耻骨联合上方的浊音消失,转为鼓音。借此可判断尿液潴留所致的膀胱增大。女性子宫增大、子宫肌瘤、卵巢囊肿、腹水等在耻骨联合上方叩诊亦可呈浊音,但排尿后浊音仍然存在,并不消失,且腹水的浊音区弧形上缘凹向脐部。

（七）移动性浊音

当腹腔内有较多积液时,叩诊呈浊音,由于液体有向低处流动聚集的特性,因此,当变换体位后,液体聚集的部位亦发生相应变化,临床上将这种浊音区部位随体位改变而发生变化的现象,称为移动性浊音。评估方法为:嘱被评估者取仰卧位,此时腹水聚集在两侧腹部,叩诊呈浊音,而中央腹部由于肠管在液面浮起,叩诊呈鼓音。评估者将板指固定于左侧腹部浊音处不动,嘱被评估者取右侧卧位,再行叩诊,此时腹水因重力关系向右侧腹部聚集,而左侧腹部因肠管上浮,故叩诊呈鼓音,右侧腹部因有积液,故呈浊音;然后嘱其取左侧卧位,同样方法叩诊,则右侧腹部由浊音转为鼓音,而左侧腹部此时有积液聚集,因而呈浊音。移动性浊音的出现,提示有中等量以上腹水,其游离腹水量在 1 000 ml 以上。常见于肝硬化、结核性腹膜炎、心力衰竭、肾病综合征等。

巨大卵巢囊肿亦可在腹部叩诊时出现大面积浊音区,应注意两者之间的区别:仰卧位时,卵巢囊肿所致浊音区主要出现于腹中部,而两侧腹部呈鼓音,且其浊音固定不移动。还可通过尺压试验进行鉴别:嘱被评估者取仰卧位,评估者将一硬尺置于其腹壁上,然后用力将尺下压,如硬尺发生节奏性跳动,为卵巢囊肿,系腹主动脉搏动经囊肿壁传导至硬尺所致;如硬尺无跳动,则为腹水。

五、听诊

进行腹部听诊检查时,应全面听诊腹部九区,尤其注意上腹部、脐部、右下腹部及肝、脾区的听诊。听诊内容主要为肠鸣音、振水音、血管杂音等。

(一)肠鸣音

1. 正常状态 肠鸣音指在肠蠕动时,肠道内的气体及液体发生移动,所产生的一种断续的咕噜声,亦称气过水声。肠鸣音的最佳听诊部位在右下腹部。正常人肠鸣音 4～5 次/min,其频率、音调、音响变异较大,餐后或饥饿时频率可增快、音响可增强,休息时则较弱。

2. 临床意义

(1)肠鸣音亢进:指肠鸣音达 10 次/min 以上,且音调高亢,音响强,常见于机械性肠梗阻。

(2)肠鸣音活跃:指肠鸣音达 10 次/min 以上,但音调无变化,常见于急性肠炎、消化道大出血、服用导泻药物后等。

(3)肠鸣音减弱或消失:每 3～5 min 才听到一次肠鸣音,称肠鸣音减弱;5 min 内未听到一次肠鸣音,称肠鸣音消失。常见于老年性便秘、低血钾症、麻痹性肠梗阻、急性弥漫性腹膜炎等。

(二)振水音

振水音指胃内有较多的液体和气体发生撞击所发出的声音。评估时嘱被评估者取仰卧位,评估者将听诊器体件置于其上腹部,或将一耳凑近其上腹部,然后用弯曲的手指快速、连续冲击其上腹部,仔细听诊,观察有无振水音出现。正常人餐后或饮用大量液体后可出现振水音。若空腹或餐后 6～8 h 以上者,仍有振水音出现,提示发生幽门梗阻或胃扩张。

(三)血管杂音

血管杂音分为动脉血管杂音和静脉血管杂音。正常腹部不能听到血管杂音。

1. 动脉血管杂音 腹中部闻及粗糙的吹风样收缩期杂音,常见于主动脉瘤、主动脉狭窄等。左或右上腹闻及粗糙的吹风样收缩期杂音,常见于肾动脉狭窄。左或右下腹部出现粗糙的吹风样收缩期杂音,常见于髂动脉狭窄。

2. 静脉血管杂音 肝硬化门脉高压症腹壁静脉曲张病人,可引起脐周或上腹部出现柔和、连续性嗡鸣音(静脉性杂音)。

六、消化系统常见疾病主要体征

急性阑尾炎、急性腹膜炎、急性胆囊炎、肝硬化、肠梗阻、腹水等是常见的消化系统疾病，其主要体征见表 5－26 所示。

表 5－26　常见消化系统疾病的主要体征

病变	视诊	触诊	叩诊	听诊
急性阑尾炎	急性病容	右下腹麦氏点腹肌紧张、压痛、反跳痛		肠鸣音减弱或消失
急性腹膜炎	急性病容，强迫仰卧位，腹式呼吸减弱或消失	全腹腹肌紧张、可呈板状腹，全腹压痛、反跳痛	肝浊音区明显缩小或消失，代之以鼓音	肠鸣音减弱或消失
急性胆囊炎	急性痛苦病容	右上腹腹肌紧张、压痛，墨菲征阳性，可触及一梨形囊性包块	胆囊区可有叩击痛	
肝硬化	肝病面容，可有黄疸、蜘蛛痣、门脉高压症可有腹部膨隆，腹壁静脉曲张	早期肝脏肿大，表面光滑，晚期肝脏缩小，表面有结节，质硬，常无压痛	有腹水者可有移动性浊音	门脉高压症者可在腹部曲张静脉处闻及静脉嗡鸣音
肠梗阻	痛苦貌，腹部膨隆，机械性肠梗阻可见肠型及肠蠕动波	局部腹肌紧张、压痛	高度肠胀气时，腹部鼓音区扩大	机械性肠梗阻肠鸣音亢进；麻痹性肠梗阻肠鸣音减弱或消失
腹水	腹部膨隆，呈蛙腹，腹式呼吸减弱，严重者可有脐疝、腹壁静脉曲张	大量腹水可有液波震颤	可有移动性浊音	肠鸣音减弱或消失

（樊　军）

第七节　脊柱与四肢评估

导入情景：

　　患者，女，35 岁，临床诊断为"缺铁性贫血"。

　　请思考：该病人四肢评估时可能有何阳性体征？

脊柱、四肢评估时以视诊为主，结合触诊和叩诊进行。

一、脊柱评估

主要评估脊柱弯曲度、脊柱活动度、脊椎有无压痛与叩击痛等。

（一）脊柱弯曲度

正常人脊柱有四个生理性弯曲部位，即颈、腰段向前凸，胸、骶段向后凸，近似"S"型。评估时被评估者取直立位或坐位，从侧面观察有无过度的前后弯曲；观察脊柱有否侧凸时，用手指沿棘突以适当的压力从上向下划压，皮肤上即出现一条红色充血线，借此可做出判断。

1. **脊柱前凸**　多发生于腰椎，见于大量腹水、腹腔巨大肿瘤、髋关节结核、先天性髋关节脱位等，亦可见于妊娠晚期。

2. **脊柱后凸**　多发生于胸段，见于佝偻病、胸椎结核、类风湿性脊柱炎、老年人骨质退行性变、外伤性胸椎骨折。

3. **脊柱侧凸**　分为姿势性和器质性两种；姿势性侧凸见于儿童发育期坐位姿势不良、椎间盘脱出症及脊髓灰质炎后遗症等，改变体位，如平卧或向前弯腰时可使侧凸消失；器质性侧凸时，见于佝偻病、脊椎损伤、慢性胸膜粘连肥厚及肩部畸形等，改变体位不能使侧凸得到纠正。

（二）脊柱活动度

正常脊柱有一定的活动度，但各部分的活动范围明显不同，颈段和腰段活动范围较大，胸段活动范围较小，骶椎几乎不活动。评估时嘱被评估者做前屈、后伸、侧弯、旋转等动作，以观察脊柱活动情况。

脊柱活动受限见于软组织损伤、骨质增生、骨质破坏、椎间盘突出及脊椎骨折或脱位。

（三）脊椎压痛与叩击痛

脊椎压痛时，被评估者取坐位，评估者用右手拇指自上而下逐个按压脊椎棘突，观察有无压痛。叩击痛有两种评估法：①直接叩击法，用叩诊锤或手指直接叩击各脊椎棘突；②间接叩击法又称传导痛或冲击痛，被评估者取坐位，评估者左手掌面放于病人头顶上，右手半握拳以小鱼际肌部叩击左手，观察被评估者有无疼痛。

正常人脊椎无压痛及叩击痛，脊椎病变时，局部有压痛与叩击痛，见于脊椎结核、骨折、肿瘤、椎间盘脱出等。急性腰肌劳损，则脊柱两侧肌肉有压痛。

二、四肢评估

考点提示：四肢评估异常变化的临床意义

四肢评估以视诊与触诊为主，评估内容主要包括四肢及其关节的形态、肢体位置、活动度或运动情况等。

（一）形态异常

1. **杵状指**　是指手指或足趾末端增生、肥厚，呈杵状膨大，又称槌状指（图5-41）。可能与慢性缺氧、代谢障碍和中毒性损害有关。临床常见于支气管扩张、肺脓肿、慢性脓胸、原发性支气管肺癌、发绀型先天性心脏病、亚急性感染性心内膜炎及肝硬化等。

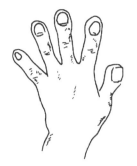
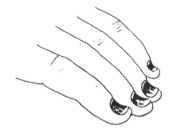

图 5-41　杵状指示意图　　　　　　图 5-42　匙状指示意图

2. 匙状指　又称反甲，特点是指甲中央凹陷周边隆起，指甲变薄，表面粗糙有条纹（图 5-42）。多见于缺铁性贫血，偶见于风湿热。

3. 膝内、外翻　正常人双脚并拢直立时，两膝及双踝均能靠拢。如双脚内踝部靠拢时两膝却向外分离，称膝内翻，又称"O"型腿畸形（图 5-43）。当两膝靠拢时，两内踝分离，称膝外翻，又称"X"型腿畸形（图 5-44）。膝内、外翻畸形见于佝偻病和大骨节病等。

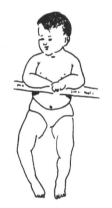
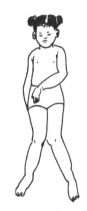

图 5-43　膝内翻示意图　　　　　　图 5-44　膝外翻示意图

4. 足内、外翻　正常人当膝关节固定时，足掌可向内、外翻均达 35°。若足掌部呈固定形内翻、内收畸形，称足内翻；足掌部呈固定形外翻、外展畸形，称足外翻。这两种畸形见于先天性畸形和脊髓灰质炎后遗症。

5. 下肢静脉曲张　表现为小腿静脉呈蚯蚓状弯曲、怒张，重者感腿部肿胀、局部皮肤颜色暗紫或有色素沉着，可形成经久不愈的溃疡。见于栓塞性静脉炎病人或从事站立性工作者。

（二）运动功能障碍

主要评估四肢伸屈、内收、外展、旋转运动及抵抗能力。嘱被评估者做主动或被动运动，观察关节的活动幅度、有无活动受限或疼痛。四肢神经肌肉组织或关节的损害均可引起运动功能障碍。

（樊　军）

第八节　肛门、直肠评估

导入情景：

　　患者，男，65岁，体弱，因便血1个月就诊。

　　请思考：

　　1. 该病人肛门直肠评估时采用何种体位？

　　2. 对病人直肠指诊时，应注意哪些内容？

　　肛门与直肠评估通常采用视诊和触诊，辅以内镜检查。评估结果及病变部位按顺时针方向记录。可为护理诊断提供重要评估依据，不能忽视，以免造成误诊、漏诊。对女性被评估者进行评估时，须有女性医务人员或其他人员在场。

一、常用体位

　　1. 左侧卧位　被评估者取左侧卧位，右腿向腹部屈曲，左腿伸直，臀部靠近检查台右边（图5-45）。此体位适用于病重、年老体弱或女性病人。

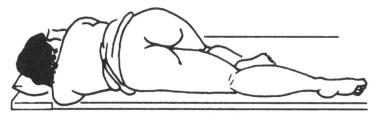

图5-45　左侧卧位

　　2. 胸膝位　被评估者两肘关节屈曲，置于检查台上，胸部靠近检查台，两膝关节屈曲成直角跪于检查台上，抬高臀部，头偏于一侧（图5-46）。此体位用于检查前列腺、精囊及进行直肠内镜检查等。

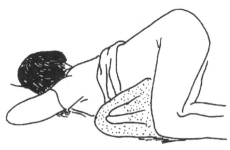

图5-46　胸膝位

　　3. 仰卧位或截石位　被评估者仰卧于检查台上，臀部垫高，两腿屈曲、抬高并外展。适用于膀胱直肠窝评估及直肠双合诊。

　　4. 蹲位　被评估者下蹲呈排便的姿势。适用于评估直肠脱出、内痔及直肠息肉等。

二、评估内容及临床意义

1. 视诊　评估时注意以下情况。

(1) 肛门闭锁与狭窄：多见于新生儿先天性畸形。

(2) 肛门外伤与感染：肛门有创口或瘢痕，见于外伤或术后。肛门周围有局限性红肿及压痛，见于肛门周围脓肿。

(3) 肛裂：肛门黏膜有裂伤，可伴有梭形或圆形多发性小溃疡，排便时疼痛且出血，常因怕痛而抑制便意，导致大便干燥，加重症状，评估时有明显触压痛。

(4) 痔：是直肠下端痔静脉丛淤血的结果。根据发生部位分为：①外痔，见于肛门外口（齿状线以下）有紫红色肿物，触之柔软，为直肠下静脉扩张所致，局部有压痛及组织水肿。②内痔，见于肛门内口（齿状线以上）黏膜下有紫红色肿物，为直肠上静脉扩张所致；排便时可脱出肛外，严重时大便带血；内痔发生血栓或嵌顿时出现剧痛、肿胀、淤血加重。③混合痔，同时存在内痔和外痔的表现。

(5) 肛瘘：是肛管与肛门周围皮肤相通形成的瘘管，经久不愈。多继发于肛门直肠周围脓肿，少数为结核性。

(6) 直肠脱垂：又称脱肛。评估时嘱被评估者下蹲，用力屏气做排便动作，如在肛门外看到紫红色球状突出物即为直肠部分脱垂（直肠黏膜脱垂），如突出部分为椭圆形块状物，表面有环行皱襞，即为直肠完全脱垂（直肠壁全层脱垂）。

考点提示：直肠指诊的体位及异常变化的临床意义

2. 触诊　对肛门或直肠的触诊，称为肛诊或直肠指诊。方法简便易行，对肛门直肠的局部病变和某些盆腔疾病如阑尾炎、髂窝脓肿、前列腺和精囊病变、女性生殖器疾病等，均有重要的诊断价值。

(1) 方法：触诊时根据具体病情及评估目的嘱被评估者选用不同体位，评估者右手食指戴指套或手套，并涂以适量润滑剂，如凡士林、肥皂、液体石蜡等。先将探查的食指指腹置于肛门外口轻轻按摩，等被评估者肛门括约肌松弛后，探查食指再徐徐插入肛门做直肠全周评估。注意不能用手指指尖直接顶入。

(2) 内容：①肛门及括约肌的紧张度，肛管及直肠的内壁，注意有无压痛及黏膜是否光滑，有无肿块及波动感；②男性还可触诊前列腺及精囊，女性则应评估子宫颈、子宫、输卵管等，必要时可用双合诊进一步评估。

(3) 临床意义：①剧烈触痛，见于肛裂及感染；②触痛伴有波动感见于肛门、直肠周围脓肿；③触及柔软、光滑而有弹性的包块，多为直肠息肉；④触及坚硬凹凸不平的包块，应考虑直肠癌；⑤指诊后指套表面带有黏液、脓液或血液，说明有炎症或伴有组织破坏，必要时应取其涂片镜检或做细菌学评估，以助诊断。

（樊　军）

第九节　神经系统评估

导入情景：

　　患儿，男，6个月，体检时发现有巴宾斯基征阳性。

　　请思考：该患儿巴宾斯基征阳性提示中枢神经系统有病变吗？为什么？

　　神经系统评估包括运动功能、感觉功能、神经反射、脑膜刺激征及自主神经评估等方面。本节主要介绍神经反射评估和脑膜刺激征评估。

一、神经反射评估

　　神经反射是通过反射弧完成的，反射弧中任一环节有病变都可影响反射，使其减弱或消失；评估时，被评估者应放松肢体，并进行两侧对比。

（一）生理反射

　　正常人都具有的反射称为生理反射，临床上根据反射刺激的部位，又分为浅反射和深反射。在某些病理情况下这些反射可以增强、减弱或消失。

　　1. 浅反射　刺激皮肤黏膜引起的反应称为浅反射。反射弧受损的周围神经病和锥体束受损时浅反射消失或减弱。浅反射评估方法见表 5-27 所示。

表 5-27　浅反射评估方法

	评估方法	正常反应	反射中枢
角膜反射	被评估者眼睛注视内上方，评估者用细棉签毛由角膜外缘处轻触被评估者角膜	刺激一侧角膜，同侧及对侧眼睑迅速闭合，称为直接和间接角膜反射	反射中枢为脑桥，传入神经为三叉神经眼支，传出神经为面神经
腹壁反射	被评估者仰卧，双下肢稍屈曲使腹壁放松，然后用钝头竹签迅速由外向内轻划上、中、下腹部皮肤（图 5-47）	受刺激部位腹壁肌收缩。老年人、肥胖者及经产妇由于腹壁松弛，也可出现腹壁反射减弱或消失	反射中枢：上腹壁为胸髓 7～8 节；中腹壁为胸髓 9～10 节；下腹壁为胸髓 11～12 节
提睾反射	用钝头竹签由下向上轻划被评估者股内侧上方皮肤（图 5-47）	可引起同侧提睾肌收缩，使睾丸上提	反射中枢为腰髓 1～2 节

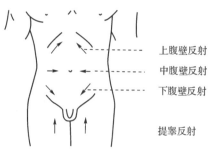

上腹壁反射
中腹壁反射
下腹壁反射

提睾反射

图 5-47　腹壁反射和提睾反射

2. 深反射　刺激骨膜、肌腱引起的反射称为深反射。深反射减弱或消失见于末梢神经炎、神经根炎、脊髓前角灰质炎等,深反射亢进见于锥体束以上的高级神经中枢病变,如脑血管病后遗症、高位脊髓病损的恢复期等。深反射评估方法见表 5－28 所示。

表 5－28　深反射评估方法

	评估方法	正常反应	反射中枢
肱二头肌反射	被评估者前臂屈曲 90°,评估者用左手拇指按住其肘关节稍上方的肱二头肌肌腱,其余四指托住肘关节,然后用右手持叩诊锤适当用力直接叩击置于肱二头肌肌腱的左手拇指(图 5－48)	肱二头肌收缩,前臂快速屈曲	反射中枢为颈髓 5～6 节
肱三头肌反射	被评估者外展上臂,半屈肘关节,评估者以左手托扶被评估者的肘部,右手用叩诊锤直接叩击尺骨鹰嘴突上方的肱三头肌肌腱附着处(图 5－49)	肱三头肌收缩,引起前臂稍伸展	反射中枢为颈髓 6～8 节
桡骨膜反射	评估者前臂置于半屈半旋前位,评估者以左手轻托其腕部,并使腕关节自然下垂,然后以叩诊锤叩击其桡骨(图 5－50)	前臂旋前和屈肘	反射中枢为颈髓 5～8 节
膝反射	坐位评估时,被评估者小腿完全松弛下垂,卧位时评估者以左手在其腘窝处托起下肢,使髋、膝关节均稍屈曲,足跟不要离开床面,用右手持叩诊锤叩击股四头肌肌腱(图 5－51)	小腿迅速伸展	反射中枢为腰髓 2～4 节
跟腱反射	被评估者仰卧,髋、膝关节稍屈曲,下肢取外旋外展位,评估者用左手将被评估者足部背屈成直角,右手持叩诊锤叩击跟腱(图 5－52)	腓肠肌和比目鱼肌收缩,足向跖面屈曲	反射中枢为腰髓 5 节～骶髓 1、2 节

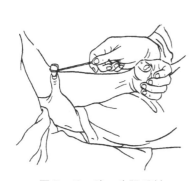

图 5－48　肱二头肌反射

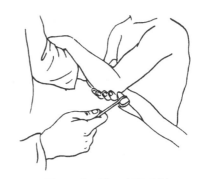

图 5－49　肱三头肌反射

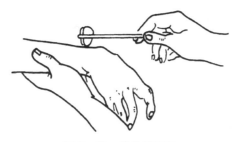

图 5－50　桡骨膜反射

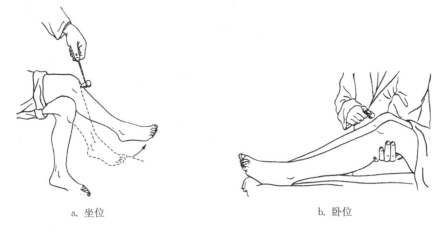

a. 坐位　　　　　　　　　　　　　　　b. 卧位

图 5-51　膝反射评估法

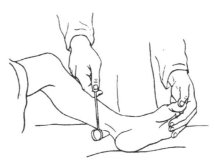

图 5-52　跟腱反射

知 识 链 接

深反射常因被评估者精神紧张而出现可疑性减弱或消失,应在转移其注意力之后重新评估。此外,当有脑脊髓急性病变时,致脑脊髓处于休克状态,由于损伤病灶的超限抑制,致低级反射弧受到抑制,也可见到深反射减弱或消失,见于脑血管病、脊髓炎的急性期等。

(二) 病理反射

指锥体束损害时,大脑失去了对脑干和脊髓的抑制功能时而出现的异常反射,故又称锥体束征。锥体束征阳性常见于脑出血、脑炎等。1.5 岁以内的婴幼儿也可出现反射呈阳性表现,不属于病理性,系其锥体束尚未发育完善有关。常见病理反射见图 5-53 所示。

知　识　链　接

1岁半以内的婴幼儿由于锥体束未发育完善,可出现此类反射,且多为两侧,不属于病理反射。

1. 巴宾斯基(Babinski)征　用钝头竹签由后向前划足底外侧至小趾掌关节处再转向拇趾侧,正常表现为足趾向跖面屈曲(巴宾斯基征阴性),若拇趾背屈,余趾呈扇形展开为巴宾斯基征阳性表现。

2. 奥本海姆(Oppenheim)征　评估者用拇指及食指沿被评估者的胫骨前缘由上向下推移,阳性表现同巴宾斯基征。

3. 戈登(Gordon)征　评估者用拇指和其他四指分置于腓肠肌两侧,以适当的力量捏压,阳性表现同巴宾斯基征。

4. 查多克(Chaddock)征　评估者用钝头竹签划外踝下方及足背外缘,阳性表现同巴宾斯基征。

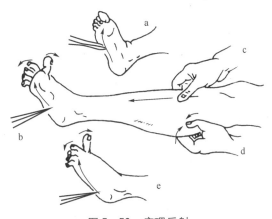

图5-53　病理反射

a. 巴宾斯基征阴性;b. 巴宾斯基征阳性;c. 奥本海姆征阳性;d. 戈登征阳性;e. 查多克征阳性

二、脑膜刺激征

脑膜或其附近病变波及脑膜时,可刺激脊神经根使相应的肌群发生痉挛,称为脑膜刺激征。见于各种脑膜炎、蛛网膜下隙出血和颅内压增高等。

1. 颈强直　被评估者去枕仰卧,颈部放松,双下肢伸直,评估者一手置于被评估者胸前,另一手托其后枕部做被动屈颈动作,如感觉到抵抗力增强,即为颈强直。

2. 克尼格(Kernig)征　被评估者取仰卧位,一腿伸直,另一腿屈髋、屈膝成直角。评估者用手抬高其小腿,正常人膝关节可伸达135°以上。若在135°以内伸膝受限并伴有疼痛者,或引起对侧下肢屈曲者为阳性(图5-54)。

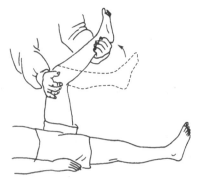

图 5-54　克尼格征

3. 布鲁津斯基(Brudzinski)征　被评估者仰卧,双下肢伸直,评估者一手置病人胸前,另一手托其枕部做被动屈颈。当头部前屈时,双膝和髋关节同时屈曲则为阳性(图 5-55)。

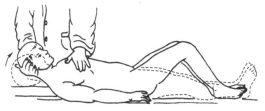

图 5-55　布鲁津斯基征

ER-5-24　扫一扫,测一测
(身体评估学习目标测试题)

ER-5-25　扫一扫,看总结
(身体评估教学小结)

(樊　军)

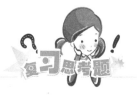

1. 身体评估的基本方法有哪些?
2. 简述各种叩诊音的特点及临床意义。
3. 一般状态评估的内容有哪些?
4. 常见病容有哪些? 营养状态如何判断?
5. 举例说明何谓被动体位和强迫体位。
6. 意识障碍有哪些类型?
7. 举例说明恶性肿瘤淋巴结转移的常见部位。
8. 简述扁桃体肿大的分度及其临床意义。

9. 简述瞳孔检查方法及其异常的临床意义。

10. 什么是颈静脉怒张？简述颈静脉怒张的临床意义。

11. 甲状腺肿大如何划分？有何临床意义？

12. 简述异常胸廓的特点及临床意义。

13. 正常呼吸音有几种？简述其听诊特点。

14. 正常心尖搏动点位于何处？心尖搏动移位有何意义？

15. 心脏听诊内容有哪些？如何区别第一心音和第二心音？

16. 何谓腹膜刺激征？有何临床意义？

17. 肝颈静脉反流征阳性有何临床意义？

18. 简述肝脏触诊的主要内容及其异常的临床意义。

19. 简述直肠指诊内容及其异常临床意义。

20. 何谓病理反射？有何临床意义？

21. 简述脑膜刺激征评估方法及临床意义。

第六章 心理社会评估

1. 掌握各种心理社会评估的方法。
2. 熟悉心理社会评估的具体内容。
3. 了解心理社会评估目的和意义。
4. 培养科学严谨的工作作风,树立求实创新的学习态度,关心爱护病人。

在现代整体护理理论的指导下,健康评估除了注重身体评估外,还应加强对人的心理、社会、文化等方面评估,这样才能使得收集到的资料更加全面、系统、准确,便于进行更有效的治疗和护理。因此心理、社会等方面的评估是健康评估不可缺少的一部分。

ER-6-1 扫一扫,知重点

第一节 心理评估

导入情景:

患者,女,18岁,高三年级学生,从小性格内向,朋友少。自述还有几个月要高考,一说考试就心慌,全身紧张。平时学习很刻苦,成绩一直是前三名,父母老师对她抱有很大希望。但是现在特别害怕考试,也不能够集中精力听课,脑子一片空白。见到同学们注意力集中而自己不能,就更心慌,白天晚上都想,控制不住自己的想法,所以晚上睡不着,白天没精神,头昏脑涨,心跳越来越快,注意力越来越差。

请思考:

1. 对该病人评估的方法有哪些?
2. 心理评估的内容包括哪些?

一、心理评估目的、意义与方法

（一）心理评估目的

见图6-1所示。

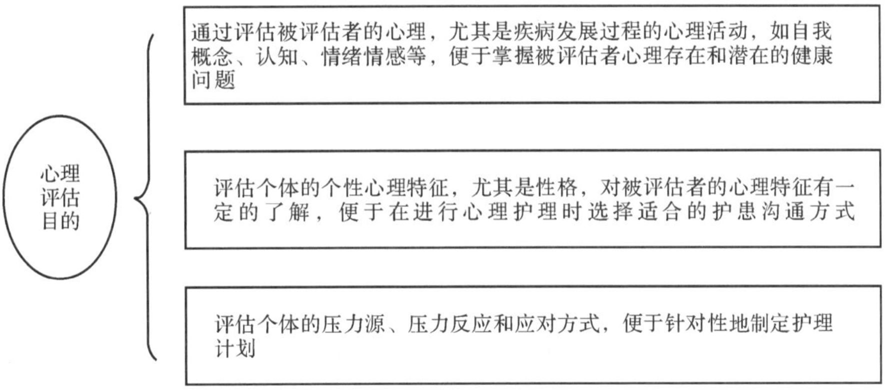

图6-1 心理评估目的

心理评估目的
- 通过评估被评估者的心理，尤其是疾病发展过程的心理活动，如自我概念、认知、情绪情感等，便于掌握被评估者心理存在和潜在的健康问题
- 评估个体的个性心理特征，尤其是性格，对被评估者的心理特征有一定的了解，便于在进行心理护理时选择适合的护患沟通方式
- 评估个体的压力源、压力反应和应对方式，便于针对性地制定护理计划

（二）心理评估意义

1. 心理评估与身体评估相辅相成　心理评估不应与身体评估分开，评估者在身体评估的同时要进行心理评估，从而更能提高健康评估效率。

2. 有助于主客观资料的比较、整理　评估者收集主观资料和客观资料进行比较分析，以判断被评估者的心理状态。

3. 避免评估者的态度、观念和偏见等因素对结果的影响　心理评估有较强的主观性，因此，评估时应特别注意所选评估方法的针对性与有效性，尽量避免评估者自身偏见或主观看法等因素的影响，从而提高评估的准确性。

知 识 链 接

临床心理评估的意义

1. 依此决定　临床心理医生在确定诊断、制订治疗方案、向来访者或病人提出忠告或建议等时，都只能在心理评估之后才能进行。

2. 形成印象　印象正确与否，取决于评估时获得的信息。第一印象很重要，因其形成后常很牢固。研究表明，3次面谈后形成的印象与第30次面谈时的印象相关极高。

3. 核实假说　通过观察和其他途径将各种渠道得来的信息综合成整体，形成一个初步假说，再通过临床心理评估加以核实、修正，以便形成新的假说。

（三）心理评估方法

1. 心理测验　是心理评估的标准化手段之一，一般根据标准化、数量化的原则，可减少主观因素的影响，其种类繁多，如焦虑状态自评量表、抑郁状态自评量表等。

2. 会谈法　是评估者和被评估者以面对面谈话方式进行评估的方法。可事先设定好结构、程序，即结构式会谈，是指会谈双方以自然的方式进行交流，也可以是开放的、没有固定的问题程序、根据实际情况灵活提问的自由式会谈。

ER-6-2　扫一扫，微课
（心理评估方法）

3. 观察法　是心理评估的基本方法之一，可分为自然观察和控制观察两种形式。自然观察是指在自然条件下，被评估者行为不受干扰，按其原来的方式和目的进行活动所获得的观察结果，其结果较为准确。控制观察则是指在经过预先布置的特定情景中，对不同的个体给予同样的刺激后观察被评估者的表现，由于被评估者可能会有所意识，因而心理因素可能干扰到实验结果。

4. 调查法　通过会谈、访问、座谈或问卷等方式获得资料，全面了解个体各方面情况，并加以分析研究的方法。

> 考点提示：心理评估的内容

5. 实验法　主要包括各种生理、心理和行为实验检查客观数据的记录和分析，但是这种方法受到客观因素的限制，因此，该方法仅作为心理评估的辅助方法。

二、心理评估内容

心理评估的内容主要包括：自我概念、认知、情绪与情感、个性、压力与压力应对的评估。

（一）自我概念与自尊评估

自我概念是指个人对自我的知觉和对自我的了解，包括态度、信念、情感、生理以及对自我的期望。

1. 自我概念的分类　依据 Rosendberg 分类法，自我概念可分为真实自我、期望自我和表现自我（图6-2）。

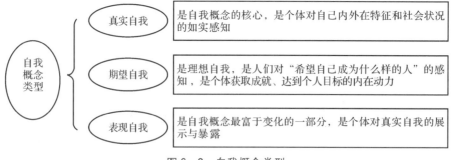

图6-2　自我概念类型

> 考点提示：自我概念的组成

2. 自我概念的组成　见图 6-3 所示。

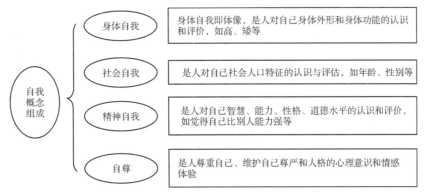

图 6-3　自我概念组成

3. 自我概念的评估

(1) 评估内容：自我概念的评估内容有体像、社会自我、精神自我和自尊等。需要进行评估自我概念紊乱的高危人群有以下几种。

①疾病或外伤导致身体某一部分丧失。

②生理功能障碍。

③疾病或创伤导致体表变化。

④精神因素或精神疾病。

⑤神经肌肉障碍。

⑥过度肥胖或消瘦。

⑦生殖系统疾病或功能障碍。

⑧成熟因素或偶发事件。

(2) 评估方法：有交谈、观察、投射、心理测量等方法。

4. 自尊评估　通过自我概念评估中的交谈和观察，可以间接反映被评估者的自尊水平。要具体掌握被评估者的自尊水平还可以用 Rosenberg 自尊量表（表 6-1）。

表 6-1　Rosenberg 自尊量表

该量表含 10 个有关自尊的项目，回答方式为非常同意（非常同意）、同意（A）、不同意（D）、不同意（SD）。凡选标有＊号的答案表示自尊低下			
1. 总的来说,我对自己满意	非常同意	A	D＊　SD＊
2. 有时,我觉得自己一点都不好	非常同意＊	A＊	D　SD
3. 我觉得我有不少优点	非常同意	A	D＊　SD＊
4. 我和绝大多数人一样能干	非常同意	A	D＊　SD＊
5. 我觉得我没什么值得骄傲的	非常同意＊	A＊	D　SD
6. 有时,我真觉得自己没用	非常同意＊	A＊	D　SD
7. 我觉得我是个有价值的人	非常同意	A	D＊　SD＊
8. 我能多一点自尊就好了	非常同意＊	A＊	D　SD
9. 无论如何我都觉得自己是个失败者	非常同意＊	A＊	D　SD
10. 我总以积极的态度看待自己	非常同意	A	D＊　SD＊

5. 相关护理诊断

(1) 体像紊乱:与身体功能变化有关。

(2) 个人认同紊乱:与人格障碍有关。

(3) 长期性低自尊:与事业失败、家庭矛盾等因素有关。

(4) 情境性低自尊:与疾病导致的躯体功能下降等有关。

(二) 认知评估

认知是个体认识、理解、判断、推理事物的心理过程,并用语言和行为表现出来,它反映了个体的思维能力。认知活动包括感知、思维、语言能力和定向力。认知的评估包括对个体的感知能力、思维能力、语言能力以及定向力的评估。

考点提示:思维能力评估内容有哪些?

1. 感知能力评估　在身体评估中已有具体阐述,本章节不再阐述。

2. 思维能力评估　可通过抽象思维功能、洞察力和判断力三方面来进行评估(图6-4)。

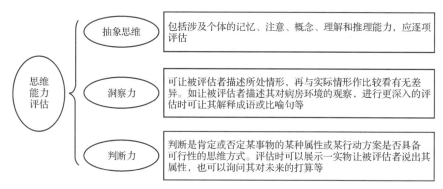

图6-4　思维能力评估

抽象思维包括以下五个方面。

(1) 记忆:是人脑积累经验的功能表现,可分为短时记忆和长时记忆。评估者可让被评估者重复一句话或一组由5～7个数字组成的数,说出当天的具体日期,如2005-3-8或星期三等。

(2) 注意:是心理活动对一定对象的指向和集中。评估者可通过观察被评估者对周围环境的变化所做出的反应进行判断,如可观察被评估者对开、关灯有无反应等进行判断。指派一些任务让被评估者完成,如叙述自己入院以前的治疗经过,填写入院时相关的记录,同时观察其执行任务时的专注程度。对于儿童或老人,着重观察他们是否能有意识地将注意力集中在某一事物上。

(3) 概念:是人脑反映客观事物本质特性的思维形式。如在数次健康教育后,请被评估者总结概括其所患疾病的特征、所需要的自理知识等,从中判断被评估者对这些知识进行概念化的能力。

(4) 理解力:评估理解力时,可请被评估者按提示做一些从简单到复杂的动作。

(5) 推理:是由已知判断推出新判断的思维过程,包括演绎和归纳两种形式。归纳推理是从特殊事例到一般原理的推理过程,演绎则恰恰相反。可请被评估者进行简单的数字运算。

3. 语言能力评估　语言能力是人们认知水平的重要标志。评估内容包括语言表达的音调、语速、内容及其连贯性、逻辑性等,注意有无失语、失写、失读、构音困难,有无妄想、强迫观念等语言障碍。

评估时,可通过让被评估者叙述病史、复述、阅读、书写或为事物命名等语言表达,以及对文字符号的理解等活动,具体方法有:①提问,提一些由简单到复杂的问题,观察被评估者能否理解及回答正确;②复述,说一些简单词句,让被评估者重复说出;③自发性语言,对自发性语言障碍的,要求其陈述病史,观察是否流利,用语是否恰当;④命名,评估者取出一些常用物品,要求被评估者说出名称;⑤阅读,让被评估者阅读词、短句,或者默读短文、小故事等,然后说出大意;⑥书写,包括自发性书写,写出一些简单的字以及默写、抄写等。

4. 定向力评估　定向力包括时间、地点、空间和人物定向力。

5. 相关护理诊断

(1) 急性意识混乱/慢性意识混乱:与感觉器官疾病、药物滥用、精神性疾病等有关。

(2) 记忆功能障碍:与脑部器质性疾病应激事件、注意力不集中等有关。

(3) 语言沟通障碍:与意识障碍、思维障碍、言语发育障碍等有关。

(三) 情绪和情感评估

情绪和情感是个体对客观事物是否满足自己需求而产生的态度体验,是人的需要是否获得满足的反映。情感通过情绪表现出来,两者相联系又有区别(表6-2)。

表6-2　情感与情绪的区别与联系

比较项目		情感	情绪
区别			
	属性	社会性,与个体社会需要相联系	生理性,与个体生理需要相联系
	出现次序	情感体验产生于后	情绪发展在先
	稳定性	情感相对稳定	情绪不稳定
	表现形式	情感表现的内在性,含蓄内敛	情绪表现的外显性,冲动
	反应特点	稳定性、深刻性、持久性	激动性、情境性、短暂性
联系		情绪是情感的基础,情感离不开情绪;情绪离不开情感,是情感的具体表现	

1. 情绪和情感的种类　见图6-5所示。

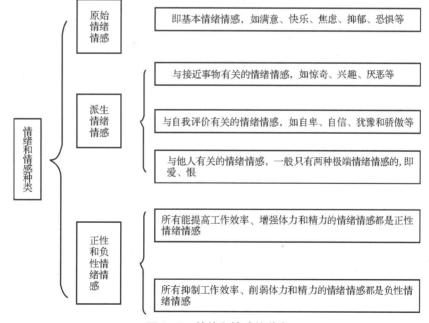

图6-5　情绪和情感的种类

考点提示：需要护理干预的负面情绪有哪些？分别有什么特点？

2. 情绪和情感评估内容　人类的情绪复杂多变，但就被评估者而言，常见的、需要护理干预的情绪状态是焦虑、恐惧和抑郁(图 6－6)。

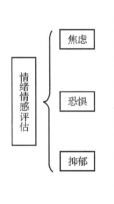

情绪情感评估

焦虑：是由对危险和威胁的预料和预感而诱发的一种较普遍的情绪状态，尤其对病人更为明显。病人无论生理或心理的需要都不能很好地满足，由于满足程度的不同，病人将表现出不同程度的焦虑

恐惧：是人们遇到某种危险情境而又无能为力时的情绪状态，其主要原因是自身缺乏处理该情境的能力，这种情绪在病情危重或知识缺乏的被评估者身上体现更明显

抑郁：是个体失去其重视或追求的事物时所产生的情绪状态，该情绪状态可引起个体生理、情感、认知等多方面的变化，如食欲下降、睡眠障碍、情绪低落、心境悲观、注意力不集中等

图 6－6　情绪和情感评估内容

3. 情绪情感评估方法　包括会谈、观察、评定量表测试等。常见情绪评估的评定量表有焦虑状态自评量表和抑郁状态自评量表。

(1)焦虑：首先明确有无焦虑，再判断焦虑程度，最后还需明确其产生的原因。采用 Zung 的焦虑状态自评量表(表 6－3)。

表 6－3　焦虑状态自评量表

	偶尔 1　有时 2　经常 3　持续 4
1. 你觉得最近比平常容易紧张、着急吗？	
2. 你会无缘无故地感到害怕吗？	
3. 你是否感到心烦意乱或觉得惊慌？	
4. 你是否有将要发疯的感觉？	
5. 你是否感到不如意或觉得其他糟糕的事将发生在你身上？	
6. 你是否感到自己发抖？	
7. 你是否常感头痛、胃痛？	
8. 你是否感到疲乏无力？	
9. 你是否发现自己无法静坐？	
10. 你是否感到心跳得很厉害？	
11. 你是否常感到头晕？	
12. 你是否有过晕厥或觉得要晕倒似的？	
13. 你是否感到气不够用？	
14. 你是否四肢或唇周麻木？	
15. 你是否感到心里难受、想吐？	
16. 你是否常常要小便？	
17. 你手心是否容易出汗？	
18. 你是否感到脸红发烫？	
19. 你是否感到无法入睡？	
20. 你是否常做噩梦？	

注：使用方法是请被评估者仔细阅读每一个项目，将意思理解后根据最近一周实际情况在适当的地方打钩。每一项目按 1、2、3、4 四级评分。评定完后将这 20 项评分相加，得总分，然后乘以 1.25，取其整数部分，即得到标准分。总分值为 50 分以下是正常；50～59 分，轻度焦虑；60～69 分，中度焦虑；70～79 分，重度焦虑。

也可用状态-特质焦虑问卷(表6-4),它把焦虑分成状态焦虑和特质焦虑两种。状态焦虑是短暂性的,对当前状况不愉快的情绪体验,特质焦虑是相对较稳定的焦虑性特质。该表的第1~20为状态焦虑,21~40为特质焦虑。

表6-4　状态-特质焦虑问卷

状态焦虑量表指导语:下面列出的是人们常用来描述自己的陈述,请阅读每个陈述,然后在右边适当的圈上打钩,来表示您现在最恰当的感觉。没有对或错的回答,不要对任何一个陈述花太多的时间去考虑。

特质焦虑量表指导语:下面列出的是人们常用来描述自己的陈述,请阅读每个陈述,然后在右边适当的圈上打勾,来表示您经常的感觉。没有对或错的回答,不要对任何一个陈述花太多的时间去考虑,但所给的回答是你平时所感觉到的。

状态焦虑项目	程度计分			
	完全没有	有些	中等程度	非常明显
*1. 我感到心情平静	①	②	③	④
*2. 我感到安全	①	②	③	④
3. 我是紧张的	①	②	③	④
4. 我感到紧张束缚	①	②	③	④
*5. 我感到安逸	①	②	③	④
6. 我感到烦乱	①	②	③	④
7. 我现在正烦恼,感到这种烦恼超过了可能的不幸	①	②	③	④
*8. 我感到满意	①	②	③	④
9. 我感到害怕	①	②	③	④
*10. 我感到舒适	①	②	③	④
*11. 我有自信心	①	②	③	④
12. 我觉得神经过敏	①	②	③	④
13. 我极度紧张不安	①	②	③	④
14. 我优柔寡断	①	②	③	④
*15. 我是轻松的	①	②	③	④
*16. 我感到心满意足	①	②	③	④
17. 我是烦恼的	①	②	③	④
18. 我感到慌乱	①	②	③	④
*19. 我感到镇定	①	②	③	④
*20. 我感到愉快	①	②	③	④

特质焦虑项目	程度计分			
	完全没有	有些	中等程度	非常明显
*21. 我感到愉快	①	②	③	④
22. 感到神经过敏和不安	①	②	③	④
*23. 我感到自我满足	①	②	③	④
*24. 我希望像别人那样高兴	①	②	③	④
25. 我感到我像失败者	①	②	③	④

续表 6-4

特质焦虑项目	程度计分			
	完全没有	有些	中等程度	非常明显
*26. 我感到很宁静	①	②	③	④
*27. 我是平静的、冷静的和泰然自若的	①	②	③	④
28. 困难——堆集起来,因此无法克服	①	②	③	④
29. 我过分忧虑一些事,实际这些事无关紧要	①	②	③	④
*30. 我是高兴的	①	②	③	④
*31. 我的思想处于混乱状态	①	②	③	④
32. 我缺乏自信心	①	②	③	④
*33. 我感到安全	①	②	③	④
*34. 我容易做出决断	①	②	③	④
35. 我感到不合适	①	②	③	④
*36. 我是满足的	①	②	③	④
37. 一些不重要的思想总缠绕着我,并打搅我	①	②	③	④
38. 我产生的沮丧是如此强烈,以致我不能从事项中排除它们	①	②	③	④
*39. 我是一个镇定的人	①	②	③	④
40. 当我考虑我目前的事情和利益时,我就陷入紧张状态	①	②	③	④

注:表中带"＊"表示反向计分。即①为4分;②为3分;③为2分;④为1分。1—20项的得分相加计为状态焦虑总分(20~80分),21—40项的得分相加计为特质焦虑总分(20~80分)。得分愈高说明焦虑愈严重。

（2）抑郁:应先确定有无抑郁情绪的存在,再寻找原因。采用 Zung 的抑郁状态自评量表（表6-5）。

表6-5 抑郁状态自评量表

	偶尔1	有时2	经常3	持续4
1. 感到情绪沮丧、郁闷				
2. 我要哭或想哭				
*3. 我早晨醒来心情最好				
4. 我夜间睡眠不好				
*5. 我吃饭和平时一样多				
6. 我感到体重减轻了				
*7. 我与异性密切接触时和以往一样感到愉快				
8. 我为便秘烦恼				
9. 我的心跳比平时快				
10. 我无故感到疲劳				
*11. 我的头脑像平时一样清楚				
12. 我坐卧不安,难以保持平静				
*13. 我对未来感到有希望				
14. 我比平时更容易激怒				
*15. 我觉得决定什么事很容易				
*16. 我感到自己是有用的和不可缺少的				
*17. 我的生活很有意义				

偶尔 1　有时 2　经常 3　持续 4

18. 假如我死了别人会过得更好

* 19. 我仍旧喜爱自己平时喜爱的东西

* 20. 我做事情和平时一样不感到困难

注：标"*"条目为反序记分，偶尔为 1 分、有时为 2 分、经常为 3 分、持续为 4 分，将 20 项得分相加的 SDS 总分，后以公式(抑郁的严重程度指数＝总分/80)来计算其程度。0.5 以下为无抑郁，0.5~0.59 为轻度抑郁，0.6~0.69 为中至重度抑郁，0.7 以上为重度抑郁。

4. 相关护理诊断

(1) 焦虑：与需要未满足、过度担心、自责、不适应环境等因素有关。

(2) 疲乏：与缺乏兴趣和精力不足等有关。

(3) 恐惧：与躯体部分残缺、功能丧失、疾病晚期、环境因素、恐怖症等有关。

(4) 无望感：与情绪抑郁和无价值感等有关。

(5) 睡眠形态紊乱：与疾病因素、心理应激、情绪抑郁、兴奋状态和环境改变等有关。

(6) 有自伤的危险/有自杀的危险：与沮丧、情绪抑郁、无价值感等有关。

(7) 有对他人施行暴力的危险：与易激惹、自控能力下降等有关。

(四) 个性评估

"个性"一词源于拉丁文的"面具"，它是指一个人的整体心理面貌，是决定一个人适应环境独特的行为模式和思维方式，也是较稳定的心理倾向和个人特征的总和。

1. 个性特点　见图 6-7 所示。

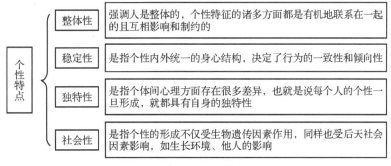

图 6-7　个性特点

2. 个性的评估内容与方法　个性评估主要是对个性心理特征主要表现的评估，即性格、气质、能力等方面的评估。其中性格的评估是个性评估的重点。其评估方法通常可通过观察、会谈、作品分析等方法，进行评定。

考点提示：性格评估可以用哪些评估方法，举例说明？

(1) 能力评估：主要评估一般能力，尤其是认知能力(详见"认知的评估")的评估。

(2) 性格评估：是个性评估的重点评估内容。性格是指个体对人、对己、对客观现实的一种较稳定的态度及与之相适应的习惯行为方式。其评估方法包括会谈法、观察法和作品分析法等。

3.相关护理诊断

(1)有孤独的危险：与喜欢独处、性格内向、被隔离有关。

(2)娱乐活动缺失：与不善交际、性格内向、疾病治疗限制等有关。

(3)应对无效：与严重躯体疾病、个人处境不佳、重大环境改变、缺乏自信、性格脆弱、缺乏有效社会支持系统等有关。

(五)压力与压力应对评估

"压力"在心理学上称应激，是个体对内、外环境的威胁和挑战的一种适应和应对过程。它并非都是有害的，适当的压力有助于适应力的提高，但长时间或高强度的压力会使个体适应不良，而导致各类身心疾病。压力应对是个体用来处理压力的认知和行为过程，即转移思想和注意力，是当压力无法解决、不能承受时个体采取维持性行为、态度和思想来处理问题的过程。如手术前被评估者以看电视或与人聊天来缓解焦虑与紧张。压力反应是压力源引起的非特异性的适应反应，包括生理、心理和行为等方面的反应。

考点提示：常见的压力源有哪些？

1.压力源的评估

(1)压力源分类：见图6-8所示。

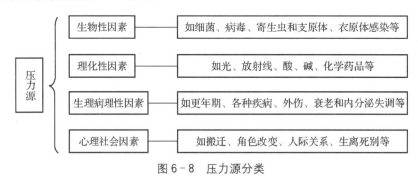

图6-8 压力源分类

(2)压力源评估的方法：有会谈与评定量表测验。常用评定量表有住院被评估者压力评定量表(表6-6)。

表6-6 住院被评估者压力评定量表

编号	权重	事件
1	13.9	和陌生人同住一室
2	15.4	不得不改变饮食习惯
3	15.9	不得不睡在陌生床上
4	16.0	不得不穿病人服
5	16.8	四周有陌生机器
6	16.9	夜里被护士叫醒
7	17.0	生活上不得不倚赖别人
8	17.7	不能在需要时读报、看电视、听收音机
9	18.1	同室病友探访者太多

编号	权重	事件
10	19.1	四周气味难闻
11	19.4	不得不整天睡在床上
12	21.2	同室病友病情严重
13	21.5	排便排尿需他人帮助
14	21.6	同室病友不友好
15	21.7	没有亲友探视
16	21.7	病房色彩太鲜艳、太刺眼
17	22.7	想到外貌会改变
18	22.3	节日或家庭纪念日住院
19	22.4	想到手术或其他治疗可能带来的痛苦
20	22.7	担心配偶疏远
21	23.2	只能吃不对胃口的食物
22	23.2	不能与家人、朋友联系
23	23.4	对医院护士不熟悉
24	23.6	因事故住院
25	24.2	不接受治疗护理的时间
26	24.5	担心给医护人员增添负担
27	25.9	想到住院后收入会减少
28	26.0	对药物不能耐受
29	26.4	听不懂医护人员的话
30	26.4	想到将长期用药
31	26.5	家人没来探视
32	26.9	不得不手术
33	27.1	因住院而不得不离开家
34	27.2	毫无预测而突然住院
35	27.3	按呼叫器无人应答
36	27.4	不能支付医疗费用
37	27.6	有问题得不到解答
38	28.4	思念家人
39	29.2	靠鼻饲进食
40	31.2	用止痛药无效
41	31.9	不清楚治疗目的和效果
42	32.4	疼痛时未用止痛药
43	34.0	对疾病缺乏认识
44	34.1	不清楚自己的诊断
45	34.3	想到自己可能再也不能说话
46	34.5	想到可能失去听力
47	34.6	想到自己患了严重疾病

续表 6-6

编号	权重	事件
48	39.2	想到会失去肾脏或其他器官
49	39.2	想到自己可能得了癌症
50	40.6	想到自己可能失去视力

注：该表专为住院被评估者设计,共收集50项住院被评估者压力因素,并用权重表明各因素影响力大小,是用于测评住院被评估者所经历的压力及其性质和影响力。使用时,嘱被评估者仔细阅读,并在适合自己情况的项目上打钩。累计分值越高压力越大。

考点提示:压力反应有哪几种?

2. 压力反应评估

（1）压力反应:见图6-9所示。

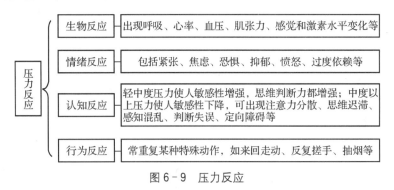

图6-9 压力反应

（2）压力反应评估方法主要是交谈法和观察法。

①交谈法:主要评估被评估者的认知和情绪反应,详见认知评估和情绪情感评估。

②观察法:主要评估被评估者是否出现呼吸急促、心率加快、血压上升和排尿增多等症状和体征。

3. 压力应对方式的评估

（1）压力应对方式见图6-10所示。

考点提示:压力反应有哪几种?

压力应对
- 情感式应对：主要有:祈祷、担心、紧张、回避、埋怨他人、向朋友和家人寻求安慰和帮助、转移注意力等
- 问题式应对：主要有:分析研究面临的问题,努力控制局面,寻求解决问题的其他方法,接受现实,尽自己最大努力等

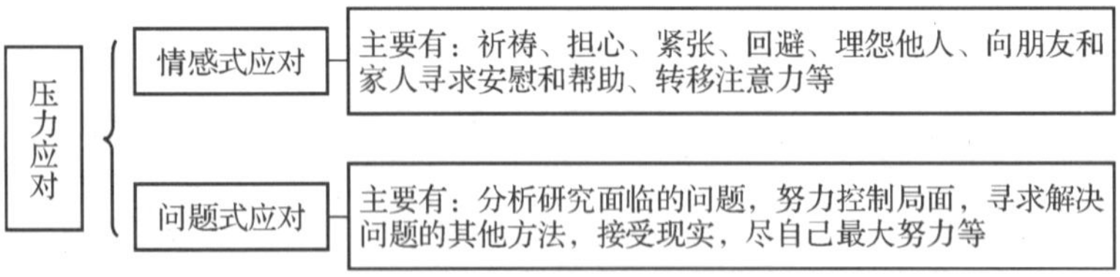

图6-10 压力应对

（2）压力应对方式的评估方法主要为交谈法和量表评定。

压力应对方式的评估常用Jaloviee应对方式量表（表6-7）,它罗列了40种常见的压力应对方式,评估时,让被评估者仔细阅读并选择。

表 6－7 Jaloviec 应对方式量表

应对方式	从不	偶尔	有时	经常	总是
1. 担心					
2. 哭泣					
3. 干体力活					
4. 相信事情会变好					
5. 一笑了之					
6. 寻求其他解决问题的办法					
7. 从事情中学会更多东西					
8. 祈祷					
9. 努力控制局面					
10. 紧张,有些神经质					
11. 客观、全面地看待问题					
12. 寻找解决问题的最佳办法					
13. 向家人、朋友寻求安慰或帮助					
14. 独处					
15. 回想以往解决问题的办法并分析是否仍有用					
16. 吃食物,如瓜子、口香糖					
17. 努力从事情中发现新的含义					
18. 将问题暂时放在一边					
19. 将问题化解					
20. 幻想					
21. 设立解决问题的具体目标					
22. 做最坏的打算					
23. 接受事实					
24. 疯狂、大喊大叫					
25. 与相同处境的人商讨解决问题的办法					
26. 睡一觉,相信第二天事情就会变好					
27. 不担心,凡事终会有好结果					
28. 主动寻求改变处境的方式					
29. 回避					
30. 能做什么就做什么,即使并无效果					
31. 让其他人来处理这件事					
32. 将注意力转移至他人或他处					
33. 饮酒					
34. 认为事情无望而听之任之					
35. 认为自己命运该如此而顺从					
36. 埋怨他人使你陷入此困境					
37. 静思					
38. 服用药物					
39. 绝望、放弃					
40. 吸烟					

4. 相关护理诊断

（1）应对无效：与严重躯体疾病、个人处境不佳、重大环境改变、缺乏自信、性格脆弱、缺乏有效支持系统等有关。

（2）精神困扰：与认知障碍、感觉超负荷、支持系统不足等有关。

（3）创伤后综合征：与重大创伤和事件、缺乏心理干预、缺乏有效支持系统有关。

（4）社交孤立：与疾病所致的活动受限、行为异常、人格障碍、治疗性隔离、缺乏有效支持系统有关。

（5）有对他人施行暴力的危险：与乙醇和药物依赖、过度焦虑、情绪不稳等有关。

（杨静静）

第二节　社会评估

导入情景：

　　患者，女，30岁，上月在新房装修好1周时入住，近日感到咽喉疼痛、咳嗽、皮肤瘙痒、有皮疹。

　　请思考：该病人病情可能的原因是什么？

要全面了解个体健康水平，需全面评估社会因素对其健康的影响。这里所指的社会因素主要包括文化教育、社会地位、家庭和社会环境等。

一、社会评估的目的、意义与方法

（一）社会评估目的

社会评估目的在于更详细准确地了解个体的情况，从而制定有针对性的护理计划（图6-11）。

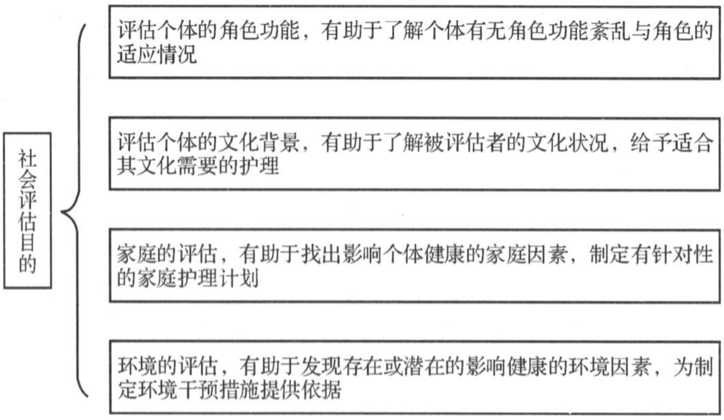

社会评估目的
- 评估个体的角色功能，有助于了解个体有无角色功能紊乱与角色的适应情况
- 评估个体的文化背景，有助于了解被评估者的文化状况，给予适合其文化需要的护理
- 家庭的评估，有助于找出影响个体健康的家庭因素，制定有针对性的家庭护理计划
- 环境的评估，有助于发现存在或潜在的影响健康的环境因素，为制定环境干预措施提供依据

图6-11　社会评估目的

（二）社会评估意义

1. 随着社会发展，社会的新问题不断产生，对健康的影响也日趋明显，如人口增加、环境污染、生活节奏加快、自我保健意识的加强等。

2. 个体是社会的人，也就意味着社会诸多因素都有可能影响到个体。因此在收集资料时，为提高评估准确性，应多方考虑。如一个人的健康与环境、生活方式、经济、家庭、教育、人际关系等都可能有关。

3. 很多心理因素也会影响个体的社会状况，如一个情绪易激动、脾气暴躁的人，可能没有好的人际关系、较好的工作、和睦的家庭氛围等，当然对他自身的健康也无益。

（三）方法

考点提示：病人角色适应不良的种类有哪些？

心理评估中的交谈、观察、量表评定等方法都可以适用于社会评估，其中环境的评估不仅要实地观察，还须配合抽样检查，如空气抽样细菌培养等。

二、社会评估的内容

（一）角色与角色适应评估

1. 角色 原为电影、戏曲中的术语，后被心理学家延伸为个体或群体在一定的社会地位下，实现与之相联系的权利、义务时，所表现出来符合社会期望的模式化行为。

2. 角色适应 任何一种角色都应具有自己的行为模式，也是社会对处于一定社会地位的人的行为期待。因此，每个人应按自己的角色行事。当个体角色发生转变时，个体必须改变自己的情感、行为，从而符合该角色的行为模式与社会对该角色的行为期待。下面介绍角色适应不良和病人角色适应不良（图6-12）。

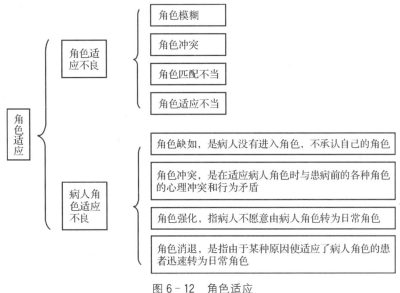

图6-12 角色适应

3. 相关护理诊断

(1) 父母角色冲突：与慢性疾病导致父母、子女分离有关。

(2) 无效性角色行为：与疾病导致对角色的认知发生改变有关。

（二）文化评估

包括价值观、习俗、信念和信仰、知识、艺术、道德、法律与规范等多方面。价值观、信念和信仰、习俗是文化的核心要素，与健康密切相关。

1. 价值观的评估　价值观对人的社会活动起着重要作用。它存在于潜意识中，不能直接观察到，也很难表达，就是个体本人也很少意识到自己的行为受到潜意识中的价值观的直接引导。价值观的评估目前较常用的方法是交谈。

2. 信念、信仰的评估　信念是自己认为可以确信的看法，是人在自身经历中所积累起来的认识原则，是和个性、价值观相联系的一种较稳定的生活理想。信仰则是人对某种事物、思想或主义的极度尊崇和信服，并把它作为自己的精神寄托和行为准则，是个人力量和希望的源泉。一般通过交谈询问的方法进行评估。

3. 习俗的评估　习俗是指在长期的共同生活中，约定俗成地为某一地区或民族人们遵循的行为规范，贯穿于人们日常生活中的各个环节，习俗很多，不少习俗可影响人的健康，如饮食习俗，饮食的文化烙印最明显，也是诸多习俗中最难改变的一种习俗。对饮食与健康关系的认识、评估可以通过询问食物的种类及烹调方式等方面进行。

4. 病人文化休克的评估　文化休克是指当人们生活在陌生环境中，所产生的迷惑与失落的经历。常发生在个体从熟悉的环境到陌生的环境，因为风俗习惯的改变、沟通交流的障碍以及信念、信仰的差异而产生的生理和心理适应不良。对于住院病人，医院就是一个陌生的环境，与家人的分离、日常生活的改变、对疾病与治疗的无知、恐惧等可导致其发生文化休克。住院病人的文化休克分期和表现见图 6-13 所示。

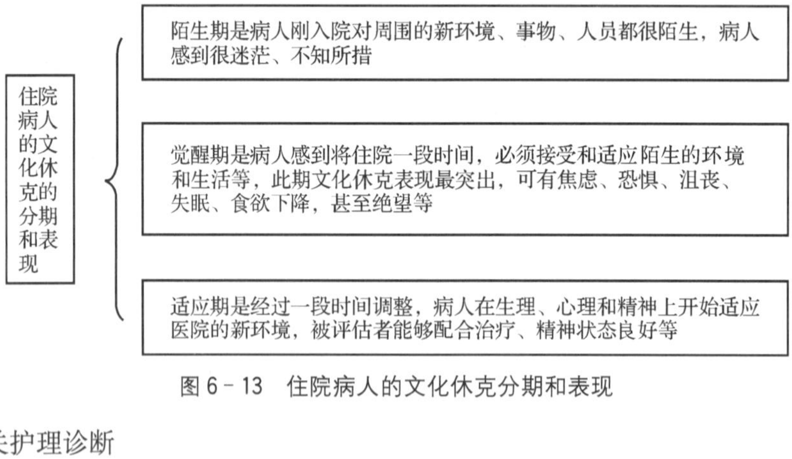

图 6-13　住院病人的文化休克分期和表现

5. 相关护理诊断

(1) 精神困扰：与剧烈的疼痛、治疗对其个人宗教信仰和价值观的挑战有关。

(2) 社交孤立：与社会环境的改变有关。

(3) 语言沟通障碍：与医院环境中医务人员使用过多的医学术语有关。

(4) 焦虑/恐惧：与环境改变、知识缺乏有关。

(5) 迁移应激综合征/有迁移应激综合征的危险：与医院文化环境和背景文化有差异有关。

（三）家庭评估

家庭是以婚姻、血缘和收养关系为纽带的社会生活组织形式，也是社会的基本单位。它是个体情感、精神、物质等方面最重要的支持来源，对个体的身心健康及疾病康复等具有重要的作用。

1. 家庭的特征　见图 6 - 14 所示。

考点提示：家庭评估内容主要有哪些？

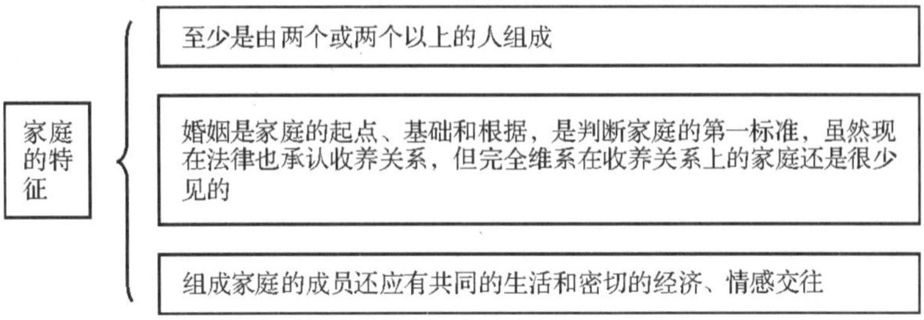

图 6 - 14　家庭的特征

2. 家庭评估内容　主要包括家庭成员的基本资料、家庭类型、家庭生活周期、家庭结构、家庭资源、家庭功能和家庭压力等，其中以家庭功能与个体之间的身心健康关系最为密切。下面我们重点介绍家庭功能评估，其评估方法以量表评定为主。家庭功能评估主要使用量表评定。

Smilkstein 的家庭功能量表与 Procidano 和 Heller 的家庭支持量表较为常用（表 6 - 8、表 6 - 9）。

表 6 - 8　Smilkstein 的家庭功能量表

	经常	有时	很少
1. 当我遇到困难时，可从家人那得到满意的帮助 补充说明：			
2. 我很满意家人与我讨论与分担问题的方式 补充说明：			
3. 当我从事新的活动或希望发展时，家人能接受并给我支持 补充说明：			
4. 我很满意家人对我表达感情的方式以及对我的情绪（如愤怒、悲伤、爱）等反应 补充说明：			
5. 我很满意家人与我共度时光的方式 补充说明：			

注：由于这个表是由西方人设计的，在此仅供参考，要全面系统地评估家庭功能，还应结合观察和交谈所得资料综合分析。Smilkstein 的家庭功能量表含 5 个测试项目，每项都有 3 种程度，分别为："经常"计 3 分，"有时"计 2 分，"很少"计 1 分。

表 6-9 Procidano 和 Heller 的家庭支持量表

	是	否
1. 我的家人给予我所需的精神支持		
2. 遇到棘手的事时,我的家人帮助我出主意		
3. 我的家人愿意倾听我的想法		
4. 我的家人给予我情感支持		
5. 我和我的家人能开诚布公地交谈		
6. 我的家人分享我的爱好和兴趣		
7. 我的家人能时时察觉到我的需求		
8. 我的家人善于帮助我解决问题		
9. 我和我的家人感情深厚		

注:Procidano 和 Heller 的家庭支持量表有 9 个测试项目,每个项目可选"是"与"否"两种结果,分别计分为 1 分和 0 分。得分越高,家庭功能越健全。

3. 相关护理诊断

(1)语言沟通障碍:与家庭成员间的亲近感减弱或无沟通交流有关。

(2)有孤独的危险:与情感上有失落感、身体隔离及社交孤独有关。

(3)父母角色冲突:与有慢性病致使子女与父母分离、或有约束性或创伤的护理方式引起父母恐惧有关。

（四）环境评估

环境评估是社会评估的重要内容,其目的是寻找和发现环境中存在及潜在的危险因素,和对健康有益的方面,以评估到的信息制定出合理有效的环境干预措施。主要包括自然环境和社会环境两方面的评估。

1. 自然环境评估 自然环境是指所有存在于机体外或与机体有密切联系的理化因素的总和,如空间、温度、湿度、通风、光线、声音、气味、室内装潢、水污染、大气污染、药物、射线等。这些因素都必须控制在一定范围内,否则将危害人类健康和安全。其评估可以通过交谈、观察和取样检测等方法。主要评估内容包括以下三方面。

(1)居住环境是否整洁明亮,空气是否流通、新鲜、无异味,供水系统是否标准,是否有噪音等。家庭安全方面,如电的使用是否安全,日常化学用品的安置是否妥当,药物使用者能否正确用药并安全放置。

(2)工作环境是否整洁明亮、宽敞舒适,有无粉尘、石棉等刺激物;有无废水、废气等污染源;是否存在噪音、射线、高温、高压电等危险因素;有无安全作业条例,而且是否被理解和执行,工作中是否有安全防范措施等。

(3)病室环境是否干净整洁、温湿度适宜、无异味等;有无空调等调温、换气的装置;噪音是否控制在允许的范围内,有无噪音监测;地面是否干燥、防滑、平整;无菌室空气菌落数是否符合标准,用氧是否做到"四防"等。

2. 社会环境评估 社会是个庞大的系统,它包括诸多方面,其中以经济、教育、人际关系、生活方式等与健康的关系最为密切,为社会环境评估的重点。可以通过交谈和观测等方法进行评估。

3. 相关护理诊断

（1）有损伤的危险/有跌倒的危险：与视觉减退和听觉退化、年龄因素、环境因素、个体活动能力受限等有关；与环境因素缺乏安全设施等有关。

（2）有中毒的危险/有污染的危险：与环境有害气体的污染、防护知识缺乏等有关。

（3）有窒息的危险：与认知或情感障碍、疾病或受伤有关。

ER-6-3　扫一扫,测一测　　　　　ER-6-4　扫一扫,看总结
（心理社会评估学习目标测试题）　　（心理社会评估教学小结）

（杨静静）

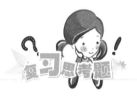

1. 心理评估的方法有哪些?

2. 心理评估的内容有哪些?

3. 自我概念是由哪几部分组成的?

4. 思维能力评估内容有哪些?

5. 需要护理干预的负面情绪有哪些? 分别有什么特点?

6. 性格评估可以用哪些评估方法? 举例说明。

7. 常见的压力源有哪些?

8. 压力反应有哪几种?

9. 病人角色适应不良的种类有哪些?

10. 社会评估的内容主要有哪些? 家庭评估内容主要有哪些?

第七章　实验室检查

学习目标

1. 掌握采集血液、尿液、粪便、肝肾功能及其他生化检查等常用实验室检查标本的方法。

2. 熟悉血液一般检查、尿液检查、粪便检查、肝功能、肾功能、血生化检查的参考值及其临床意义。

3. 了解常用实验室检查的内容和临床应用。

4. 学会运用所学知识解释实验室检查的各项指标结果。

5. 具有严谨、细致的工作作风和高度的责任心，具有良好的沟通能力及临床逻辑思维能力，具备关心爱护病人的态度。

实验室检查是运用各种物理、化学、生物化学、分子生物学、微生物学、细胞学、免疫学及遗传学等实验室技术与方法，对病人的血液、体液、排泄物、分泌物、组织细胞等标本进行检测，以获得反映机体功能状态、与疾病相关的病理变化、病因等客观资料，对协助诊断、判断病情、推测预后、制定防治措施等有其独特的作用。实验室检查与临床护理有着十分密切的关系，护士必须熟悉常用实验室检查的目的、标本采集的方法、检查结果的判断与临床意义。

ER-7-1　扫一扫，知重点

第一节　血液检查

> 导入情景：
>
> 　　患者，男，30岁，2年前做过胃切除术，近半年来经常头晕、心悸、体力逐渐下降，诊断为"缺铁性贫血"。入院查体：精神较萎，面色苍白，双手可见匙状甲。
>
> 　　请思考：
>
> 　　1. 病人血液检查中红细胞、血红蛋白有何变化？
>
> 　　2. 血液一般检查内容有哪些？

一、血液一般检查

血液一般检查包括血红蛋白测定（Hb）、红细胞计数（RBC）、白细胞计数（WBC）及白细胞分类计数（DC）四项。

> 考点提示：红细胞计数与血红蛋白的参考值；血红蛋白定量测定是反映贫血程度的实验室检查指标

（一）红细胞计数与血红蛋白测定

1. 标本采集　抗凝静脉血 1 ml；或非抗凝末梢血 1 滴。

2. 参考值　见表 7-1 所示。

表 7-1　红细胞计数与血红蛋白测定参考值

	红细胞计数（$\times 10^{12}$/L）	血红蛋白（g/L）
成年男性	4.0～5.5	120～160
成年女性	3.5～5.0	110～150
新生儿	6.0～7.0	170～200

3. 临床意义　单位容积血液中红细胞数及血红蛋白量高于正常参考值上限称为红细胞增多，可分为相对性增多和绝对性增多两类（表 7-2）；单位容积血液中红细胞数及血红蛋白量低于同年龄、同性别、同地区的正常参考值的下限，称为贫血。其中以血红蛋白量降低最重要，根据血红蛋白减少的程度，将贫血分为轻度、中度、重度、极重度（表 7-3）。

表 7-2　红细胞计数与血红蛋白测定临床意义

项目		临床意义
红细胞计数及血红蛋白测定	增多	(1) 相对性红细胞增多：常因血浆中水分丢失，使血液中有形成分相对增加所致。如连续呕吐、频繁腹泻、多汗、多尿、大面积烧伤等； (2) 绝对性红细胞增多：常因各种生理、病理原因引起的缺氧所致，生理性见于胎儿、新生儿、高原生活、剧烈的体力活动；病理性见于严重的肺气肿、肺源性心脏病和某些先天性心脏病、真性红细胞增多症等； (3) 血红蛋白增多临床意义基本同 RBC

项目	临床意义
红细胞计数及血红蛋白测定　减少	(1)生理性减少:妊娠中、后期通过神经、体液的调节,使血浆容量明显增加而引起血液稀释。部分老年人由于造血功能衰退可致血红蛋白减少; (2)病理性减少:可由造血原料不足、造血功能障碍或红细胞丢失、破坏过多等原因引起,如缺铁性贫血、再生障碍性贫血、溶血性贫血和失血性贫血等; (3)缺铁性贫血血红蛋白较红细胞减少明显;巨幼细胞性贫血红细胞较血红蛋白减少明显;再生障碍性贫血、溶血性贫血、失血性贫血、肝肾等疾病所致贫血红细胞与血红蛋白减少基本一致

表 7-3　贫血的程度分级

	轻度	中度	重度	极重度
血红蛋白浓度(g/L)	男:90≤Hb<120 女:90≤Hb<110	60≤Hb<90	30≤Hb<60	Hb<30

(二) 白细胞计数及分类计数

白细胞(white blood cells,WBC;leukocyte,LEU)计数是测定单位容积外周循环血液中各种白细胞的总数。白细胞分类计数(differential count,DC)是测定各种白细胞的相对百分率和绝对数值。

1. 标本采集　同红细胞计数与血红蛋白的测定。

2. 参考值　见表 7-4、表 7-5 所示。

表 7-4　白细胞计数数参考值

年龄	白细胞计数数($\times 10^9$/L)
成人	4~10
新生儿	15~20
6个月~2岁	11~12

表 7-5　白细胞分类计数参考值

	百分数(%)	绝对值($\times 10^9$/L)
中性杆状核粒细胞(st)	0~5	0.04~0.5
中性分叶核粒细胞(sg)	50~70	2~7
嗜酸性粒细胞(E)	0.5~5	0.05~0.5
嗜碱性粒细胞(B)	0~1	0~0.1
淋巴细胞(L)	20~40	0.8~4
单核细胞(M)	3~8	0.12~0.8

考点提示:白细胞及中性粒细胞、淋巴细胞、嗜酸性粒细胞增多的临床意义

3. 临床意义　白细胞是中性粒细胞、嗜酸性和嗜碱性粒细胞、单核细胞和淋巴细胞的总称。白细胞总数高于正常值(成人 10×10^9/L)称白细胞增多,低于正常值(成人为 4×10^9/L)

称白细胞减少。由于外周血中白细胞的组成以中性粒细胞为主,故白细胞的增多或减少常与中性粒细胞的增多或减少意义相同。

生理情况下,如剧烈运动、体力劳动、吸烟者、情绪激动、妇女月经期和排卵期、妊娠期(特别是 20 周后)、产后、酷热和严寒、紫外线照射、儿童剧哭等因素都可导致白细胞数量增高。各种类型白细胞变化的临床意义如下:

(1) 中性粒细胞(neutrophil,N):由于中性粒细胞占白细胞总数的绝大多数,故它的增减反映了白细胞总数的增减。

①中性粒细胞增多见于以下几种情况。

a. 急性感染:是引起中性粒细胞病理性增多最常见原因,特别是化脓性球菌所致的局部或全身性感染,增高程度取决于感染微生物的种类、感染灶的范围、感染的严重程度、病人的免疫能力等。

b. 严重组织损伤及大量血细胞破坏:严重外伤、大面积烧伤、大手术后、急性心肌梗死及严重血管内溶血后 12~36 h,白细胞总数及中性粒细胞可增多。

c. 急性中毒:化学物质中毒(如安眠药、敌敌畏等)、生物性中毒(如毒蕈、蛇毒、昆虫毒中毒)等。

d. 急性大出血:如脾出血等。

e. 白血病及非造血系统恶性肿瘤。

②中性粒细胞减少:中性粒细胞绝对值低于 $1.5\times10^9/L$,称为粒细胞减少症,低于 $0.5\times10^9/L$,称为粒细胞缺乏症,其白细胞总数大多低于 $1.0\times10^9/L$。中性粒细胞减少见于以下几方面。

a. 某些感染:革兰阴性杆菌感染疾病(如伤寒、副伤寒)、某些病毒感染性疾病(如病毒性肝炎、流感、风疹、水痘、巨细胞病毒感染)、某些原虫感染(如疟疾、黑热病时)等。

b. 理化因素损伤:放射线性损伤、化学物质如苯、铅、汞等,化学药物如氯霉素、磺胺类药、抗肿瘤药等。

c. 血液系统疾病:再生障碍性贫血、非白血性白血病、恶性组织细胞病、骨髓转移癌等。

d. 单核-吞噬细胞系统功能亢进:各种原因引起的脾肿大及功能亢进,如门脉性肝硬化、淋巴瘤等。

e. 自身免疫性疾病:如系统性红斑狼疮等产生自身抗体致白细胞减少。

③中性粒细胞的核象变化:a. 核左移,即周围血中不分叶核粒细胞(包括杆状核粒细胞、晚幼粒、中幼粒或早幼粒细胞等)超过 5% 时,称为核左移,常见于感染(特别是急性化脓性感染)、急性中毒、急性失血及急性溶血等;b. 核右移,即周围血中中性粒细胞核出现 5 叶或以上超过 3% 者,称为核右移,主要见于造血功能衰竭及巨幼细胞贫血等。

(2) 嗜酸性粒细胞(eosinophilia,E)

①嗜酸性粒细胞增多:a. 变态反应性疾病,如支气管哮喘、过敏反应;b. 寄生虫病,如钩虫病、蛔虫病;c. 皮肤病,如湿疹、银屑病等;d. 血液病和恶性肿瘤,如慢性粒细胞性白血病、淋巴细胞恶性肿瘤等;e. 传染病的恢复期和猩红热的急性期。

②嗜酸性粒细胞减少:见于伤寒、副伤寒及长期应用糖皮质激素者。

(3) 嗜碱性粒细胞(basophil,B):增多见于慢性粒细胞白血病等,减少一般无重要临床意义。

（4）淋巴细胞(lymphocyte,L)

①淋巴细胞增多：a. 儿童期淋巴细胞可出现生理性增多，婴儿出生时淋巴细胞约占35％，粒细胞占65％，4～6天后淋巴细胞达50％，与粒细胞比例大致相等（到4～6岁时，淋巴细胞比例渐低，粒细胞比例增加，渐达正常成人水平）；b. 病理性增多见于部分病毒或杆菌感染（如风疹、病毒性肝炎、伤寒、传染性单核细胞增多症等）、血液病（如淋巴细胞白血病、淋巴瘤）、移植排斥反应（如肾移植）等。

②淋巴细胞减少：主要见于放射病、免疫缺陷性疾病、长期应用肾上腺皮质激素等。

（5）单核细胞(monocyte,M)

①单核细胞增多：儿童期可有生理性增多。病理性增多见于：a. 某些感染，如活动性肺结核、疟疾、黑热病、急性感染的恢复期等；b. 某些血液病：如粒细胞缺乏症恢复期、多发性骨髓瘤、恶性组织细胞病、骨髓增生异常综合征等。

②单核细胞减少：一般无重要临床意义。

二、血液其他检查

血液其他检查常用的有：血小板计数、网织红细胞计数、红细胞沉降率、出血性疾病常用的筛选检查项目等。

（一）血小板计数

血小板计数(platelet count,PLT;blood platelet count,BPC)是指测定单位容积的血液血小板的数量。

1. 标本采集　血液分析仪：EDTA抗凝静脉血1ml。手工法：非抗凝末梢血1滴。检查时注意：停用阿司匹林及其他抗血小板药物；避免组织液混入血液标本，以防标本溶血或凝固。

2. 参考值　$(100\sim300)\times10^9/L$。

3. 临床意义

（1）血小板增多：血小板计数$>400\times10^9/L$时为血小板增多。

①原发性血小板增多：常见于骨髓增生性疾病，如慢性粒细胞白血病、真性红细胞增多症、原发性血小板增多症等；

②血小板反应性增多：见于急性感染、急性溶血、脾切除术后、某些恶性肿瘤等。

（2）血小板减少：血小板计数$<100\times10^9/L$时称为血小板减少。

①血小板的生成障碍：如再生障碍性贫血、急性白血病、急性放射病等骨髓造血功能障碍。

②血小板破坏或消耗增多：如特发性血小板减少性紫癜、弥散性血管内凝血等。

③血小板分布异常：各种原因所致的脾肿大、血液稀释等。

考点提示：网织红细胞的增减可反映骨髓造血功能的盛衰

（二）网织红细胞计数

网织红细胞(reticulocyte)是晚幼红细胞脱核后到完全成熟红细胞之间的过渡细胞，在周围血液中的数值可反映骨髓红细胞的生成功能。

1. 标本采集　抽取静脉血 1.8 ml,乙二胺四乙酸钾溶液的抗凝真空试管中,使之充分混匀。采血应避免溶血,采血后 2 h 内送检。

2. 参考值　成人:相对值 $0.5\%\sim1.5\%$;绝对数 $(24\sim84)\times10^9/L$。

3. 临床意义

(1) 网织红细胞增多:①骨髓造血功能旺盛,见于各种增生性贫血,如溶血性贫血、失血性贫血等,其中以溶血性贫血增多最显著;②贫血治疗疗效的判断指标,给予铁剂或叶酸治疗缺铁性贫血及巨幼红细胞贫血有效,则 $4\sim5$ 天后网织红细胞开始升高,一周左右达高峰。

(2) 网织红细胞减少:提示骨髓造血功能低下,见于再生障碍性贫血等。

(三) 红细胞沉降率

红细胞沉降率(erythrocyte sedimentation rate,ESR)指红细胞在一定条件下沉降的速率,简称血沉。将抗凝血放入血沉管中垂直静置,红细胞由于重力作用而下沉,通常以红细胞在第一小时末下沉的距离表示红细胞的沉降速度。

1. 标本采集　魏式法:采集血样 1.6 ml 加入抗凝真空试管(装有 0.4ml 枸橼酸钠)中,充分混匀样品后立即送检;不能立即送检的标本应在 $4\sim8$ ℃低温冷藏,但低温保存不要超过 4 h。血沉采集前,要求被评估者先休息 15 min,采血前尽量不要大量饮水,冬季保持血液循环通畅。

2. 参考值　男性 $0\sim15$ mm/1 h 末;女性 $0\sim20$ mm/1 h 末。

3. 临床意义　在正常情况下,血流中红细胞膜表面带负电荷,它们互相排斥,不易凝集,沉降缓慢。当血浆中带有正电荷的不对称的大分子物质如球蛋白、纤维蛋白增加时,红细胞外表电荷被减弱使之易于凝集,因而血沉加速。

血沉增快常见原因有以下几种。

(1) 生理性增快:妇女月经期、妊娠 3 个月以上、12 岁以下的儿童、60 岁以上的高龄者血沉可加快,其增快可能与生理性贫血或纤维蛋白原含量增加有关。

(2) 病理性增快:①感染性疾病,急性细菌性感染时,炎症发生后 $2\sim3$ 天即可见血沉增快,如风湿热、结核病时,因纤维蛋白原及免疫球蛋白增加,血沉明显加快;②组织损伤坏死,如急性心肌梗死时血沉增快,而心绞痛时则无改变;③恶性肿瘤,可能与肿瘤细胞分泌糖蛋白(属球蛋白)、肿瘤组织坏死、贫血或继发感染等有关;④各种原因导致血浆球蛋白相对或绝对增高,如肝硬化、慢性肾炎、多发性骨髓瘤、巨球蛋白血症、亚急性感染性心内膜炎、淋巴瘤、系统性红斑狼疮;⑤其他,如部分贫血病人、肾病综合征、糖尿病、动脉粥样硬化、黏液性水肿,血中胆固醇高,血沉亦见增快。

> 考点提示:出血时间主要与血小板、血管壁异常有关

(四) 出血性疾病常用的筛选检查项目

常用筛选检查项目有:血小板计数(PLT 或 BPC)、出血时间测定(bleeding time,BT)、凝血时间测定(clotting time,CT)、活化部分凝血活酶时间(activated partial thromboplastin time,APTT)、凝血酶原时间(prothrombin time,PT)等。出血时间是指皮肤毛细血管受一定程度的创伤后出血至自然停止所需的时间。凝血时间是指血液离体后至凝固所需的时间,用以测定血液凝固的能力。活化部分凝血活酶时间是指人为加入特殊物质激活内源性

凝血途径使血液凝固的时间,可了解内源性凝血机制有无异常。凝血酶原时间(prothrombin time,PT)是指在缺乏血小板的血浆中加入组织因子后,凝血酶原转化为凝血酶,导致血浆凝固所需的时间,可了解外源性凝血机制有无异常。纤维蛋白原(Fibrinogen,FIB 或 Fg)是血浆浓度最高的凝血因子,是纤维蛋白的前体,在凝血的最后阶段可溶性纤维蛋白原转变为不溶性纤维蛋白,使血液凝固。

考点提示:凝血四项包括的内容及临床意义

出血性疾病常用筛选检查项目及临床意义见表 7-6 所示。

表 7-6　出血性疾病常用筛选检查项目参考值及临床意义

项目	参考值	临床意义
PLT	100~300×10⁹/L	生理性波动:运动、进餐后血小板增加,女性月经期初血小板可降低等 病理性增多:①原发性血小板增多,如慢性粒细胞白血病、真性红细胞增多症、原发性血小板增多症等骨髓增生性疾病;②反应性增多,如急性感染、急性溶血、脾切除术后、某些恶性肿瘤等 病理性减少:①造血功能障碍(如再生障碍性贫血)、血小板破坏增加(如特发性血小板减少性紫癜)、血小板消耗过多(如DIC)、血小板分布异常等
BT	测定器法:6.9±2.1 min,超过 9 min 为异常	延长:血小板减少或功能异常、血管壁结构或功能异常、抗凝药物的影响
CT	试管法:4~12 min 硅管法:15~32 min 塑料管法:10~19 min	延长:各种凝血因子减少、严重的凝血酶原减少、纤维蛋白原减少、应用抗凝药物、纤溶亢进 缩短:血液高凝状态
APTT	31~43 s,超过 10 s 以上为异常	与 CT 相同,但较 CT 更为敏感
PT	11~13 s,测定值超过正常对照值 3 s 以上为异常	延长:①先天性凝血因子 I(纤维蛋白原)、Ⅱ(凝血酶原)、Ⅴ、Ⅶ、Ⅹ缺乏;②获得性凝血因子缺乏,如严重肝病、阻塞性黄疸、维生素 K 缺乏、纤维蛋白溶解亢进、DIC、使用抗凝药物(如口服抗凝剂);③血中抗凝血物质增多,如肝素或血中纤维蛋白(原)降解产物(FDPs)等 缩短:血液高凝状态时,如 DIC 早期、脑血栓形成或心肌梗死、深静脉血栓形成等
FIB	2~4 g/L(200~400 mg/dL)	增高:①血栓前状态和血栓性疾病时,机体凝血功能增强,血浆纤维蛋白原增多,如糖尿病、急性心肌梗死、急性传染病、动脉粥样硬化等;②蛋白合成增多,如结缔组织病、多发性骨髓瘤等;③反应性增多,如急性感染、烧伤、休克、术后、急性肾炎等 降低:①消耗过多,如 DIC;②纤溶系统活性增强,如原发性纤溶亢进症等;③合成减少,如重症肝病等

三、血液自动分析仪检查

20 世纪中叶库尔特发明了电阻法计数血细胞,开创了血细胞分析的新纪元。其基本原理为细胞相对于电解质溶液而言属电的不良导体,在电解质溶液中悬浮的血细胞通过计数小孔时产生电阻抗变化来进行检测,这种方法称为电阻抗法,可对红细胞、白细胞及血小板进行计数(表7-7)。随着技术的不断发展,血细胞分析仪精密度、准确度不断提高,特别是在白细胞仪器自动化分类上进展非常迅速,为临床提供了更多有效的实验数据,有助于疾病的诊断及治疗。但到目前为止,血细胞分析仪还不能完全取代人工显微镜的白细胞分类,白细胞形态千变万化,特别是异常白细胞,单靠仪器鉴别还不够,还需要将血液制成血涂片,染色后在显微镜下行人工鉴别。

表7-7　血细胞自动分析仪参数值

项目	英文缩写	参考值
白细胞	WBC	$(4\sim10)\times10^9$/L
红细胞	RBC	男性$(4.0\sim5.5)\times10^{12}$/L 女性$(3.5\sim5.0)\times10^{12}$/L
血红蛋白	HGB	男性120~160 g/L 女性110~150 g/L
血细胞比容	HCT	男性0.4~0.5,女性0.37~0.48
平均红细胞容积	MCV	80~100 fl
平均血红蛋白含量	MCH	27~34 pg
平均血红蛋白浓度	MCHC	320~360 g/L
红细胞直径分布变异系数	RDW-CV	6.9~7.7 μm
小细胞(淋巴细胞)	W-SCR	0.20~0.40
大细胞(粒细胞和单核细胞)	W-LCR	0.60~0.80
大细胞绝对值	W-LCC	$(2\sim7)\times10^9$/L
血小板计数	PLT	$(100\sim300)\times10^9$/L
平均血小板容积	MPV	7~11 fl

(刘永梅)

第二节　尿液检查

导入情景:

　　患者,女,35岁,因尿频、尿急、尿痛2天,伴乏力、发热来诊。经检查诊断为"尿路感染"。

　　请思考:

　　1. 为明确诊断需做哪些尿液检查?

　　2. 如何采集尿培养检查标本?

尿液标本采集:收集尿液标本时,应使用清洁、干燥的容器,容器上贴上检验号。一般检查的尿标本应留取新鲜尿,女性要注意经血、白带等混入,必要时可清洁外阴后留取中段尿送检。标本留取后应及时送验,如不能立即送验,最好放冰箱内保存,一般在4 ℃冰箱可保存6~8 h。需要较长时间留取标本时,可加适量防腐剂甲苯或二甲苯以延迟标本内容物的分解。

ER-7-2　扫一扫,"学"多点
(尿液标本的保存)

尿液标本分类及采集要点见表7-8所示。

表7-8　尿液标本的分类及采集要点

类型	标本采集要点
首次尿	一般以清晨首次尿为好
随机尿	用于门诊和急诊病人的临时检验
餐后尿	一般在午餐后2 h收集尿标本。如尿蛋白、尿糖检测
24 h尿	留取24 h尿液,并记录尿量。如尿蛋白、尿糖、电解质等定量检测
清洁中段尿	嘱病人留取标本的前一天晚上少饮水,晨起女性先用肥皂水清洗外阴部(男性翻转包皮,清洗尿道口),再以灭菌水冲洗尿道口,然后排尿弃去前段,留取中段尿10~15 ml于灭菌容器内,立即加盖送检

一、尿液一般检查

(一)尿量

考点提示:多尿、少尿、无尿的概念及临床意义

1. 参考值　成人为1 000~2 000 ml/24 h。

2. 临床意义

(1) 多尿:24 h尿量超过2 500 ml,称为多尿。

①生理性多尿:可见于饮水过多、饮茶、咖啡、应用利尿剂和某些药物等。

②病理性多尿:a. 糖尿病,尿糖增多引起的溶质性利尿;b. 尿崩症,由于垂体分泌的抗利尿激素(ADH)不足或肾小管对ADH反应性降低,影响尿液浓缩导致多尿,且尿液呈低比重(一般均<1.010);c. 肾脏疾病,慢性肾盂肾炎、慢性肾间质肾炎、慢性肾衰竭早期、急性肾衰竭多尿期等,均可出现多尿。

(2) 尿量减少:成人尿量<400 ml/24h(或<17 ml/h),称为少尿;低于100 ml/24h,则称为无尿。

考点提示:几种常见异常尿液外观及临床意义

①生理性少尿:见于出汗过多,水分摄入不足等。

②病理性尿量减少:a. 肾前性少尿,休克、心力衰竭、脱水及其他引起有效血容量减少的疾病;b. 肾性少尿,各种肾脏实质性改变;c. 肾后性少尿,如各种原因所致尿路梗阻(结石、尿路狭窄、肿瘤压迫等)或排尿功能障碍所致。

（二）尿液外观

正常人尿液是淡黄色、清晰透明的液体。尿液的颜色可受饮水量、食物成分、尿色素或药物等影响。常见的异常尿液外观有以下几种。

1. 血尿 由于出血量不同，分为肉眼血尿和显微镜下血尿。肉眼血尿系尿中含有大量的红细胞(1 L尿液中超过1 ml)，呈淡粉红色云雾状、洗肉水样、混有血性凝块状。显微镜下血尿是指尿液外观变化不明显，离心沉淀后镜检红细胞平均＞3个/HP。血尿多见于肾结核、肾肿瘤、肾结石、泌尿道结石、急性肾小球肾炎、肾盂肾炎、膀胱炎等。

2. 血红蛋白尿 尿多为浓茶样或酱油色，常见于蚕豆病、阵发性睡眠性血红蛋白尿、血型不符的输血反应。

3. 肌红蛋白尿 呈粉红色、暗褐色尿。尿液中出现大量的肌红蛋白所致，见于挤压伤综合征、缺血性肌坏死、正常人剧烈运动后。

4. 胆红素尿 尿液呈深黄色改变。尿内含有大量的结合胆红素，振荡后出现黄色泡沫且不易消失，常见于胆汁淤积性黄疸和肝细胞性黄疸。

5. 乳糜尿 外观呈不同程度的乳白色，特征是小便混浊如乳汁，或似泔水、豆浆，故名。可见于丝虫病、肾周围淋巴管梗阻，因乳糜液或淋巴液逆流进入尿中所致。

6. 脓尿和菌尿 当尿内含有大量脓细胞、炎性渗出物或细菌时，新鲜尿液呈白色混浊(脓尿)或云雾状(菌尿)，加热或加酸均不能使混浊消失。见于泌尿系统感染，如肾盂肾炎、膀胱炎等。

（三）尿液气味

正常尿液的气味来自尿中挥发性的酸性物质。尿液长时间放置后，尿素分解可出现氨臭味。新鲜尿即有氨臭味多见于膀胱炎或尿潴留；蒜臭味见于有机磷农药中毒；烂苹果味见于糖尿病酮症酸中毒；鼠臭味见于苯丙酮酸尿。

（四）尿液的比重

尿液的比重是指在4 ℃下与同体积的水的重量之比，为尿液中所含溶质浓度的指标。尿比重的高低主要取决于肾脏的浓缩功能，与饮水量、当时的尿量有关。

1. 参考范围 成人1.015～1.025，晨尿最高，一般大于1.020，婴幼儿尿比重偏低。

2. 临床意义

(1) 尿比重增高：见于出汗过多、脱水、心功能不全、糖尿病等。

(2) 尿比重降低：见于尿崩症、大量饮水、急性肾衰竭多尿期。24 h连续多次测定尿比重，有助于了解肾小管的浓缩和稀释功能。

（五）化学检查

1. 尿pH

(1) 参考值：正常人普通膳食条件下尿液多呈弱酸性，晨尿pH为5.5～6.5，随机尿在4.6～8.0之间波动。

(2) 临床意义：①尿pH降低，见于酸中毒、高热、痛风、糖尿病及口服氯化铵、维生素C等酸性药物、低钾性代谢性碱中毒；②尿pH增高，见于碱中毒、尿潴留、膀胱炎、应用利尿剂、肾小管性酸中毒等。

2. 蛋白尿 健康人尿中蛋白质(多指相对分子质量较小的蛋白质)的含量很少(每日排

出量<150 mg),蛋白质定性检查时,呈阴性反应。当肾小球毛细血管壁断裂或电荷屏障改变,使大量高、中、低相对分子质量的蛋白漏出超过肾小管重吸收能力而出现于终尿中。

考点提示:蛋白尿、大量蛋白尿的定义及临床意义

(1) 参考值:尿蛋白定性试验阴性;定量试验 0～80 mg/24 h。

(2) 临床意义:尿蛋白定性试验阳性或定量试验超过 150 mg/24 h 尿时,称蛋白尿。如果尿蛋白含量≥3.5 g/24 h,则称为大量蛋白尿。

蛋白尿的类型及临床意义见表 7-9 所示,尿蛋白测定反应结果见表 7-10 所示。

表 7-9　尿蛋白测定临床意义

类型		临床意义
生理性蛋白尿	又称功能性蛋白尿	高蛋白饮食、妊娠、剧烈运动、长期直立体位、精神紧张等。定性一般不超过"+",定量多为轻度增高
病理性蛋白尿	肾小球性蛋白尿	肾小球肾炎、肾病综合征等原发性肾小球疾病,糖尿病、高血压、系统性红斑狼疮、妊娠高血压综合征等
	肾小管性蛋白尿	肾盂肾炎、氨基糖苷类抗生素、解热镇痛药等中毒
	混合性蛋白尿	同时累及肾小球和肾小管的疾病,如糖尿病、系统性红斑狼疮等
	溢出性蛋白尿	凝-溶蛋白尿(本周蛋白尿)
	组织性蛋白尿	血红蛋白尿、肌红蛋白尿
	假性蛋白尿	膀胱、尿道疾病

表 7-10　尿蛋白测定反应结果

尿蛋白含量	反应结果	定性记录
20～80 mg/24 h	无混浊	(—)
<500 mg/24 h	混浊	(+)
<3 000 mg/24 h	颗粒状混浊	(2+)
<10 000 mg/24 h	絮状混浊	(3+)
>10 000 mg/24 h	块状混浊	(4+)

3. 尿糖　正常人尿中可有微量的葡萄糖,一般方法测不出来。当血糖浓度超过肾糖阈(一般为 8.88 mmol/L 或 160 mg/dl 时)或血糖虽未升高但肾糖阈降低,将导致尿中出现大量的葡萄糖,称为糖尿。

(1) 参考值:定量为 0.56～5.0 mmol/24 h 尿,尿糖定性试验阴性。

尿糖测定反应结果见表 7-11 所示。

表 7-11　尿糖测定反应结果

尿糖含量	反应结果	定性记录
<5.0 mmol/L	蓝色透明	(—)
<11.2 mmol/L	绿色不透明	(+)

尿糖含量	反应结果	定性记录
28～56 mmol/L	黄绿色沉淀	(2+)
56～112 mmol/L	土黄色大量沉淀	(3+)
>112 mmol/L	红棕色或砖红色	(4+)

（2）临床意义

①生理性糖尿：见于食糖过多、精神紧张、妊娠等。

②病理性糖尿：见于糖尿病、库欣综合征、嗜铬细胞瘤、暂时性糖尿（如颅脑外伤、脑血管意外、急性心肌梗死等）、肾性糖尿等。

③肾性糖尿：是指由于肾糖阈降低而出现的血糖正常性糖尿，见于慢性肾炎、肾病综合征等。

④假性糖尿：有些药物如水杨酸类、对氨苯甲酸、水合氯醛、吗啡、氨基比林及大量枸橼酸等，可使尿糖的化验出现假阳性结果。

⑤其他糖尿：乳糖、半乳糖、果糖、甘露糖及一些戊糖等，进食过多或体内代谢失调使血中浓度升高时，可出现相应的糖尿。

（六）尿沉渣显微镜检查

1. 细胞

（1）红细胞：正常人尿液中可见 0～3 个/HP，新鲜尿液离心沉淀尿每高倍镜视野中≥3个红细胞，称为镜下血尿。临床意义同血尿。

（2）白细胞：正常人尿液中可见 0～5 个/HP，若有大量白细胞，每高倍镜视野≥5 个白细胞，为镜下白细胞尿。多为泌尿系统感染如肾盂肾炎、肾结核、膀胱炎或尿道炎。成年女性生殖系统有炎症时，常有阴道分泌物混入尿内，除有成团脓细胞外，并伴有多量扁平上皮细胞。

2. 管型　是尿中的蛋白质在肾小管和集合管浓缩、酸化后，凝固而形成的一种圆柱状结构物。肾小管上皮细胞分泌的 T-H 糖蛋白为管型基质。管型尿的出现往往提示有肾实质性损害。

（1）透明管型：正常人 0～偶见/LP，老年人清晨浓缩尿中也可见到。在运动、重体力劳动、发热、用利尿剂、麻醉时可出现一过性增多。在肾病综合征、慢性肾炎、心力衰竭、恶性高血压时可见增多。透明管型是由 T-H 糖蛋白、清蛋白和氯化物构成，为无色透明、内部结构均匀的圆柱状体，两端钝圆，偶尔含有少量颗粒。

（2）颗粒管型：最常见于慢性肾炎，急性肾炎后期、肾盂肾炎也可以见到。为肾实质病变崩解的细胞碎片、血浆蛋白、其他有形物凝聚于 T-H 蛋白上而成，颗粒总量超过管型的 1/3。

（3）细胞管型：细胞含量超过管型体积的 1/3，称为细胞管型。①红细胞管型常见于急性肾小球肾炎、急性肾盂肾炎或急性肾衰竭；②白细胞管型常见于肾盂肾炎及间质性肾炎；③肾小管上皮细胞管型常见于各种原因所致的肾小管损伤。

（4）蜡样管型：多提示肾脏长期严重病变，提示预后不良。

（5）脂肪管型：因管型中含有椭圆形脂肪小球而得名，常见于肾病综合征、慢性肾小球肾炎急性发作及其他肾小管损伤性疾病。

3. 尿结晶　正常尿液中盐类结晶的析出取决于该物质饱和度、尿液 pH、温度等因素。

尿酸盐、草酸钙和磷酸盐类结晶,一般无临床意义。结晶体出现于新鲜尿中并伴有较多红细胞应怀疑患有肾结石的可能。

二、尿液其他检查

(一)1 h尿细胞排出率测定

准确留取3 h的全部尿液,由计数结果除以3而得出。

1. **参考值** 男性红细胞<3万/h,白细胞<7万/h;女性红细胞<4万/h,白细胞<14万/h。

2. **临床意义** 肾盂肾炎时白细胞排出增多,可达40万/h;急性肾小球肾炎红细胞排出增多,可达20万/h。

(二)尿沉渣细胞计数(Addis计数)

1. **参考值** 红细胞<50万/12 h,白细胞<100万/12 h,管型<5 000/12 h。

2. **临床意义** 与尿中红细胞、白细胞、管型增多临床意义基本相同。

(三)酮体

包括丙酮、乙酰乙酸及β-羟丁酸,是体内脂肪代谢的中间产物。

1. **参考值** 定性:阴性。

2. **临床意义** 阳性见于糖尿病酮症、饥饿、反复呕吐、发热、甲状腺功能亢进症、尿毒症等。

(四)尿胆原

1. **参考值** 定性:阴性或弱阳性。

2. **临床意义** 增多见于肝实质性病变、溶血性黄疸、肠梗阻、顽固性便秘等;减少见于胆道梗阻等。

(五)尿胆红素

1. **参考值** 定性:阴性。

2. **临床意义** 肝实质性损害、阻塞性黄疸时均可出现阳性;溶血性黄疸时为阴性。

三、尿液自动分析仪检查

尿液自动分析检测仪是尿液检测的自动化仪器,具有操作简单、快捷、检出灵敏度高、重复性好等优点。目前常用的有尿液干化学检测。尿自动分析仪检测项目与参考值见表7-12所示。

表7-12 尿自动分析仪检测项目、参考值

项目及代码	英文名称	参考值
酸碱度(pH)	hydrogen concentration	5~7
蛋白质(Pro)	protein	阴性(<0.1 g/L)
葡萄糖(Glu)	glucose	阴性(<2.0 mmol/L)
酮体(Ket)	ketone	阴性
胆红素(Bil)	bilirubin	阴性

项目及代码	英文名称	参考值
尿胆元(Um)	urobilinogen	定性:阴性或弱阳性
亚硝酸盐(Nit)	nitrite	定性:阴性
隐血/红细胞(OB/Ery)	occult blood/erythrocyte	阴性(＜10 个红细胞/μl)
白细胞(Leu)	leukocyte	定性:阴性(＜15 个红细胞/μl)
比重(sc)	Specific gravity	1.015～1.025

（刘永梅）

第三节　粪便检查

导入情景:
　　患者,男,30 岁。腹痛、腹泻、里急后重 2 d,大便量少伴脓血。
　　请思考:
　　1. 病人目前粪便检查可能出现什么情况?
　　2. 粪便一般检查应包括哪些内容?

一、粪便一般检查

标本采集:用干净竹签挑取粪便含有黏液或脓血部分,外观无异常的粪便应从粪便的表面不同部位、深处及粪端多处取材。检查痢疾、阿米巴滋养体应于排便后立即送检,寒冷季节标本送验及检查时均需保温。检查蛲虫卵时需用透明薄膜拭子于清晨排便前向肛门周围皱襞处拭取并立即送验。

（一）一般性状检查

1. 正常粪便量与性状　正常成人大多每天排便一次,为黄褐色软便,排出量在 200 g 左右。婴儿粪便可为黄色或金黄色。

2. 异常粪便性状　见表 7 - 13 所示。

表 7 - 13　粪便性状及临床意义

性状	临床意义
黄色水样便	各种原因引起的腹泻
米泔样便	霍乱
柏油样便	上消化道出血
黏液样便	慢性结肠炎
脓便、脓血便、黏液脓血便	细菌性痢疾、阿米巴痢疾、溃疡性结肠炎或直肠癌

性状	临床意义
鲜血便	肛裂、痔疮、直肠息肉等
果酱样便	阿米巴痢疾
白陶土样便	各种原因引起的完全性胆道阻塞
细条状便	直肠癌

3. 气味　正常粪便因含蛋白质分解产物而有臭味。慢性肠炎、胰腺疾病、结肠癌或直肠癌溃烂时粪便有恶臭；阿米巴痢疾病人粪便有血腥臭味；脂肪或糖类消化不良时呈酸臭味。

4. 寄生虫体　蛔虫、蛲虫及绦虫等较大虫体或其片段肉眼即可分辨，钩虫虫体须将粪便冲洗过筛方可看到。服驱虫剂后应查粪便中有无虫体，驱绦虫后应仔细寻找绦虫头节。

（二）显微镜检查

1. 细胞

（1）红细胞：正常人粪便中无红细胞，肠道下段炎症或出血时，如菌痢、肠炎、结肠直肠癌、直肠息肉等可见到红细胞。阿米巴痢疾时红细胞多于白细胞；细菌性痢疾时红细胞少于白细胞。

（2）白细胞：正常人粪便中不见或偶见，主要是中性粒细胞。肠道炎症时白细胞可增多，如细菌性痢疾可见大量白细胞，有的白细胞成堆分布、结构模糊，称为脓细胞。过敏性肠炎，肠道寄生虫病病人粪便中可见嗜酸性粒细胞。

（3）其他细胞：细菌性痢疾、直肠炎症病人粪便可见大吞噬细胞，是一种吞噬了较大异物的单核细胞。假膜性肠炎病人粪便中可见较多肠黏膜上皮细胞。结肠或直肠癌病人粪便偶可找到癌细胞。

2. 寄生虫和寄生虫卵　肠道寄生虫病的诊断主要依靠显微镜检查粪便中的虫卵、原虫滋养体及包囊。粪便中可检出的寄生虫卵有蛔虫卵、钩虫卵、鞭虫卵、姜片虫卵、蛲虫卵、血吸虫卵、华支睾吸虫卵等，原虫主要有阿米巴滋养体及其包囊。

二、粪便隐血试验检查

隐血是指胃肠道少量出血，粪便外观颜色无变化，肉眼及显微镜均不能证实的出血，必须用化学法或免疫学法检出。

1. 标本采集　隐血试验检查时，应于前三日禁食肉类及含有动物血的食物，并禁服铁剂及维生素 C 和大量绿叶蔬菜，再取标本送检。

2. 参考值　正常人粪便隐血试验阴性。

3. 临床意义　阳性结果对消化道出血有重要诊断价值，消化道溃疡时阳性率为 40％～70％，呈间歇阳性；消化道恶性肿瘤时阳性率可达 95％，呈持续性阳性。其他如钩虫病、肠结核、流行性出血热等此试验也可呈阳性。进食动物血、肉类及进食大量绿叶蔬菜均可出现假阳性反应。

（刘永梅）

第四节 肝脏功能检查

导入情景：

患者，男，48 岁，因"乏力、食欲缺乏 1 年余，加重伴尿黄 1 月"入院，8 年前曾患肝炎。入院查体：慢性病面容，面色晦暗，巩膜黄染，肝肋下 5 cm，压痛（＋），腹水征（＋），临床诊断为"肝硬化失代偿期"。实验室检查：丙氨酸氨基转移酶 56 U/L，白蛋白 25 g/L，球蛋白 35 g/L，总胆红素 20 μmol/L，1 min 胆红素 8 μmol/L。

请思考：

1. 该病人肝功能检查有何变化？

2. 该病人肝功能检查时胆红素变化有何特点？蛋白质检测有何临床意义？

肝脏是人体重要的代谢器官，其主要功能有四方面。①代谢功能：参与糖、脂类、蛋白质的合成、分解和储存；核酸代谢；激素的生物转化；胆红素和胆汁酸的代谢；②排泄功能：胆红素、胆汁酸、药物、某些阴离子染料等的运输和排泄；③解毒功能：参与对药物、毒物等化合物的氧化、还原、水解、结合等；④凝血和纤溶因子、纤溶抑制因子的生成及对活性凝血因子的清除等。当肝脏受到各种致病因素侵袭时，其功能状态和组织结构必然受到影响。为了解肝脏功能状态而设计的实验室检查方法，称为肝功能试验。标本采集通常抽取空腹静脉血 2～3 ml，注入干燥试管中送检，不抗凝，避免溶血。

一、蛋白质代谢检查

（一）血清总蛋白（TP）和清蛋白（A）、球蛋白（G）比值测定

1. 参考值　血清总蛋白（TP）：60～80 g/L，其中清蛋白（A）为 40～55 g/L，球蛋白（G）为 20～30 g/L。A/G 之比（A/G）为（1.5～2.5）：1。

2. 临床意义　见表 7-14 所示。

表 7-14　蛋白质代谢功能测定临床意义

项目		临床意义
总蛋白（TP）	增高	各种原因引起的血液浓缩；多发性骨髓瘤等
	降低	血液稀释；长期蛋白质摄入不足；蛋白合成功能障碍（如慢性肝病）；丢失蛋白质（如大面积烧伤、肾病综合征）
清蛋白（A）	增高	严重脱水，血液浓缩
	降低	降低与总蛋白降低的原因相同，当减少至 25 g/L 以下时，常出现水肿和腹水
球蛋白（G）		慢性肝炎、肝硬化、多发性骨髓瘤、结核病、血吸虫病、疟疾、系统性红斑狼疮等
		γ-球蛋白缺乏症、原发性低球蛋白血症、严重营养不良

项目		临床意义
白/球比值(A/G)	A/G 倒置	球蛋白明显增高,清蛋白显著下降,A/G 比值可倒置。见于肝功能严重损伤,如慢性活动性肝炎、肝硬化,病情好转时清蛋白回升

（二）血清蛋白电泳

1. 参考值　清蛋白 61%～71%,α₁ 球蛋白 3%～4%,α₂ 球蛋白 6%～10%,β 球蛋白 7%～11%,γ 球蛋白 9%～18%（醋酸膜法）。

2. 临床意义

ER-7-3　扫一扫,"学"多点
（血清中的蛋白质）

（1）肝脏疾病:轻症急性肝炎时电泳结果几乎无变化。慢性肝炎、肝硬化、肝细胞肝癌（常合并肝硬化）,清蛋白减少,α₁、α₂ 及 β 球蛋白也有减少倾向。γ 球蛋白增加,在慢性活动性肝炎和失代偿的肝炎后肝硬化增加尤为显著。

（2）M 蛋白血症:清蛋白轻度减低,单克隆 γ 球蛋白明显增高,γ 区带、β 区带或 β 与 γ 区带之间出现明显 M 蛋白区带,见于多发性骨髓瘤、原发性巨球蛋白血症等。

（3）肾病综合征、糖尿病肾病:由于血脂增高,可致 α₂ 及 β 球蛋白（脂蛋白的主要成分）增高,清蛋白及 γ 球蛋白降低。

（4）其他:SLE、类风湿性关节炎等可有不同程度的清蛋白下降及 γ 球蛋白增高。

二、胆红素代谢检查

1. 参考值　成人血清总胆红素(STB):3.4～17.1 $\mu mol/L$;结合胆红素(CB):0～6.8 $\mu mol/L$;非结合胆红素(UCB):1.7～10.2 $\mu mol/L$;CB/STB:0.2～0.4。

2. 临床意义

（1）判断有无黄疸及其程度:血清总胆红素检测主要用于判断有无黄疸及其程度。隐性黄疸 STB 为 17.1～34.2 $\mu mol/L$;轻度黄疸 STB 为 34.2～171 $\mu mol/L$;中度黄疸 STB 为 171～342$\mu mol/L$;重度黄疸 STB>342 $\mu mol/L$。

考点提示:胆红素增高特点与判断三种黄疸类型

（2）判断黄疸的类型:胆红素增高的特点与黄疸类型的判断见表 7－15 所示。一般溶血性黄疸为轻度黄疸,肝细胞性黄疸为轻、中度黄疸,阻塞性黄疸通常为中（不全性梗阻）和重度黄疸（完全梗阻）。

表 7－15　血胆红素增高特点与黄疸类型的判断

黄疸类型	血清总胆红素(STB)	非结合胆红素(UCB)	结合胆红素(CB)	CB/STB
溶血性黄疸	<85.5 $\mu mol/L$	增高明显	轻度增高	<0.2
肝细胞性黄疸	17.1～171 $\mu mol/L$	中度增高	中度增高	0.2～0.5
阻塞性黄疸	>342 $\mu mol/L$	轻度增高	明显增高	>0.5

三、血清酶学检查

(一) 血清转氨酶测定

1. **参考值**　连续监测法(37 ℃):丙氨酸氨基转移酶(ALT)5～40 U/L;天门冬氨酸氨基转移酶(AST)8～40 U/L;ALT/AST≤1。

2. **临床意义**

(1) 肝脏病变:①对于病毒性肝炎,血清 ALT 升高是早期出现的异常指标。在黄疸型肝炎,血中胆红素升高前 ALT 即可升高,阳性率可达 100%;无黄疸型肝炎的阳性率为 80%。②急性肝炎恢复期如血清转氨酶活性不能降至正常或下降后又上升,提示转为慢性。③急性重症肝炎时,病程初期转氨酶升高,在症状恶化时,黄疸进行性加深,酶活性反而降低,即出现"胆酶分离"现象,提示肝细胞严重坏死,预后不佳。④慢性肝炎、肝硬化活动期、中毒性肝炎、脂肪肝等 ALT 也可升高;由于 ALT 和 AST 分别主要位于胞质和线粒体,因而测定 AST/ALT 比值有助于对肝细胞损害程度的判断。

ER-7-4　扫一扫,"学"多点
(ALT 和 AST)

(2) 胆囊炎及心、脑、骨骼肌疾病和许多药物均可使血中 ALT 升高。

(3) AST 在心肌细胞中含量最多,当心肌梗死时血清 AST 活力升高,一般在发病后 6～12 小时之内显著增高,48 小时达到高峰,约在 3～5 天恢复正常。

(二) 血清碱性磷酸酶测定(ALP 或 AKP)

1. **参考值**　连续监测法(37 ℃):成人 29～90 U/L,儿童 50～350 U/L;比色法(金氏法):成人 3～13 金氏单位,儿童 5～28 金氏单位。

2. **临床意义**

(1) 阻塞性黄疸、急、慢性黄疸型肝炎、肝癌等均可引起血清 ALP 活力不同程度的升高,其中以癌性梗阻最明显。

(2) 各种骨骼疾病如佝偻病、纤维性骨病、成骨不全症、骨转移癌和骨折修复愈合期等,由于骨损伤或病变使骨细胞内高浓度的 ALP 释放入血,引起血清 ALP 升高。

(三) 血清 γ-谷氨酰转肽酶测定(γ-GT 或 GGT)

1. **参考值**　连续监测法(30 ℃):5～40 U/L;比色法:0～30 U/L。

2. **临床意义**

(1) 原发性肝癌、胰腺癌和乏特壶腹癌时,血清 γ-GT 显著升高;恶性肿瘤肝脏转移、肝癌术后复发,阳性检测率可达 90%。

(2) 急、慢性肝炎、慢性肝炎活动期、阻塞性黄疸、胆管感染、胆石症、急性胰腺炎、嗜酒等,γ-GT 均会增高。慢性肝炎、肝硬化时若 γ-GT 持续增高,为病情不稳定或有恶化趋势。

(刘永梅)

第五节　肾脏功能检查

导入情景：

　　患者,女,56 岁,因"反复眼睑水肿 5 月"入院,查尿常规显示尿蛋白(2＋)、隐血(3＋),血清肌酐 943 μmol/L,尿素氮 86 mmol/L,诊断肾衰竭。

　　请思考：

　　1. 肾功能检查包括哪些内容? 血肌酐、尿素氮检查对判断病人病情及预后有何临床意义?

　　2. 如病人做内生肌酐清除率检查,应如何采集尿标本?

　　肾脏是排泄机体代谢产物的重要器官,由于肾脏有强大的储备力和多方面的功能以及个体差异性,早期和轻度的肾实质病变常不能被一般的检查方法所发现,必须通过各种肾功能检查才可了解肾脏有无较广泛的损害。通过定期复查,观察病情动态变化,对制定治疗方案、估计预后有重要参考价值。

一、肾小球功能检查

(一) 内生肌酐清除率测定(Ccr)

　　正常血浆中肌酐可分外源性和内源性两种,内源性肌酐是肌酸代谢产物,其血浓度比较恒定。在一般情况下,肌酐由肾小球滤出后,肾小管不吸收,也很少分泌。因此,它的清除率相当于肾小球的滤过率。

　　1. 标本采集　①试验前和试验日摄低蛋白饮食共 3 天,禁食肉类(无肌酐饮食),避免剧烈运动。②试验日晨 8 时排空膀胱,弃去尿液,此后至次晨 8 时的 24 小时尿液收集于加有甲苯防腐剂的标本瓶内。③试验日次晨抽取静脉血 2～3 ml,注入抗凝管内,充分混匀。④将血、尿标本同时送验。

　　2. 参考值　80～120 ml/min;40 岁后,每 10 年,清除率可减少 6.5 ml/min。

Ccr 计算方法:按 Ccr 公式计算出每分钟肌酐清除率(ml/min)。

$$内生肌酐清除率(Ccr) = \frac{尿肌酐浓度(Ucr, mmol/L) \times 每分钟尿量(V, ml/min)}{血肌酐浓度(Pcr)}$$

　　3. 临床意义

　　(1) 较早判断肾小球损害:成人内生肌酐清除率＜50 ml/min,提示肾小球滤过功能已有损害,往往出现在血尿素氮、肌酐升高前,故是较早反映肾小管滤过功能的指标。

　　(2) 对肾功能的初步估价:轻度损害内生肌酐清除率在 51～80 ml/min;中度损害在 20～50 ml/min;重度损害在 10～19 ml/min;低于 10 ml/min 为终末期肾功能不全。

　　(3) 指导治疗护理:内生肌酐清除率小于 30～40 ml/min,应限制蛋白质摄入;小于 10 ml/min 应进行人工透析治疗;凡由肾代谢或从肾脏排出的药物均应根据肌酐清除率降低程度调节药物剂量和决定用药时间。

（4）动态观察肾移植术是否成功：移植术后内生肌酐清除率应回升；若回升后又下降，提示可能有急性排异反应。

（二）血清尿素氮和肌酐测定

尿素氮（BUN）和肌酐（Cr）均为蛋白质代谢产物，大部分由肾脏排出。当肾实质受损，肾小球滤过率降低，血液中的尿素氮和肌酐因不能从尿中排出而显著上升，本项测定，有助于了解肾小球滤过功能。

1. 标本采集　抽取空腹静脉血 3 ml，注入干燥试管后送检。

2. 参考值　血清尿素氮测定：成人 3.2～7.1 mmol/L，婴儿、儿童 1.8～6.5 mmol/L。血清肌酐男性 53～106 μmol/L，女性 44～97 μmol/L。

3. 临床意义

（1）血尿素氮增高见于：①肾前性，如上消化道大出血、休克、严重脱水等；②肾性，如急慢性肾功能不全、各种原发性或继发性肾脏疾病（慢性肾炎、慢性肾盂肾炎及肾动脉硬化症晚期等），只有在有效肾单位受损 50% 以上时，血尿素氮才升高，对病情判断及预后估计有重要意义；③肾后性，如尿路梗阻。

（2）血肌酐增高见于：①各种原发性或继发性肾脏疾病；②肾实质严重损害时，若明显增高，提示预后差；③Cr 和 BUN 同时增高，表示肾功能损害严重；如 Cr 正常，仅有 BUN 升高，则多为肾外因素所致，如消化道出血和高蛋白饮食等。

二、肾小管功能检查

肾小管具有强大的重吸收、分泌、排泄、浓缩和稀释功能。

（一）尿浓缩稀释试验

肾浓缩和稀释尿液功能主要在远端小管和集合管进行，与肾髓质渗透压梯度形成以及高渗状态有关，与抗利尿激素的作用密切相关。在日常或特定的饮食条件下，观察病人的尿量和尿比重的变化，借以判断肾浓缩与稀释功能的方法，称为浓缩稀释试验。当肾脏病变致远端小管和集合管受损，对水、钠、氯的重吸收改变时，髓质部的渗透压梯度遭到破坏，影响尿的浓缩稀释功能。

1. 标本采集

（1）昼夜尿比重试验：试验日病人三餐如常进食，但每餐含水量不宜超过 500～600 ml，此外不再进餐、饮水。晨 8 时排尿弃去，上午 10 时、12 时，下午 2、4、6、8 时及次晨 8 时各留尿 1 次，分别测定尿量和比重。

（2）3 h 比重试验：试验日病人正常饮食和活动，晨 8 时排尿弃去，此后每隔 3 h 排尿 1 次至次晨 8 时，分置于 8 个容器中。分别测定尿量和比重。

2. 参考值

（1）昼夜尿比重试验：24 h 尿总量 1 000～2 000 ml，晚 8 时至晨 8 时夜尿量不应超过 750 ml，昼尿量与夜尿量之比不应小于（3～4）：1，夜尿或昼尿中至少一次尿比密大于 1.018，最高比重与最低比重之差不应小于 0.009。

(2) 3 h 比重试验:白天排尿量应占全日尿量的 2/3~3/4,其中必有一次尿比重大于 1.020(多为夜尿);一次小于 1.003。

3. 临床意义

(1) 多尿(>2 500 ml/24 h)、夜尿增多、低比重尿,或比重固定在 1.010,提示肾小管浓缩功能差。见于慢性肾小球肾炎、慢性肾功能不全、慢性肾盂肾炎、痛风性肾病、急性肾功能不全多尿期等。

(2) 尿量少而比重增高见于血容量不足而引起的肾前性少尿。

(3) 尿量超过 4 L/24 h,尿比重均低于 1.006,见于尿崩症。

(二) 尿 β_2-微球蛋白测定

1. 标本采集　抽取空腹静脉血 3 ml,注入干燥试管后送检。

2. 参考值　成人尿<0.3 mg/L,或以肌酐校正<0.2 mg/L。

3. 临床意义

(1) 用于急性肾小管损伤的监测,如 TIN、烧伤诱发的急性肾小管坏死及先天性肾小管疾患(Fanconi 综合征)尿中排出增多。

(2) 肾前性因素导致尿 β_2-微球蛋白增高可见于自身免疫性疾病(如系统性红斑狼疮、干燥综合征等)、恶性肿瘤(如多发性骨髓瘤、慢性淋巴细胞白血病、消化系及呼吸系恶性肿瘤)。

若 β_2-微球蛋白合成亢进可使原尿中排出增多,如超过肾小管上皮细胞胞饮作用的最大负荷时,尿中 β_2-微球蛋白浓度增高,但这不反映肾小管损伤。

知 识 链 接

　　尿液自动化分析仪是利用自动化仪器检查尿中某些成分的方法,具有操作简单、快速、检出灵敏度高、重复性好等优点。目前常用的有干化学尿液自动分析仪和尿沉渣分析仪。干化学尿液自动分析仪具有同时自动完成多项检测的优点,但影响因素较多,易出现假阳性和假阴性结果,一般仅用作初诊者或健康体检的筛选试验。干化学尿液自动分析仪检测项目及参考值见表 7-5。尿沉渣自动分析仪主要用以测定非离心尿中的有形成分,如红细胞、白细胞、细菌、上皮细胞、管型、酵母菌、精子、结晶等。

(刘永梅)

第六节　脑脊液及浆膜腔积液检查

导入情景：

患者，男，5 岁，因"发热、头痛三天"入院。入院查体：急性面容，体温 38.5℃，颈部强直，布鲁津斯基征（＋），克氏征（＋）。经检查诊断为"结核性脑膜炎"。

请思考：

1. 病人脑脊液检查各指标变化有何特点？

2. 如何依据脑脊液检查鉴别中枢神经系统感染？

一、脑脊液检查

脑脊液为无色透明液体，主要由侧脑室脉络丛产生，分布于脑室和蛛网膜下腔内，具有保护脑和脊髓、维持渗压平衡、清除代谢产物、调节颅内压等作用。通过脑脊液检查对神经系统疾病的诊断、疗效观察和预后判断等均有重要意义。

标本采集：脑脊液由临床医师进行腰椎穿刺术采集，当蛛网膜下隙有梗阻时，可做小脑延髓池穿刺。穿刺后应先做压力测定，必要时做动力试验。然后将脑脊液分别收集于已编序的 3 支小试管中，每管 1～2 ml。第 1 管可能含少量红细胞，宜做细菌学检查；第 2 管做化学或免疫学检查；第 3 管做一般性状检查和显微镜检查。标本采集后立即送检，一般不超过 1 h。

（一）一般性状检查

1. 压力　正常人侧卧压力为 0.69～1.76 kPa（70～180 mmH_2O），超过 1.938 kPa 即表示颅压增高，常见于脑膜炎、脑实质炎症或颅内肿瘤。

2. 颜色　正常人脑脊液为无色透明液体。红色常见于脑及蛛网膜下腔出血或由穿刺损伤引起，3 管标本的颜色前者红色一致，后者红色逐渐变淡；黄色常见于脑及蛛网膜下腔陈旧性出血、椎管阻塞（如髓外肿瘤）、重症黄疸；乳白色多为白细胞增加所致，常见于各种化脓性脑膜炎；棕色或黑色见于脑膜黑色素瘤；绿色可见于铜绿假单胞菌性脑膜炎。

3. 透明度　正常脑脊液清晰透明。结核性脑膜炎时，可呈毛玻璃样混浊。化脓性脑膜炎时，常呈现明显混浊。病毒性脑膜炎、神经梅毒等疾病时，脑脊液中细胞数轻度增加，可呈清晰或微浊。

4. 凝固性　正常脑脊液静置 24 h 不出现凝块。化脓性脑膜炎时，因纤维蛋白和细胞增多，脑脊液静置 1～2 h 后形成明显凝块；结核性脑膜炎时，脑脊液静置 12～24 h 后，表面有纤维薄膜形成。

（二）化学检查

1. 蛋白质检查　正常脑脊液的蛋白质含量极微，其中绝大部分为白蛋白。病理状态下，脑脊液中蛋白质可有不同程度增加，且多为球蛋白。

（1）蛋白质定性试验（Pandy 试验）：可以检测脑脊液中是否有球蛋白增加。正常人为阴性。阳性反应见于急性脑膜炎、结核性脑膜炎、神经梅毒、多发性硬化症、多发性神经根炎、肿瘤等。

（2）蛋白质定量测定：正常为 0.20～0.45 g/L。各种感染性脑炎、脑膜炎的蛋白含量明显增高，脑出血、蛛网膜下隙梗阻、脑肿瘤时，脑脊液的蛋白含量也可出现不同程度的增高。

2. 葡萄糖定量　正常情况下，脑脊液葡萄糖含量约为血浆浓度的 60%，在 2.5～4.5 mmol/L。糖含量增加见于乙型脑炎、急性脊髓灰质炎、糖尿病、脑瘤等。显著减少见于急性化脓性脑膜炎、结核性脑膜炎、隐球菌性脑膜炎；轻度减少见于梅毒性脑膜炎、肉样瘤病。病毒性脑膜炎则多为正常。

3. 氯化物测定　脑脊液氯化物含量较血液高 1/3，正常为 120～130 mmol/L（700～760 mg/dl）。细菌性脑膜炎时可降低，结核性脑膜炎时可明显降低，血氯降低时亦可降低；病毒性脑膜炎时可正常。

4. 酶学测定　正常脑脊液含有多种酶，但其活性明显较血清低。神经系统有病变时，细胞内酶逸出，血-脑脊液屏障通透性改变，脑脊液中酶清除减低而致活性增高。乳酸脱氢酶增高见于细菌性脑膜炎、脑血管疾病、脑肿瘤等；肌酸激酶增高见于化脓性脑膜炎、结核性脑膜炎、脑血管疾病及脑肿瘤；天冬氨酸氨基转移酶增高见于化脓性脑膜炎、结核性脑膜炎、脑血管疾病及脑肿瘤；腺苷脱氨酶增高见于结核性脑膜炎。

（三）显微镜检查

1. 红细胞　正常脑脊液一般无红细胞，在蛛网膜下隙出血或腰椎穿刺损伤血管时，可有大量红细胞出现。

2. 白细胞　成人$(0～8)×10^6/L$，儿童$(0～15)×10^6/L$，新生儿$(0～30)×10^6/L$。白细胞增多是中枢神经系统感染的重要指标。中性粒细胞增多见于化脓性脑膜炎、流行性脑脊髓膜炎及结核性脑膜炎的急性期；淋巴细胞增多见于结核性脑膜炎、病毒性脑炎、真菌性脑膜炎等。

3. 细胞学检查　脑脊液中查到肿瘤细胞和白血病细胞，对中枢神经恶性肿瘤和脑膜白血病的诊断有重要意义。

4. 病原体检查　正常脑脊液中无细菌，病理情况下如细菌性脑膜炎等可发现病原菌。直接涂片未找到病原体，又高度怀疑有中枢神经系统炎症时，应做培养检查。弓形虫病可在脑脊液中找到弓形虫；可用墨汁染色寻找隐球菌性脑膜炎脑脊液中的真菌孢子。

常见中枢神经系统感染的脑脊液特点见表 7-16 所示。

表 7-16　常见中枢神经系统感染的脑脊液特点

	压力（kPa）	外观	蛋白质（g/L）	葡萄糖（mmol/L）	氯化物（mmol/L）	细胞及分类（×10⁶/L）
正常人	0.69～1.76	透明	0.20～0.45	2.5～4.5	120～130	0～8 淋巴细胞为主
化脓性脑膜炎	明显增高	混浊、凝块	明显增高	明显下降	轻度	>1 000 中性粒细胞为主
结核性脑膜炎	中度增高	毛玻璃样静置有薄膜	中度增高	中度下降	中度下降	数十至数百淋巴细胞为主
病毒性脑膜炎	轻度增高	无色或微浊	轻度增高	正常或轻度增高	正常	数十至数百淋巴细胞为主

二、浆膜腔积液检查

人体的胸腔、腹腔、心包腔、关节腔统称为浆膜腔。正常时,腔内有少量液体,主要起润滑作用,某些疾病可导致腔内液体增多,称为浆膜腔积液。

标本采集:浆膜腔积液标本需行相应部位的无菌穿刺术采集。标本分4管留取,每管1~2 ml,第1管作细菌学检查;第2管作生化及免疫学检查;第3管作细胞学检查;第4管不加抗凝剂,观察有无凝集现象。

(一)一般性状检查

1. 外观 漏出液常为淡黄色,渗出液常为深黄色。渗出液可呈不同颜色,血性积液可为鲜红色或暗红色,见于恶性肿瘤、结核病、出血性疾病、内脏损伤等;黄色脓性见于化脓性感染;绿色可能为铜绿色假单胞菌感染;乳白色可能为乳糜液,见于淋巴管阻塞。

2. 透明度 漏出液多为透明;渗出液因含较多的细胞或细菌成分而出现不同程度的混浊,乳糜液因含大量脂肪呈混浊。

3. 凝固性 漏出液一般不凝固,渗出液因含较多纤维蛋白原及组织细胞碎解产物,故易发生凝固。

4. 比密 漏出液比密常在1.018以下;渗出液常高于1.018。

(二)化学检查

1. 黏蛋白定性试验(Rivalta test)浆膜上皮细胞受炎症刺激后,可产生大量浆膜黏蛋白。漏出液多为阴性;渗出液多为阳性。

2. 蛋白定量试验 漏出液蛋白质含量常小于25 g/L,渗出液蛋白质含量常大于30 g/L。

3. 葡萄糖测定 漏出液葡萄糖含量与血糖近似,渗出液中因含细菌或细胞酶的分解作用,葡萄糖含量减少,尤其是化脓性细菌感染时更低,结核性次之。

4. 酶学检查

(1)乳酸脱氢酶:漏出液乳酸脱氢酶活性与正常血清相近;渗出液乳酸脱氢酶活性>200 U/L,其中:脓性积液明显增高,癌性积液中度增高,结核性积液稍有增高。

(2)溶菌酶:结核性积液溶菌酶/血清溶菌酶>1.0;癌性积液溶菌酶/血清溶菌酶<1.0。

(3)腺苷脱氨酶:结核性积液常>40 U/L,癌性次之,漏出液最低。

(4)淀粉酶:积液淀粉酶活性高于血清值,常见于急性胰腺炎、食管破裂、恶性肿瘤。

(5)碱性磷酸酶:高于血清值可见于小肠扭转穿孔、浆膜表面癌积液。

(三)显微镜检查

1. 细胞计数 漏出液多小于$100×10^6/L$;渗出液常大于$500×10^6/L$,化脓性积液可达$1000×10^6/L$以上。

2. 细胞分类 漏出液细胞较少,以淋巴细胞和间皮细胞为主;渗出液细胞较多,中性粒细胞增加为主见于急性化脓性感染或结核性感染早期;淋巴细胞为主见于各种慢性感染,如结核性或癌性积液;嗜酸性粒细胞增加为主见于过敏性疾病或寄生虫感染;红细胞增加可见于恶性肿瘤、创伤等。

3. 细胞学检查 在浆膜腔积液中检出肿瘤细胞是诊断原发性

ER-7-5 扫一扫,"学"多点
(漏出液和渗出液的鉴别)

或继发性肿瘤的重要依据。

4. 细菌学检查 若为渗出液,则应经无菌操作离心沉淀,取沉淀物涂片做革兰染色镜检,查找病原菌,必要时可进行细菌培养和做药物敏感试验,供临床用药参考。

（刘永梅）

第七节 临床常用血生化检查

导入情景:

　　患者,男,65 岁,近期有尿频现象,伴多食、多汗、疲倦、消瘦,无发热,甲状腺无肿大,血压正常,心电图、X 线等检查正常。血常规检查正常,肝功能正常,空腹血糖 12.6 mmol/L,尿糖(4+)。

　　请思考:

1. 该病人实验室检查提示有何问题?

2. 还需做哪些实验室检查?

一、血清电解质

电解质是指体液中无机物与部分以电解质形式存在的有机物的统称,如钾(K^+)、钠(Na^+)、氯(Cl^-)、钙(Ca^{2+})、磷(P^{3+})、镁(Mg^{2+})等。电解质在维持体液渗透压和酸碱平衡,维持神经肌肉正常兴奋性等方面起着重要作用。

1. 标本采集 取空腹静脉血 3 ml,黄色、红色或绿色帽真空采血试管。测血清钾的标本避免溶血。

2. 参考值 见表 7－17 所示。

表 7－17 血清电解质测定参考值

项目	参考值(mmol/L)
血清钾	3.5～5.5
血清钠	135～145
血清氯	95～105
血清钙	2.25～2.75
血清磷	0.97～1.61
血清镁	0.8～1.2

3. 临床意义　见表 7 - 18 所示。

表 7 - 18　血清电解质测定临床意义

项目		临床意义
血清钾	增高	摄入过多:补钾过快、过多,输入大量库存血液;排泄困难:肾衰竭少尿或无尿期,肾上腺皮质功能减退,长期大量使用潴钾利尿剂;细胞内钾大量释出:严重溶血、大面积烧伤和挤压综合征等;细胞外液浓缩,使血钾增高
	减低	摄入不足:营养不良、胃肠功能紊乱、长期无钾饮食;丢失过多:频繁呕吐、长期腹泻、瘘管引流,长期使用强利尿剂,肾上腺皮质功能亢进;分布异常:周期性麻痹、葡萄糖与胰岛素联合使用、碱中毒等
血清钠	增高	摄入水过少或盐过多,应用高渗盐水过多;排液过多:渗透性利尿,肾小管浓缩功能不全;高热、大汗或甲亢;肾小管对钠重吸收增加:长期应用 ACTH 或糖皮质醇激素
	减低	摄取不足:长期低盐饮食、饥饿、营养不良;丢失过多:呕吐、腹泻、持续吸引,反复使用利尿剂,肾上腺皮质功能减退,糖尿病酮症酸中毒,严重烧伤,大量浆膜腔积液引流;细胞代谢障碍:细胞内钾释放出细胞外,而细胞外钠进入细胞内
血清氯	增高	摄入过多高盐饮食、静脉输入过多生理盐水;肾功能不全排出减少
	减少	呕吐、腹泻、利尿等丢失;长期饥饿、精神性厌食等摄入量不足
血清钙	增高	甲状旁腺功能亢进症、骨髓肿瘤、急性骨萎缩等所致骨钙破坏、释放
	减低	甲状旁腺功能减退、维生素 D 缺乏、罹患影响钙吸收的疾病,如消化功能紊乱、严重肝肾病等
血清磷		与钙同受相同激素的调节,故此长彼消,与钙的增高、减低相反
血清镁	增高	肾功能不全、甲状腺或甲状旁腺功能减退等
	减低	镁摄入不足,如长期禁食、呕吐、腹泻等

二、血清脂类

1. 标本采集　素食或低脂饮食 3 d,黄色、红色或绿色管帽真空采血试管。采集空腹静脉血 2 ml(通常禁食 12 h 以上),不抗凝。

2. 参考值　见表 7 - 19 所示。

表 7 - 19　血清脂类测定参考值

项目	参考值(mmol/L)
总胆固醇	3.1～5.7
甘油三酯	0.56～1.7
高密度脂蛋白	1.03～2.07
低密度脂蛋白	≤3.12

3. 临床意义 见表 7 - 20 所示。

表 7 - 20 血清脂类测定临床意义

项目		临床意义
总胆固醇	增高	甲状腺功能减退、冠状动脉粥样硬化症、高脂血症、肾病综合征、类脂性肾病、慢性肾炎肾病期、胆总管阻塞、长期高脂饮食、精神紧张或妊娠期
	降低	严重肝脏疾病、严重贫血、甲状腺功能亢进、营养不良
甘油三酯	增高	冠状动脉粥样硬化性心脏病、原发性高脂血症、阻塞性黄疸、糖尿病、肾病综合征、高脂饮食等
	减低	甲状腺功能减退、肾上腺功能减低、严重肝衰竭等
高密度脂蛋白		高密度脂蛋白增高与冠心病的发生呈负相关
低密度脂蛋白		低密度脂蛋白增高与冠心病的发生呈正相关

三、血清肌酸激酶及其同工酶

肌酸激酶(CK)主要分布于骨骼肌和心肌内,其次是脑组织和平滑肌等。正常人血清内仅含有少量 CK,在某些疾病时其含量可增多。根据电泳的移动速率不同,将血清 CK 同工酶分成 3 种不同亚型:脑型同工酶(BB)、混合型同工酶(MB)、肌型同工酶(MM)。

1. 标本采集 采集静脉血 2 ml。

2. 参考值

(1) 无机磷法:0～2 000 U/L(0～200 U/dl);比色法:男性 5.5～7.5 U/L(0.55～7.5 U/dl),女性 14.5～40 U/L(1.45～4.0 U/dl)。

(2) CK 同工酶:MB<0.05(5%);MM 0.94～0.96(94%～96%);BB 极少或无。

3. 临床意义

(1) 增高:急性心肌梗死时血清 CK 显著升高,一般在 12～24 h 达高峰,2～4 d 后降至正常水平,其升高幅度比天门冬氨酸基转移酶(AST)和乳酸脱氢酶都大。对心肌缺血和心内膜下心肌梗死的诊断比其他酶灵敏度高。进行性肌营养不良发作期、病毒性心肌炎、多发性肌炎、肌肉损伤或手术后、酒精中毒及甲状腺功能减退症、肺梗死、脑血管疾病或低体温等血清 CK 均可升高。

(2) 降低:较少见,甲状腺功能亢进症时血清 CK 可降低。

(3) 同工酶变化:心肌梗死时血清中可发现 MB 和 MM 两种类型的同工酶,但 MB 型在梗死后 12～36 h 更易查出,常在 1～4 d 后消失。脑血管疾病、肌营养不良、骨骼肌损伤、手术后酒精或巴比妥中毒、肝豆状核变性、肺部疾病等,多以 MM 型升高为主,其中半数以上病人可检出 MB 型同工酶,而无 BB 型同工酶。

四、血糖

1. 标本采集 取空腹静脉血 2 ml。

2. 参考值 邻甲苯胺法:3.9～6.1 mmol/L。

3. 临床意义 见表 7 - 21 所示。

表 7 - 21　血糖变化的临床意义

血糖变化		临床意义
血糖	增高	糖尿病:如 1 型和 2 型糖尿病
		内分泌疾病:如巨人症或肢端肥大症、皮质醇增多症、甲状腺功能亢进症、胰高血糖素病等
		应激性高血糖:如颅脑外伤、脑出血、心肌梗死等
		药物影响:如噻嗪类利尿剂、口服避孕药等
		其他:妊娠呕吐、脱水、缺氧等
		生理性增高:如饱食、高糖饮食、剧烈运动等
	减低	胰岛素过多:胰岛 β 细胞瘤、胰岛素过量等
		缺乏胰岛素的拮抗激素:如肾上腺皮质激素、生长激素等
		各种严重的肝脏疾病
		其他:长期营养不良、饥饿、急性酒精中毒等

五、葡萄糖耐量试验

1. 标本采集　试验前 3 天,每天食物中含糖量不得少于 150 g,停服所有影响试验的药物。试验前 10～16 h 不得进食。试验时采空腹血后,将 75 g 葡萄糖溶于 250～300 ml 水内,在 5 min 内饮完,分别在 30、60、120 min 时各取血一次,测定葡萄糖,观察葡萄糖峰值时间和浓度,以及 2 h 是否恢复正常。于每次取血的同时留尿测尿糖。试验过程中不得吸烟、饮茶及咖啡或进食等。

2. 参考值　血糖浓度:空腹＜6.1 mmol/L;服糖后:0.5～1 h 为 7.8～9.0 mmol/L(应＜11.1 mmol/L),2 h 为≤7.8 mmol/L,3 h 时应恢复至空腹血糖水平。各时间尿糖测定结果均为阴性。

3. 临床意义

(1)诊断糖尿病:2 次空腹血糖均≥7.0 mmol/L,或服糖后 2 h 血糖值≥11.1 mmol/L,随机血糖≥11.1 mmol/L,或有临床症状者,可诊断为糖尿病。

(2)糖耐量减低:指空腹血糖＜7.0 mmol/L;服糖后 2 h 血糖为 7.8～11.1 mmol/L;血糖达高峰时间可延至 1 h 后,血糖恢复正常时间延至 2～3 h 后,且有尿糖阳性。多见于 2 型糖尿病、痛风、肥胖、甲状腺功能亢进、肢端肥大症及皮质醇增多症等。

(3)葡萄糖耐量曲线低平:糖耐量曲线为空腹血糖水平减低,服糖后血糖水平增高不明显,服糖后 2 h 血糖仍处于低水平。见于胰岛 β 细胞瘤、腺垂体功能减退症、肾上腺皮质功能减退症等。

(4)低血糖现象:肝源性低血糖,空腹血糖常低于正常,口服糖后血糖高峰提前出现并超过正常,2 h 后不能降至正常,尿糖出现阳性。功能性低血糖,空腹血糖正常,服糖后血糖高峰也在正常范围内,但服糖后 2～3 h 可发生低血糖。

六、血清淀粉酶及其同工酶

1. **标本采集**　静脉血 3 ml。禁食 2 h 后采血,避免饮酒。

2. **参考值**　AMS 总活性(Somogyi 法):600~1 200 U/L;AMS 同工酶(免疫抑制法):P 型为 30%~55%;S 型为 45%~70%。

3. **临床意义**

(1) AMS 活性增高见于:①急性胰腺炎,一般于发病 6~12 h,AMS 开始增高,12~72 h 达峰值,持续 3~5 d 恢复正常;②其他,见于慢性胰腺炎急性发作,以及胰腺癌、胰腺囊肿、胰腺导管阻塞。

(2) AMS 同工酶增高见于:①急性胰腺炎、慢性胰腺炎急性发作时 P 型增高;②腮腺炎、肺癌、卵巢癌等 S 型增高。

七、血清脂肪酶

1. **标本采集**　空腹静脉血 2 ml。

2. **参考值**　比色法:0~79 U/L;浊度法:0~160 U/L;滴度法:<1 500 U/L。

3. **临床意义**　①急性胰腺炎:明显增高,但升高较迟;脂肪酶与淀粉酶同时测定可使敏感性达 95%,可持续 10~15 d,其特异性较淀粉酶高;②其他疾病:胰腺癌、慢性胰腺炎、空腔脏器穿孔、肠梗阻、腹膜炎、胆总管结石、胆总管癌、十二指肠溃疡病人也可增高。

(刘永梅)

第八节　临床常用免疫学检查

导入情景:

　　患者,男,50 岁,全身乏力半月来医院就诊,查乙型肝炎病毒血清标志物检查显示 HBsAg(+)、HBeAg(+)、抗-HBc(+)。

请思考:

1. 对乙型肝炎病毒血清标志物检查结果应作何解释?

2. 病人行超声检查发现肝脏占位征象,其实验室检查尚应进行哪些检查?

一、病毒性肝炎血清标志物检查

病毒性肝炎主要有 5 型,相应的肝炎的病原体有甲型肝炎病毒(HAV)、乙型肝炎病毒(HBV)、丙型肝炎病毒(HCV)、丁型肝炎病毒(HDV)和戊型肝炎病毒(HEV)。除乙型肝炎病毒为双链 DNA 病毒外,其余均为单链 RNA 病毒。由于各种肝炎病毒的血清标志物有其特异性,检测中无交叉反应,故具有重要的临床诊断意义。

（一）甲型肝炎病毒抗体检查

标本采集:静脉血 3 ml,黄色或红色管帽的真空采血试管。如取粪便标本,则取黄豆颗粒大小的粪便(放置于 0.5 ml 的生理盐水试管内)即可。

1. 甲型肝炎病毒抗体检查　机体感染 HAV 后,可产生 IgM、IgA 和 IgG 抗体。

(1) 参考值:ELISA 法:抗 HAV - gM 阴性。

(2) 临床意义:①抗 HAV - IgM 阳性:是早期诊断甲肝可靠的血清学指标,可作为区别急性感染和既往感染的有力证据;②抗 HAV - IgG 阳性:出现于恢复期且持久存在,是获得免疫力的标志,提示有既往感染,可作为流行病学调查和疫苗接种的指标。

2. HAV - RNA 测定

(1) 参考值:逆转录聚合酶链反应(RT - PCR)法为阴性

(2) 临床意义:HAV - RNA 阳性,对早期诊断具有特异性,可作基因分型研究。

（二）乙型肝炎病毒血清标志物检查

乙型肝炎病毒感染人体后,主要形成三对抗原-抗体系统:乙型肝炎病毒表面抗原(hepatitis B surface antigen,HBsAg)与乙型肝炎病毒表面抗体(anti-hepatitis B surface antigen,抗-HBs);乙型肝炎病毒 e 抗原(hepatitis B Virus e Antigen,HBeAg)与乙型肝炎病毒 e 抗体(anti-hepatitis B eantigen,抗-HBe);乙型肝炎核心抗原(hepatitis B core antigen,HBcAg)与乙型肝炎病毒核心抗体(anti-hepatitis B core antigen,抗-HBc)。乙型肝炎病毒分为包膜与核心两部分,包膜上含有表面抗原(HBsAg)本身无传染性,核心部分含有环状双股 DNA、DNA 聚合酶(DNAP)、核心抗原(HBcAg)和 e 抗原(HBeAg)等。

1. 标本采集　静脉血 3 ml。

2. 参考值　ELISA 法均为阴性。

3. 临床意义

(1) HBsAg 阳性:是乙肝感染的标志,不反应病毒有无复制、复制的程度、传染性强弱及预后。

(2) 抗-HBs 阳性:是一种中和抗体,随着表面抗原的消失,血清中出现抗-HBs,能在体内存在相当长时间,对 HBV 的感染具有保护性免疫的作用。见于急性乙肝病人处于恢复期后。

(3) HBeAg 阳性:是 HBV 复制活跃的血清学标志,HBeAg 阳性说明传染性强。如急性乙肝病人血清 HBeAg 持续 3 个月以上,则有慢性化倾向。

(4) 抗-HBe 阳性:抗-HBe 阳性说明病毒复制减少,传染性减弱,并非没有传染性,不是保护性抗体。通常血清 HBeAg 转阴后,可出现抗-HBe,两者同时出现比较少见。

(5) HBcAg 阳性:提示病毒大量复制,传染性强。HBcAg 存在于含量高的血浆和肝组织中,主要存在于 Dane 颗粒中,血中测不出。

(6) 抗-HBc 阳性:分为 IgM、IgG 和 IgA 三种。目前常用的方法是检测抗-HBc 总抗体。抗 HBc - IgM 是机体感染 HBV 后血液中最早出现的抗体,持续滴度高则提示病人体内病毒复制活跃,传染性强,有慢性化倾向。抗-HBc 不是中和抗体,常作为流行病学指标。

乙型肝炎病毒血清标志物检测结果与临床意义,可见表 7 - 22。

表 7-22 乙型肝炎病毒血清标志物检测结果与临床意义

HBsAg	抗-HBs	HBeAg	抗-HBe	抗-HBc	临床意义
+	−	+	−	+	急性或慢性乙型肝炎,传染性强
+	−	−	−	+	急性、慢性乙型肝炎或慢性 HBsAg 携带者
+	−	−	+	+	急性乙肝趋向恢复或慢性乙肝,传染性弱
−	+	−	−	+	急性 HBV 感染康复期或有既往感染史,目前保持免疫力
−	−	−	−	+	乙肝恢复期,传染性弱
−	−	−	−	−	急性 HBV 感染窗口期或既往曾感染过乙肝病毒,有流行病学意义
−	+	−	−	−	疫苗接种后或 HBV 感染后康复
−	+	−	+	+	急性乙肝康复期,开始产生免疫力
−	−	−	−	−	非乙肝感染

(三)丙型肝炎病毒血清标志物检查

丙型肝炎病毒(HCV)为单链 RNA 病毒,病人于发病前 2 周,其血液即有传染性,并可持续携带病毒多年。临床上诊断 HCV 的感染主要依据为抗-HCV IgM、抗-HCV IgG 和 HCV-RNA 测定。

1. 丙型肝炎病毒抗体测定

(1)参考值:ELISA 法为阴性。

(2)临床意义:抗-HCV IgM 阳性主要是感染的早期诊断指标,持续阳性常可作为转为慢性肝炎的指标,或提示病毒持续存在并有复制。抗-HCV IgG 阳性,提示已有 HCV 感染但不能作为感染的早期指标。

2. 丙型肝炎病毒 RNA(HCV-RNA)测定

(1)参考值:斑点杂交试验及荧光定量 PCR 法均为阴性。

(2)临床意义:HCV-RNA 阳性提示 HCV 复制活跃,传染性强,其阴转表示预后较好。

二、感染免疫检测

(一)抗链球菌溶血素"O"(ASO)测定

1. 标本采集 静脉血 3 ml。

2. 参考值 胶乳凝集法:<500 U 或滴度<1:400。

3. 临床意义 ASO 增高见于 A 族溶血性链球菌感染引起的疾病,如感染性心内膜炎、扁桃体炎、风湿热、链球菌感染后肾小球肾炎等。

(二)结核分枝杆菌抗体(TB-Ab)和 DNA 测定

感染结核分枝杆菌后,体内可产生特异性抗体 TB-Ab。将结核杆菌抗原包被在固相载体上,与待测血清反应,检测血清中抗结核 IgG 抗体;用 PCR 方法可进行检测结核分枝杆菌的 DNA。

1. 标本采集 全血 5 ml(抗体检测);痰液标本(DNA 测定)。

2. 参考值 ELISA 法:结核抗体为阴性;PCR 法:结核分枝杆菌 DNA 为阴性。

3. 临床意义 抗体阳性表示有结核分枝杆菌感染;PCR 检测结核分枝杆菌 DNA 的特异性、敏感性均高,但需防止标本污染出现假阳性。

(三)柯萨奇病毒抗体测定

1. 标本采集 全血 3 ml。

2. 参考值 间接血凝试验、ELISA 法均阴性。

3. 临床意义 柯萨奇病毒 IgM 抗体阳性提示现症感染;特异性 IgG 为中和抗体,阳性提示既往感染。

(四)巨细胞病毒抗体测定

巨细胞病毒(CMV)是一种疱疹病毒,有双链 DNA,感染人体后可产生特异性抗-CMV。

1. 标本采集 全血 3 ml。

2. 参考值 ELISA 法阴性。

3. 临床意义 抗-CMV 测定,双份血清抗体水平呈 4 倍或 4 倍以上增长,提示近期活动性感染。

(五)肥达反应(Widal reaction,WR)

机体感染伤寒、副伤寒沙门菌后,能逐渐产生抗菌体"O"抗原和鞭毛"H"抗原的相应抗体。肥达反应是以伤寒、副伤寒沙门菌液为抗原,检测病人血清中有无相应抗体的一种凝集试验。

1. 标本采集 静脉血 3 ml。

2. 参考值 伤寒"O"凝集价<1:80;伤寒"H"凝集价<1:160;副伤寒甲、乙、丙凝集价<1:80。

3. 临床意义 WR 阳性一般出现在伤寒发病后一周,阳性率为 10%;第二周上升为 60%~70%;第四周可达 90% 以上。单份血清抗体效价"O"大于 1:80 及"H"大于 1:160 者有诊断意义;若动态观察,WR 持续超过参考值或较原效价升高 4 倍以上更有价值。接种伤寒菌苗或以往患过伤寒者,血清中可出现阳性反应,其抗体效价比参考值偏高。

(六)肾综合征出血热病毒抗体测定

肾综合征出血热的病原体是汉坦病毒(Hanta virus,HTV),抗-HTV IgM 是感染 HTV 后出现于病人血清中的一种特异性抗体。

1. 标本采集方法 全血 3 ml。

2. 参考值 ELISA 法阴性。

3. 临床意义 感染 HTV 后 2~4 d,血清中可检出抗-HTV IgM,7~10 d 达高峰,阳性率可达 95%,其后开始下降。检测抗-HTV IgM 有助于早期诊断。

(七)梅毒螺旋体抗体测定

1. 标本采集 静脉血 3 ml。

2. 参考值 梅毒螺旋体血凝试验(TPTA)和荧光螺旋体抗体吸收试验(FTA-ABS)均阴性。

3. 临床意义　阳性可确定梅毒的诊断。

（八）人获得性免疫缺陷病毒抗体及 RNA 测定

人类免疫缺陷性病毒（human immunodeficiency virus，HIV）是艾滋病（AIDS）的病原体，机体感染 HIV 后数周至半年后，多数病人体内可出现抗-HIV 抗体。

1. 标本采集　静脉血 3 ml。

2. 参考值　阴性。

3. 临床意义　筛选试验常用 ELISA 法，敏感性高，但特异性不高，故有假阳性。筛选试验阳性时，需做确诊试验，确诊试验用蛋白印迹试验或 RT－PCR 法，阳性对肯定诊断有价值。

三、肿瘤标志物测定

肿瘤标志物是指在肿瘤发生和增殖过程中，由肿瘤细胞本身合成、释放或者是由机体对肿瘤细胞反应而产生的一类物质。检测 TM 对肿瘤的诊断、鉴别诊断、疗效和预后判断具有一定的临床价值。肿瘤标志物动态测定有助于良、恶性疾患的鉴别，还可提示肿瘤是否复发和转移。

（一）血清甲胎蛋白测定

甲胎蛋白（AFP）是胎儿发育早期由肝脏和卵黄囊合成的一种糖蛋白。出生后，AFP 逐渐消失。当肝细胞或生殖腺胚胎组织发生恶变时，原已丧失合成 AFP 能力的细胞又重新开始合成，使血 AFP 增高。检测血 AFP 浓度对诊断肝脏及滋养细胞恶性肿瘤有重要临床价值。

1. 标本采集　空腹静脉血 3 ml。

2. 参考值　对流免疫电泳法为阴性；ELISA 法：$<25\ \mu g/L$。

3. 临床意义

（1）原发性肝细胞癌：AFP$>300\ \mu g/L$ 有诊断意义。

（2）生殖腺胚胎瘤（如睾丸癌、畸胎瘤、卵巢癌等）、胃癌或胰腺癌时血中的 AFP 也可升高。

（3）病毒性肝炎、肝硬化时 AFP 也有不同程度的升高，通常$<300\ \mu g/L$。

（4）妊娠 3 个月后，AFP 开始增高，7～8 个月达高峰，但多$<400\ \mu g/L$，分娩后 3 周恢复正常。胎儿神经管畸形、双胎、先兆流产等均会使孕妇血液和羊水中 AFP 升高。

（二）血清癌胚抗原测定

癌胚抗原（CEA）是一种富含多糖的蛋白复合物，出生后含量极低，但在部分恶性肿瘤病人血清中 CEA 含量可异常增高。

1. 标本采集　静脉血 3 ml。

2. 参考值　ELISA 法：$<5\ \mu g/L$。

3. 临床意义　CEA 增高主要见于：结肠癌、直肠癌、乳腺癌、胃癌、肺癌、胰腺癌等；恶性肿瘤恶化时；结肠炎、胰腺炎、肝脏疾病、肺气肿及支气管哮喘等。

（三）癌抗原 125 测定

癌抗原 125（CA125）为一种糖蛋白性肿瘤相关抗原，存在于卵巢肿瘤的上皮细胞内。当患有上皮性卵巢癌和子宫内膜癌时,病人血清 CA125 水平明显升高。

1. 标本采集　静脉血 3 ml。

2. 参考值　ELISA 法:<35 000 U/L。

3. 临床意义　CA125 增高见于:①卵巢癌;②其他癌症,如宫颈癌、乳腺癌、胰腺癌、胆道癌、肝癌、结肠癌、直肠癌、肺癌等;③其他疾病,如子宫内膜异位症、盆腔炎、卵巢囊肿、胰腺炎、肝炎、肝硬化等。

(四)癌抗原 15-3 测定

癌抗原 15-3(CA15-3)是一种乳腺癌相关抗原,对乳腺癌的诊断和术后随访监测有一定的价值。

1. 标本采集　静脉血 3 ml。

2. 参考值　ELISA 法:<25 000 U/L。

3. 临床意义　CA15-3 增高见于:①乳腺癌;②其他恶性肿瘤,如肺癌、肾癌、结肠癌、胰腺癌、卵巢癌、原发性肝癌等。

(五)糖链抗原 19-9 测定

糖链抗原 19-9(CA19-9)是一种糖蛋白。胚胎期分布于胎儿的胰腺、肝胆和肠等组织;在成人的胰、胆等部位也有少量存在。当患胰腺癌、肝胆和胃肠道癌时血中 CA19-9 的水平可明显升高。

1. 标本采集　静脉血 3 ml。

2. 参考值　ELISA 法:<37 000 U/L。

3. 临床意义　CA19-9 增高见于:①胰腺癌、胆囊癌、胆管壶腹癌、胃癌、结肠癌、肝癌等消化道恶性肿瘤;②其他疾病,如急性胰腺炎、胆囊炎、肝硬化、肝炎等。

(六)前列腺特异抗原测定

前列腺特异抗原(PSA)是一种由前列腺分泌的单链糖蛋白,它存在于前列腺管道的上皮细胞中,在前列腺癌时可见 PSA 血清水平明显升高。

1. 标本采集　静脉血 3 ml。

2. 参考值　免疫放射分析法或化学发光分析法均<4 μg/L。

3. 临床意义　血清 PSA 测定是前列腺癌早期诊断有价值的试验,血清中 PSA>10 μg/L 时作为诊断界限值;定期随访 PSA 有助于前列腺癌治疗疗效、复发及转移的判断,也是对转移性骨肿瘤寻找原发病灶的重要鉴别诊断依据;良性前列腺增生病人血清 PSA 亦可升高,大多小于 20 μg/L。

四、自身免疫检测

(一)免疫球蛋白检查

免疫球蛋白(Ig)是一组具有抗体活性的球蛋白,由浆细胞合成与分泌,分布于血液、体液及部分细胞的表面。免疫球蛋白分为 IgG、IgA、IgM、IgD 和 IgE 五类。

1. 标本采集　静脉血 3 ml。

2. 参考值　单向免疫扩散法:IgG 7.0~16.6 g/L;IgA 0.7~3.5 g/L;IgM 0.5~2.6 g/L,IgE 0.1~0.9 mg/L。

3. 临床意义　见表 7 - 23 所示。

表 7 - 23　免疫球蛋白检查临床意义

免疫球蛋白		临床意义
增高	IgG、IgA、IgM 均增高	见于各种慢性感染、慢性肝病、肝硬化、淋巴瘤和系统性红斑狼疮、类风湿关节炎等自身免疫性疾病
	单一 Ig 增高	主要见于多发性骨髓瘤、原发性巨球蛋白血症等免疫增殖性疾病
	IgE 增高	见于各种过敏性疾病,如异位性皮炎、过敏性哮喘、过敏性鼻炎、间质性肺炎、急慢性肝炎、系统性红斑狼疮、类风湿关节炎、寄生虫感染等
减低	IgG、IgA、IgM 减低	见于各类先天性免疫缺陷病、获得性免疫缺陷病、联合免疫缺陷病及长期使用免疫抑制剂的患者
	IgE 降低	见于先天性或获得性丙种球蛋白缺乏症、恶性肿瘤、长期用免疫抑制剂等

(二) 血清补体测定

补体(C)是血清中一组具有酶原活性的糖蛋白,由传统途径的 9 种成分 C_1(C_{1q}、C_{1r}、C_{1s})至 C_9,旁路途径的 3 种成分及其衍生物、B、D、P、H、I 等因子组成。补体、体液因子或免疫细胞共同参与灭活病原体的免疫反应,也参与破坏自身组织或自身细胞而造成的免疫损伤。

1. 标本采集　静脉血 3 ml。避免溶血。

2. 参考值　总补体溶血活性 H_{50} 50 000～100 000 U/L(试管法),血清补体 C_3 0.8～1.5 g/L(单向免疫扩散法),血清补体 C_4 0.2～0.6 g/L(单向免疫扩散法)。

3. 临床意义　见表 7 - 24 所示。

表 7 - 24　血清补体测定临床意义

项目		临床意义
H_{50}	增高	见于急性炎症、组织损伤、恶性肿瘤
	减低	见于肾小球肾炎、自身免疫性疾病、感染性心内膜炎、病毒性肝炎和慢性肝病等
C_3	增高	见于急性炎症、传染病早期、急性组织损伤、恶性肿瘤、排异反应
	减低	见于急性肾小球肾炎、狼疮性肾炎、系统性红斑狼疮活动期、肝硬化等
C_4	增高	见于急性风湿热、结性动脉周围炎、皮肌炎、关节炎等
	减低	见于狼疮性肾炎、自身免疫性肝炎、胰腺癌、多发性硬化症、类风湿关节炎等

(三) 类风湿因子测定

类风湿因子(RF)是变性 IgG 刺激机体产生的一种自身抗体,主要存在于类风湿性关节炎病人的血清和关节液内。

1. 标本采集　静脉血 3 ml。

2. 参考值　阴性。

3. 临床意义　类风湿性关节炎的阳性率为 70%;其他自身免疫性疾病,如多发性肌炎、硬皮病、干燥综合征、系统性红斑狼疮、自身免疫性溶血性贫血、慢性活动性肝炎等也可出现阳性;某些感染性疾病,如结核病、感染性心内膜炎等可呈现阳性反应。

（四）C反应蛋白测定

C反应蛋白（CRP）是一种能与肺炎双球菌C多糖发生反应的急性时相反应蛋白，主要由肝脏产生。

1 标本采集　静脉血3 ml。

2. 参考值　免疫比浊法为阴性；单向免疫扩散法为低于8 mg/L。

3. 临床意义　CRP升高见于：化脓性感染、心肌梗死、恶性肿瘤、严重创伤、各种细菌感染、风湿热活动期、器官移植急性排斥反应等。

（五）抗核抗体检测

抗核抗体（ANA）是以细胞的核成分为靶抗原的自身抗体的总称。

1. 标本采集　静脉血3 ml。

2. 参考值　间接荧光抗体法：阴性；血清滴度＞1∶40为阳性。

3. 临床意义　ANA阳性多见于：①未治疗的系统性红斑狼疮，阳性率可达80％～100％；②其他自身免疫性疾病，如多发性肌炎、全身性硬皮病、干燥综合征、类风湿性关节炎等。

（六）抗脱氧核糖核酸抗体测定

抗脱氧核糖核酸抗体（抗-DNA）分为抗双链DNA（ds-DNA）抗体、抗单链DNA（ss-DNA）抗体和抗Z-DNA抗体。抗ds-DNA抗体的靶抗原是细胞核中DNA的双螺旋结构，它的检测有重要的临床意义。

1. 标本采集　静脉血3 ml。

2. 参考值　免疫荧光法：阴性；间接酶标抗体染色法：阴性。

3. 临床意义

（1）抗ds-DNA抗体阳性：见于活动期系统红斑狼疮、阳性率70％～90％，特异性达95％，敏感性较低，但对于系统性红斑狼疮的诊断和治疗监测极为重要。

（2）抗ss-DNA抗体阳性：见于系统性红斑狼疮、慢性活动性肝炎等，不具特异性。

（七）可提取性核抗原多肽抗体谱测定

可提取的核抗原（ENA）由多种相对分子质量不同的多肽构成。利用免疫印迹试验可以对这些抗原的自身抗体进行检测，用来反应某些自身免疫病的状况。

1. 标本采集　静脉血3 ml。

2. 参考值　免疫印迹试验（IBT）阴性。

3. 临床意义

（1）抗Sm抗体阳性：该抗体为系统性红斑狼疮所特有，诊断疾病的特异性为99％，且能反映疾病活动程度。还可见于中枢神经系统、肾脏疾病、肺纤维化及心内膜炎等疾病。

（2）抗组蛋白抗体阳性：见于系统性红斑狼疮、药物性狼疮、类风湿性关节炎及原发性胆汁性肝硬化。

（八）抗组织细胞抗体检测

抗线粒体抗体（AMA）是一组以线粒体内膜和外膜蛋白为靶抗原，具有非器官特异性和非种属特异性为特点的自身抗体。甲状腺球蛋白是由甲状腺滤泡细胞合成的一种糖蛋白，抗甲状腺球蛋白抗体（ATG）是自身抗体之一。抗平滑肌抗体（ASMA）是一种主要存在于狼疮性肝炎病人血清中的一种自身抗体。

1. 标本采集　静脉血 3 ml。

2. 参考值　ELISA 法为阴性。

3. 临床意义　AMA 阳性主要见于肝脏疾病,如原发性胆汁性肝硬化时 AMA 阳性率可达 90％以上。胆总管阻塞和继发性胆汁性肝硬化 AMA 均为阴性。ATG 阳性多见于桥本甲状腺炎、甲状腺功能亢进、甲状腺癌、重症肌无力等。ASMA 在狼疮性肝炎病人的阳性率高达 80％;急性肝炎病人的阳性率为 70％,但在发病一周时出现,3 个月后消失。

ER-7-6　扫一扫,测一测
（实验室检查学习目标测试题）

ER-7-7　扫一扫,看总结
（实验室检查教学小结）

（刘永梅）

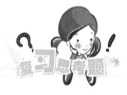

1. 简述红细胞和血红蛋白增多和减少的临床意义。

2. 简述中性粒细胞增多和减少的临床意义。

3. 简述尿液检查常见管型及其临床意义。

4. 粪便隐血试验检查采集标本时应注意哪些事项?

5. 简述血清胆红素增高对三种黄疸判断的临床意义。

6. 简述内生肌酐清除率检查的标本采集方法。

7. 简述肾功能检查的内容与临床意义。

8. 简述乙型肝炎病毒血清标志物检查的内容与临床意义。

9. 简述血清电解质检查的标本采集方法与注意事项。

10. 化脓性脑膜炎与结核性脑膜炎的脑脊液特点有何不同?

第八章　心电图检查

学习目标

1. 掌握常规心电图导联的连接方法,心电图各波、段、间期代表的意义,正常心电图各波、段、间期的正常范围。

2. 熟悉心电图检查的临床意义,熟悉异常心电图的心电图特征。

3. 了解心电图、导联轴、心电轴的概念,心电产生的原理与心电图机的操作方法。

4. 学会规范的心电图检查操作方法,并能识别心电图。

5. 具有尊重检查对象、爱护检查对象、保护检查对象隐私的意识;具有良好的沟通能力与团结协作的意识及临床逻辑思维能力,培养敬业精神和伦理道德行为。

ER-8-1　扫一扫,知重点

ER-8-2　扫一扫,会更多
（心电图机的种类）

心电图是指通过利用心电图的记录设备(如心电图机),从体表或其他特殊部位记录心脏在每一心动周期中所产生的电活动变化曲线图形。

第一节　概述

导入情景：

　　患者，男，60 岁，冠心病入院，进行心电图检查。

　　请思考：

　　1. 病人入院后进行心电图检查的临床意义是什么？

　　2. 一份心电图各波段间期的组成有哪些？如何对各波、段、间期进行命名？

一、心电图检查及其临床意义

心电图检查是一种临床上广泛应用的无创性辅助检查，也是临床上评估病人的一种重要的方法。通过对心电图检查结果的分析可以了解病人心脏电活动有无异常，有助于对各种心律失常及心脏电活动受各种因素影响产生的心电图变化进行有效的判断。其临床意义为：

1. 对各种心律失常的诊断具有肯定价值。

2. 对心肌梗死的诊断具有可靠、实用价值。

3. 对房室肥大、心肌缺血、心肌受损的判断具有重要的参考价值。

4. 对判断某些电解质紊乱和药物对心电图的影响具有一定的参考价值。

二、心电发生原理及心电向量概念

（一）心电发生原理

1. 极化状态与除极化　从电生理学中我们已经知道，心肌细胞在静息状态时，因膜内外排列着同等数量的正、负离子，而整体保持电荷平衡，对外不呈现电位变化——极化状态。

当心肌细胞的一端受到一定强度的刺激（即阈刺激）时，细胞膜对离子的通透性发生改变。因带正电荷的钠离子大量内流，使细胞内外正、负离子的分布发生逆转，从而使受刺激部位的细胞膜出现除极化。

2. 除极和复极过程　由于心肌细胞膜局部受刺激而发生除极化，使该处细胞膜外正电荷消失而其邻近尚未除极的细胞膜外仍带正电荷，因此形成一对除极电偶。其电源在前，电穴在后，电流从电源流入电穴，并沿着一定的方向迅速扩展，直到整个心肌细胞除极完成，此过程即为除极过程。随后，由于细胞的代谢，使细胞膜又逐渐恢复到静息时的极化状态，此过程即为复极过程（图 8-1）。

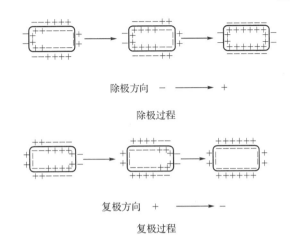

除极方向　－　——→　＋

除极过程

复极方向　＋　——→　－

复极过程

图 8-1　心肌细胞的除极和复极过程

3. 心脏检测电极放置位置与心电图波形的关系　对于单个心肌细胞来说,其在除极过程中,若检测电极面对除极方向时产生向上的正向波形,而背离除极方向时则产生向下的负向波形,位于两者之间时则描记出双向波形。由于复极过程中,复极电偶的电源、电穴方向与除极电偶相反,因此描记出与除极波方向相反的复极波。但对于临床心电图来说,因受温度和压力等因素的影响,其复极波方向常常与单个心肌细胞不同,而是与除极波的主波方向一致。

(二) 心电向量概念

1. 向量、心电向量和瞬间综合心电向量

(1) 向量:是指有大小和方向的量(为物理学中的一个术语)。

(2) 心电向量:是指在心脏除极和复极过程中,心电活动电位变化所产生的向量。

由于心肌的除极和复极有一定的先后程序,随时间的推移,心电向量的方向和大小也在不断地改变,因此反映某一瞬间心电活动所产生的向量即为瞬间综合心电向量。而连接各瞬间综合心电向量终端则构成假象的综合心电向量环。

2. 心电向量与心电图的关系　临床上通过心电向量机所描记的环状心电向量图与心电图机所描记的心电图都反映着心房及心室除极和复极过程中电位变化,同是心脏电活动的客观记录。而临床上从体表所描记的心电图,其各肢体导联上的波形,实际上就是额面心电向量图在与额面相平行的各肢体导联轴上的投影。同理,各胸导联上的波形,则是水平面心电向量图在与水平面相平行的各胸导联轴上的投影。两者在某些心脏病的诊断上往往相辅相成、互相补充,从而更有利于临床的正确判断。

三、心电图各波段间期的组成与命名

(一) 心电图各波段的组成

在每一心动周期中,正常的心电活动始于窦房结,激动兴奋心房的同时,并传导到房室结,然后经希氏束、左右束支、普肯耶纤维传导到心室,从而顺序形成心电图上的各波段(图 8-2)。

考点提示:心电图各波段的组成

1. P波　为左右心房除极波。

2. P-R间期　为心房激动传导到心室所需时间。

3. QRS波群　为左右心室除极波。

4. ST段　反映心室缓慢复极过程。

5. T波　反映心室快速复极过程。

6. Q-T间期　为心室除极和复极全过程所需时间。

7. U波　为心室后继电位变化。

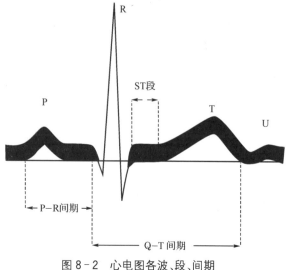

图8-2　心电图各波、段、间期

(二)心电图各波段的命名

在每个心动周期中,顺序出现的各波段如上所述依次为P波、PR间期、QRS波群、ST段、T波、QT间期和U波。其中QRS波群可因检测电极的位置改变而呈多种形态。临床上其统一命名原则为:第一个出现的基线以上的正向波为R波;R波之前的负向波为Q波;R波之后第一个负向波为S波;S波之后的正向波称为R′波;而R′波之后的负向波则为S′波;当QRS波群只有负向波时则称为QS波。一般用Q、R、S字母的大小写来表示QRS波群相应波的振幅大小。QRS波群的命名见图8-3所示。

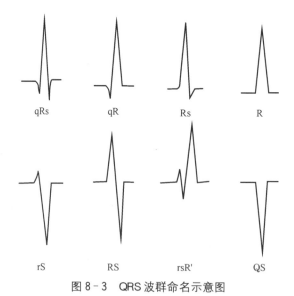

图8-3　QRS波群命名示意图

(刘颖川)

第二节　心电图导联

导入情景:

　　患者,男,40 岁,COPD、慢性肺源性心脏病 10 余年,进行心电图检查。

　　请思考:

　　1. 对该病人进行心电图检查时,应如何进行心电图导联电极连接?

　　2. 常规心电图导联有哪些?

　　心电图导联是指将检测电极放置在人体表面的不同部位,并通过导线与心电图机相连构成不同的电路连接方式。

考点提示:常规心电图导联的连接方式

一、常规心电图导联

包括肢体导联、胸导联共计 12 个导联。

(一)肢体导联

1. 标准导联　为双极肢体导联,反映两个肢体之间的电位变化。

(1)标准导联Ⅰ:左上肢与正极相连,右上肢与负极相连。

(2)标准导联Ⅱ:左下肢与正极相连,右上肢与负极相连。

(3)标准导联Ⅲ:左下肢与正极相连,左上肢与负极相连。

2. 加压单极肢体导联　为单极肢体导联,反映检测部位的电位变化。

(1)aVR:即右上肢加压单极肢导联。

(2)aVL:即左上肢加压单极肢导联。

(3)aVF:即左下肢加压单极肢导联。

肢导联的连接方式见图 8-4 所示。

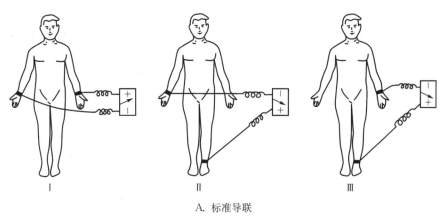

Ⅰ　　　　　　　Ⅱ　　　　　　　Ⅲ

A. 标准导联

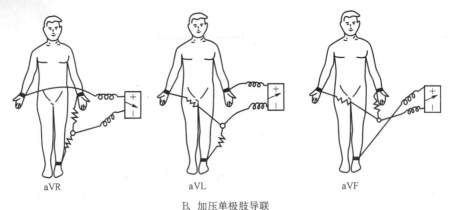

aVR aVL aVF

B. 加压单极肢导联

图 8-4　肢导联的连接方式

(二)胸导联

为单极导联,临床上常用的共计 6 个,即 $V_1 \sim V_6$。各自连接方式为:

1. V_1　位于胸骨右缘第 4 肋间。
2. V_2　位于胸骨左缘第 4 肋间。
3. V_3　位于 $V_4 \sim V_5$ 两点连线的中点。
4. V_4　位于左锁骨中线与第 5 肋间相交点。
5. V_5　位于左腋前线与 V_4 水平线相交点。
6. V_6　位于左腋中线与 V_4 水平线相交点。

胸导联检测电极放置位置见图 8-5 所示。

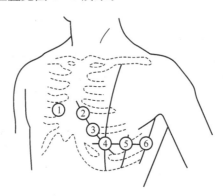

图 8-5　胸导联检测电极放置位置示意图

二、其他附属导联

临床上为了判断心室后壁病变和右心病变,可选用 $V_7 \sim V_8$ 和 $V_{3R} \sim V_{6R}$ 导联。放置位置分别为: V_7 位于左腋后线与 V_4 水平线相交点; V_8 位于左肩胛线与 V_4 水平线相交点。 $V_{3R} \sim V_{6R}$ 导联检测电极分别放置在与 $V_3 \sim V_6$ 对称部位。除此外,还有用于心电监护的心电监护导联。

(刘颖川)

第三节　正常心电图

导入情景：

　　患者,女,30 岁,因胸闷不适到医院就诊,查心电图为正常心电图。

　　请思考:心电图的正常范围有哪些?

一、心电图的测量

(一)心电图纸的构成

　　心电图记录纸是由横线和纵线交织形成的 1 mm² 的小方格构成。常规情况下,当设定走纸速度为 25 mm/s 时,每一小方格的横向代表 0.04 s;当输入标准电压 1 mV＝10 mm 时,每一小方格的纵向代表 0.1 mV(图 8-6)。

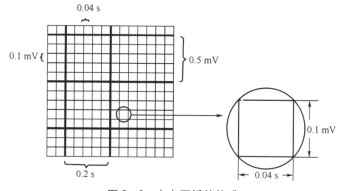

图 8-6　心电图纸的构成

(二)心率的测量

　　测量心率时,可将测得的一个 P-P 间隔(或 R-R 间隔)的秒数,若心律明显不齐时,可采取数个心动周期的 P-P 间隔(或 R-R 间隔)秒数的平均值代入到下述公式,即可求出心房率或心室率。

$$心率＝60/P-P 间隔(或 R-R 间隔)$$

　　除此之外,还可采用查表法或使用心率尺直接求出相应的心率数。

(三)心电图各波段的测量

1. 各波段的振幅测量

(1)测量正向波振幅时,应从参考水平线的上缘垂直地测量到该波的顶点。

(2)测量负向波振幅时,应从参考水平线的下缘垂直地测量到该波的最低点(图 8-7)。

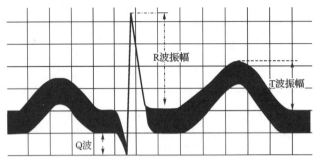

图 8-7　心电图波段的测量

其中,P 波振幅的测量是以 P 波起始部的水平线为参考水平线;QRS 波群、J 点、ST 段、T 波和 U 波振幅的测量是以 QRS 波群起始部的水平线为参考水平线。

2. 各波段的时间测量　一般测量各波段的时间应从波形起始点的内缘测至波形终止点的内缘(图 8-8)。

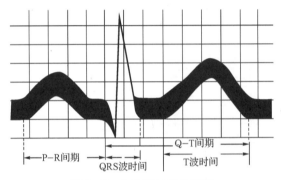

图 8-8　心电图时间的测量

（四）平均心电轴

平均心电轴通常是指将额面 QRS 向量环综合成一个总的 QRS 向量,以此代表着整个心室除极向量在额面上的方向和大小。一般是以其与 I 导联轴正向侧夹角来表示它的方向。

1. 测量方法　临床上常采用目测法和振幅法进行测量。

（1）目测法:其简便实用,根据 I、Ⅲ导联的 QRS 波的主波方向可立时做出平均心电轴有无偏移的判断,但不能精确地测算出平均心电轴的角度(图 8-9)。

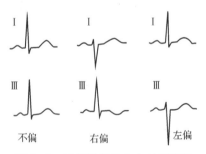

图 8-9　目测法测量心电轴示意图

（2）振幅法:①分别划出 I、Ⅲ导联的导联轴;②测量出心电图中 I、Ⅲ导联 QRS 波群的电压,分别计算 I、Ⅲ导联 QRS 波群各波电压的代数和,标记在 I、Ⅲ导联轴的相应数值上

(A 点和 B 点);③分别过 A、B 两点作各自导联轴的垂直线,两条垂直线相交于 C 点;④连接中心点 O 与 C 点,OC 即为测得的平均心电轴。OC 与 Ⅰ 导联轴的夹角即为平均心电轴的方向。

2. 平均心电轴的正常范围及偏移类型　正常情况下,QRS 波群在额面上的平均心电轴范围为 0°～+90°。在临床心电图中,通常规定小于 0°为心电轴左偏;大于 +90°为心电轴右偏(图 8-10)。

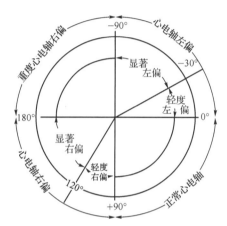

图 8-10　心电轴正常范围及偏移类型示意图

二、心电图的正常范围

考点提示:心电图的正常范围

正常心电图波形特点如图 8-11 所示。

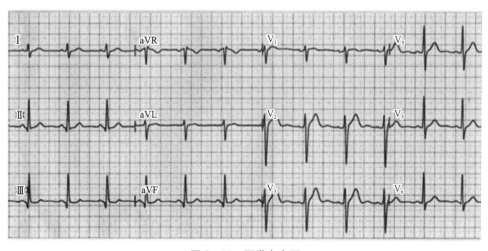

图 8-11　正常心电图

(一)P 波

1. 方向　在 Ⅰ、Ⅱ、aVF、V$_4$～V$_6$ 导联方向向上(即为正向波);在 aVR 导联向下倒置(即为负向波);其余导联可呈双向、倒置或低平。

2. 振幅　肢体导联≤0.25mV;胸导联≤0.20 mV。

3. 时间　≤0.11 s。

(二)P-R间期

在正常心率情况下,PR间期的正常范围为0.12~0.20 s(小儿可稍缩短,老年人可略延长)。

(三)QRS波群

1. 时间

(1) QRS波时间:正常成年人一般多为0.06~0.10 s。

(2) R峰时间(即过去的室壁激动时间):是指QRS波群的起点至R波顶点作垂直线的间距。

一般在V_1、V_5导联上测量。正常成人R峰时间在V_1导联≤0.03 s;在V_5导联≤0.05 s。

2. 波形和振幅

(1) 波形

①肢体导联:Ⅰ、Ⅱ、Ⅲ导联的QRS波群的主波一般向上;aVR导联QRS波群的主波向上,可呈Qr、QS、rS或rSr型;aVL与aVF导联主波可向上,也可向下,呈qR、Rs、R型或rS型。

②胸导联:V_1、V_2导联多呈rS型,V_3、V_4导联多呈RS型,V_5、V_6导联可呈qR、qRs、Rs或R型。

(2) 振幅

①R波:V_1导联的R波≤1.0 mV;V_5导联的R波≤2.5 mV;aVR导联的R波≤0.5 mV;Ⅰ导联的R波≤1.5 mV;aVL导联的R波≤1.2 mV;aVF导联的R波≤2.0 mV。

②S波:一般不单独判断,多与R波综合考虑。$S_{V_1}+R_{V_5}$≤4.0 mV(男性)或≤3.5 mV(女性);$R_{V_1}+S_{V_5}$≤1.05 mV;R_I+S_{III}≤2.5 mV。

③Q波:一般正常人的Q波的振幅≤1/4同导联R波;Q波时间≤0.04 s,正常人V_1、V_2导联不应出现Q波。超过正常范围的Q波即为异常Q波。

若肢体导联的QRS波群振幅的绝对值之和小于0.5 mV,或胸导联的QRS波群振幅的绝对值之和小于0.8 mV即称为低电压。

(四)J点

QRS波群的终末部与ST段起始部的交点称为J点。

(五)ST段

1. ST段向下偏移(即压低)　在任何一个导联均≤0.05 mV。

2. ST段向上偏移(即抬高)　在V_1~V_2导联≤0.3 mV;V_3导联一般≤0.5 mV;在V_4~V_6导联和肢体导联≤0.1 mV。

(六)T波

1. 方向　通常与同导联QRS波群的主波方向一致。在Ⅰ、Ⅱ、V_4~V_6导联向上,aVR导联向下,其余导联可向上、向下或双向。

2. 振幅　一般不应低于同导联R波的1/10。

（七）QT 间期

其受心率快慢影响较大,一般心率越快,QT 间期越短,反之则越长。在正常心率情况下,QT 间期的正常范围为 0.32～0.44 s。其他心率下的 QT 间期可查阅心电图图书。

（八）U 波

1. 方向　一般与 T 波一致。
2. 振幅　一般低于同导联的 T 波。

（刘颖川）

第四节　常见异常心电图

导入情景:

　　患者,女,38 岁,"风湿性心脏病二尖瓣狭窄"病史 10 余年,此次因感冒病情加重入院。入院后进行 X 线检查示"梨形心影"。

　　请思考:

　　1. 结合以往所学知识,分析病人是否要做心电图检查。

　　2. 若进行心电图检查可能会有什么改变?

一、房室肥大

考点提示:肺型 P 波、二尖瓣型 P 波的心电图特点及临床意义

（一）心房肥大

1. 左心房肥大　P 波增宽,时间≥0.11 s,P 波常呈双峰样,峰距≥0.04 s。其变化在 Ⅰ、Ⅱ、aVL 导联最明显(图 8-12)。

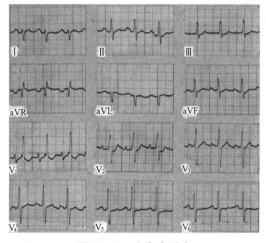

图 8-12　左心房肥大

2. 右心房肥大　P 波高尖，振幅≥0.25 mV(肢导联)，以Ⅱ、Ⅲ、aVF 导联最明显(图 8-13)。

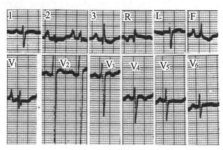

图 8-13　右心房肥大

（二）心室肥大

1. 左心室肥大

(1) QRS 波群时间：在 0.10～0.11 s。R 峰时间：V_5 导联>0.05 s。

(2) QRS 波群电压：R_{V_5}>2.5 mV，R_I>1.5 mV，R_{aVL}>1.2 mV，R_{aVF}>2.0 mV，R_{V_5} + S_{V_1}>4.0 mV(男性)或>3.5 mV(女性)，R_I + S_{III}>2.5 mV。

(3) 心电轴：左偏。

(4) ST-T 改变：在以 R 波为主的导联，ST 段呈压低改变，T 波低平、双向或倒置；在以 S 波为主的导联则可见向上的 T 波(图 8-14)。

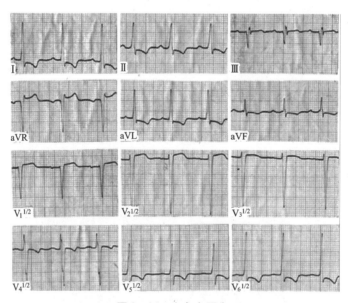

图 8-14　左心室肥大

2. 右心室肥大

(1) QRS 波群时间：在正常范围；R 峰时间：V_1>0.03 s。

(2) QRS 波群振幅：R_{V_1}>1.0 mV，R_{aVR}>0.5 mV，R_{V_1} + S_{V_5}>1.05 mV。

(3) 心电轴：右偏。

(4) ST-T 改变：在反映右心室电活动的导联上可有 ST 段压低及 T 波倒置(图 8-15)。

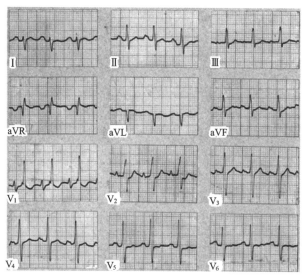

图 8－15　右心室肥大

二、电解质紊乱

临床上常见的有低血钾、高血钾。

(一) 低血钾

见图 8－16 所示。

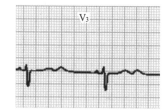

1. U 波增高,常超过同导联的 T 波振幅。

2. T 波降低、平坦或倒置。

3. ST 段下降。

4. 出现各种心律失常。

图 8－16　低血钾心电图改变

(二) 高血钾

随着血钾浓度逐渐增高,可依次出现下列改变(图 8－17)。

1. T 波高尖、QT 间期缩短(血清钾＞5.5 mmol/L)。

2. QRS 波群增宽、PR 间期与 QT 间期延长、R 波电压降低、S 波加深、ST 段压低(血清钾＞6.5 mmol/L)。

3. 前述两点的表现进一步加重,并可出现 P 波增宽、振幅降低或消失,可伴有室性心律失常(血清钾＞7 mmol/L)。

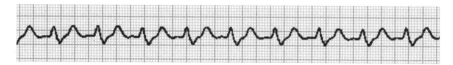

图 8－17　高血钾心电图改变

(刘颖川)

第五节　心电图的描记分析与临床应用

导入情景：

　　患者，女，50 岁，因腹泻 2 周入院。心电图检查示：T 波电压 0.3 mV，U 波电压 0.5 mV，ST 段向下移位 0.12 mV。

　　请思考：

　　1. 该病人心电图检查结果提示什么情况存在？

　　2. 通过何种检查可以支持上述心电图判断？

一、心电图描记及其注意事项

1. 心电图描记时，尽量保持室内温度和湿度适中，以免引起病人不适或影响心电图描记。

2. 检查所用电源、线路、器械有无漏电及短路现象。

3. 正确接通电源和地线。

4. 开启心电图机电源开关，待机器达稳定状态后再调控各控制按钮。

5. 被检查者双腕部、双踝部上内侧及胸导联电极放置部位搽涂导电糊或盐水后，按规定连接好各导联电极。

6. 校对标准电压，输入 1 mV 标准电压使描笔位移 10 mm。

7. 控制描记状态按钮与导联选择按钮，依次描记出 I、II、III、aVR、aVL、aVF、$V_1 \sim V_6$ 导联心电图。一般每一导联描记三个心动周期即可，特殊情况可延长描记长度。

8. 描记时注意基线是否平稳、有无干扰，如有及时处理。

9. 全部描记完成后，关闭电源，除去被检查者身上的导联电极，并及时在所描记的心电图纸上标记姓名、日期、时间和相应的导联名称。

ER-8-3　扫一扫，会更多
（心电图机的新型记录方法）

二、心电图的分析方法

对于心电图的初学者来说，往往在面对一份心电图时，不知从何处着手分析。因此，在开始学习时，应遵循一定的方法和步骤进行分析，以避免顾此失彼发生遗漏，并可减少差错。通常可采取下列步骤依次测量观察分析判断：

1. 首先审查心电图导联的标记是否正确，导联连接有无错误，标准电压是否准确，有无其他技术误差或干扰。

2. 观察心电图各波段，寻找 P 波有无及其方向，确定心脏的基本节律（如窦性心律、交界性心律、室性自主心律、心房颤动等），同时观察有无额外节律（如期前收缩等）。遇到复杂的心电图，应仔细观察 QRS 波或 T 波中有无异常微小隆起或切迹，以发现隐匿其中的 P 波。

利用分规精确地测量 P - P 间距以确定 P 波的位置,并判断 P 波与 QRS 波群之间的关系。

3. 测量 P - P 间距或 R - R 间距以确定心率。对心房率与心室率不一致者应分别计算心房率和心室率并记录。

4. 测量 P - R 间期、Q - T 间期、V_1 及 V_5 导联的 R 峰时间、心电轴等。

5. 观察 P 波,QRS 波群的形态、振幅及间期,注意各波之间的关系及比例。

6. 观察 ST 段有无偏移,偏移的方向、程度及形态。

7. 观察 T 波及 U 波的方向、形态及振幅。

8. 综合以上各项结果,列出心电图特征,运用所学心电图知识,做出心电图诊断。

三、心电图的临床应用

1. 各种心律失常、心肌梗死诊断有肯定价值　心电图主要反映心脏激动的电学活动,因此对各种心律失常和传导障碍的诊断分析具有肯定价值,到目前为止尚没有任何其他方法能替代心电图在这方面的作用;心肌梗死时心电图的特征性改变以及波形的演变规律对其诊断亦具有肯定的价值。

2. 心肌损伤及缺血等的诊断有参考价值　心肌损伤、供血不足、药物和电解质紊乱时,心电图均可发生相应的变化,对诊断亦具有一定的参考价值,但特异性不高是其缺点。

3. 某些检查的重要辅助手段　心电图作为心动周期的时相标记,是一些检查的重要辅助手段,对于瓣膜活动、心音变化、心肌功能状态等,心电图不能提供直接判断,但作为心动周期的时相标记,如心音图、超声心动图、阻抗血流图等进行心功能测定或其他心脏电生理研究时,常常用心电图进行同步描记,以确定其时相。

4. 心电监测　心电图与心电监护已广泛应用于各种危重病人的抢救、手术麻醉、用药观察、航天、登山运动及各种体育运动的心电监测等。

心电图检查有一定的局限性。心电图只能反映心脏激动的电学活动,不能反映心脏功能及瓣膜情况。某些心脏疾病,特别是疾病早期心电图可以正常。有时心电图改变无特异性,同样心电图改变可见于多种心脏病。因此,心电图诊断须密切结合临床资料,才能得出全面而正确的诊断。

ER-8-4　扫一扫,测一测
(心电图检查目标测试题)

ER-8-5　扫一扫,看总结
(心电图检查教学小结)

(刘颖川)

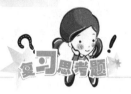

1. 简述心电图检查的临床意义。
2. 常规的心电图导联有哪些?
3. 简述胸导联探查电极的放置位置。
4. 简述心电图各波段间期代表的意义。
5. 简述目测法判断心电轴有无偏移的方法。
6. 简述左心房肥大的心电图表现。
7. 简述右心房肥大的心电图表现。
8. 简述左心室肥大的心电图表现。
9. 简述右心室肥大的心电图表现。

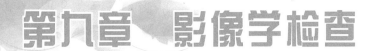

第九章 影像学检查

学 习 目 标

1. 掌握 X 线检查的临床应用和检查前各项准备工作；超声检查前各项准备工作。

2. 熟悉 X 线的特性、检查方法，各系统基本病变的 X 线表现；超声检查的方法及临床应用；核医学检查前的各项准备工作。

3. 了解 CT、MRI 的临床应用和检查前各项准备工作；超声波的物理特性；核医学检查的临床应用。

4. 学会正确解释 X 线检查前的准备工作并顺利实施检查。

5. 具有尊重检查对象、爱护检查对象、保护检查对象隐私的意识；具有良好的沟通能力与团结协作的意识及临床逻辑思维能力，培养敬业精神和伦理道德行为。

影像检查是一种特殊的检查方法。它是借助于不同的成像手段，使人体内部器官和结构显出影像，从而了解人体解剖与生理功能状况以及病理变化，达到诊断的目的。医学影像学的发展经历了漫长的发展过程，放射诊断学是医学影像学的基础。近年来，随着科技的进步，设备和检查技术有了很大提高，促进了临床医学的发展。因此，了解医学影像学基础知识，尤其是 X 线的特性、应用原理，掌握有关检查前准备及防护，熟悉常见基本病变的 X 线表现，是护理工作者必须具备的基本技能。

ER-9-1　扫一扫，知重点

ER-9-2　扫一扫，"学"多点
（X 线的发现和应用）

知 识 链 接

1895年德国物理学家伦琴(W. C. Rontgen)(图9-1)发现X线。在真空管内高速行进的电子流轰击阳极钨靶,即可产生X线。X线机主要包括X线管、变压器、操作台及检查床等。不久X线被用于人体检查(图9-2),形成了放射诊断学。20世纪五六十年代出现超声成像和γ闪烁成像。七八十年代出现X线计算机体层摄影(CT)、磁共振成像(MRI)和放射体层成像(ECT)等新的成像技术,形成了影像诊断学。20世纪70年代迅速兴起了介入放射学,使影像诊断学发展为医学影像学。

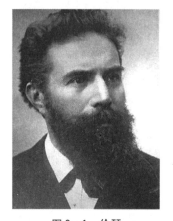

图9-1 伦琴

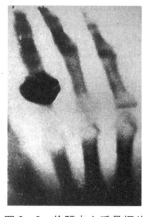

图9-2 伦琴夫人手骨摄片

第一节 X线检查

导入情景:

患者,女,74岁,因"反复咳嗽、咳痰、气喘5年余,加重伴发热1周"入院,入院诊断为"慢性阻塞性肺疾病(急性加重期)"。

请思考:

1. 该病人入院摄胸片有什么特点?

2. 完成胸片检查应注意哪些问题?

一、基本知识

(一)X线物理特性及诊断应用原理

考点提示:X线的物理特性

X线是一种肉眼看不到的电磁波,其波长比紫外线短。医用X线的波长0.08～0.31 nm。X线具有四大特性:强穿透性、荧光效应、感光效应、电离效应。

1. 强穿透性 X线对物质具有强的穿透能力,穿透过程中有一定程度的吸收即衰减。密度高、厚度大物质吸收的X线量多,穿透的量少。这是X线成像的基础。

2. 荧光效应 X线作用于荧光物质后,可转换为肉眼可见的荧光。这是透视检查的基础。

3. 感光效应 X线能使涂有溴化银的胶片感光,经显影、定影处理,可在胶片上产生黑白影。这是X线摄影的基础。

4. 电离效应 X线射入人体后产生电离效应,可引起生物学方面的改变,即生物效应,是放射治疗的基础,也是注意X线防护的原因。

（二）X线应用原理

1. 自然对比 人体各种组织结构的密度和厚度有差别,这种因人体组织密度和厚度本身存在的差异而形成对比清晰的影像,称为自然对比。人体组织结构中,骨骼密度最高,吸收X线量最多,在X线片上呈白色;软组织及液体密度较高,吸收X线量较多,在X线片上呈灰白色;脂肪组织密度较低,吸收X线量较少,在X线片上呈灰黑色;气体密度最低,对X线的吸收最少,在X线片上呈黑色。

2. 人工对比 在组织和器官的管腔内或周围引入高密度或低密度的物质造成人为的差异,形成对比清晰的影像,称为人工对比。人工对比原理是造影检查的基础。这种将高密度或低密度物质引入组织或器官内以及器官周围,产生人工对比以显影,称为造影检查。

二、X线常用检查方法

考点提示:X线透视和X线摄片的优、缺点

1. 普通检查

（1）X线透视

①优点:简便易行;费用低廉;即时得出结论;转动病人进行多轴位观察;观察器官的功能动态变化。

②缺点:影像对比度和清晰度较差;缺乏图像记录,不利于随访对比;密度高或较厚的部位不宜采用;长时间透视人体受辐射较多。

（2）X线摄片

①优点:成像清晰,对比度、清晰度较好;可作为客观记录留存,便于复查对比和会诊;能检查较厚的部位;人体受辐射较少。

②缺点:工序较多;费用较高;观察体位有限,常是一个部位的瞬间影像;不能观察脏器的功能动态。

2. 特殊检查

（1）体层摄影:可获得某一选定层面上的组织结构影像,而选定层面以外的结构则被模糊掉。用于显示平片难以显示的病变以及显示病变的内部、边缘和范围。

（2）软线摄影:亦称钼靶X线摄影。用于软组织检查,尤其是乳腺的检查。

（3）其他:放大摄影,观察细微结构的病变;荧光摄影,用于集体体检。

3. 造影检查

（1）造影剂:造影剂分为高密度造影剂和低密度造影剂。高密度造影剂有钡剂和碘剂。

钡剂为医用纯净硫酸钡,主要用于食管和胃肠道造影。碘剂种类很多,分有机碘和无机碘制剂两类;应用碘制影前务必行碘过敏试验。低密度造影剂有空气、氧气及二氧化碳等。

(2)引入方法:分直接引入法和间接引入法。

①直接引入法:口服法,如胃肠道钡餐检查;灌注法,如钡灌肠和逆行性肾盂造影;穿刺注入法,如心血管造影。

②间接引入法:经口服或静脉注射造影剂,选择性经某脏器生理聚积或排泄使之显影,例如口服胆囊造影、静脉肾盂造影等。

> 考点提示:X线检查前的准备

三、X线检查前准备

(一)透视检查前准备

应简单向病人说明检查的目的和需要配合的姿势,以消除病人进入暗室的恐惧心理。应尽量除去透视部位的厚层衣物及影响X线穿透的物品,如发夹、金属饰物、膏药、敷料等,以免干扰检查结果,影响诊断治疗。

(二)摄片检查前准备

应向病人解释摄片的目的、方法、注意事项,如充分暴露投照部位、摄片时须屏气等,使病人在摄片时合作。除急腹症外,腹部摄片前应先清理肠道,以免气体或粪便影响摄片质量。创伤病人摄片时,应尽量少搬动,危重病人摄片必须有临床医护人员监护。

> 考点提示:胃肠钡餐、钡剂灌肠检查前的准备

(三)造影检查前准备

见图9-3所示。

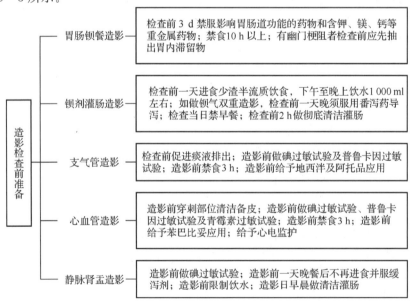

图9-3 造影检查前准备

四、X线检查的临床应用

(一)呼吸系统X线检查

1.呼吸系统正常X线表现　见图9-4、图9-5所示。

(1)胸廓:包括软组织和骨骼。

① 乳突肌及锁骨上皮肤皱褶:胸锁乳突肌在两肺尖内侧形成外缘锐利、均匀致密的影像。锁骨上皮肤皱褶为锁骨上缘3~5 mm宽的薄层软组织影,与锁骨上缘平行,内侧与胸锁乳突肌影相连,形成光滑的锐角。胸大肌:在肌肉发达的男性,于两侧肺野中外带形成扇形致密影,下缘锐利,呈斜线与腋前皮肤皱褶连续。女性乳房及乳头:乳房可在两下肺野形成下缘清楚、上缘模糊的半圆形致密影。乳头可在两肺下野大致相当于第五前肋处形成小圆形致密影,一般两侧对称。

② 肋骨:共12对,自后上向前下斜行,前后肋骨投影多互相交叉而呈网格状。肩胛骨:投照位置良好的胸片,两侧肩胛骨应位于肺野之外;如投照时病人肩关节向前旋转不足,肩胛骨可重叠于肺野外带。胸骨及胸椎:正位胸片胸骨和胸椎与纵隔阴影重叠。如投照条件合适,则1~4胸椎隐约可见,其余胸椎不易辨认。锁骨:在后前位上,两侧锁骨外高内低呈倒"八"字排列。两侧锁骨内端与中线距离是否相等为估计胸片投照位置正确与否的标志。

(2)纵隔:纵隔位于两肺之间,胸骨之后,脊柱之前,上为胸腔入口,下为膈。其内包括心脏、大血管、食管、气管及支气管、淋巴组织、神经及结缔组织等。气管及支气管由于含气可以分辨,其余结构无明显对比,只能观察其外形轮廓。正常情况下纵隔在后前位胸片上位置居中。

(3)膈:正常位于第9~11后肋之高度,呈圆顶形,右侧比左侧略高1~2 cm。膈肌与胸壁之间的夹角叫肋膈角,与心脏之间的夹角叫心膈角。呼吸时两膈上下呈对称运动,活动范围为1~3 cm,深呼吸时可达3~6 cm。

(4)胸膜:胸膜分为壁层和脏层,两层之间有潜在腔隙为胸膜腔。胸膜很薄,一般不显影,只有在胸膜反褶处当X线与胸膜走行平行时胸膜才显影,正位胸片常可见到横裂显影,侧位常见到斜裂及横裂显影。

(5)气管与支气管:气管及支气管在胸片上观察,效果不满意,但在体层摄影和支气管造影时,可清楚地显示。

> 考点提示:肺门和肺纹理的主要组成成分

(6)肺:肺泡内充满气体,表现为均匀一致的透亮阴影称为肺野。肺野透亮度与含气量成正比,吸气时透亮度增强,呼气时减低。为便于病变定位,通常将肺野纵向分成三等份,称为内、中、外三带;自两侧2、4肋骨前端下缘各画一条横线,又将肺野分成上、中、下三野。由肺动脉、肺静脉、支气管及淋巴结所组成,主要是肺动脉阴影。肺门位于两侧肺野内带,第2~4前肋骨之间,左侧较右侧约高1 cm。因肺动脉走行不同,两侧肺门形态不完全一样。肺纹理由肺动脉分支、肺静脉属支、支气管及淋巴管所组成,主要是肺动脉分支阴影。在胸片上表现为自肺门向周围肺野呈放射状分布的树枝状阴影,逐渐变细变疏,直至肺野外带消失。通常其分布内带较多、中带均匀、外带较少;肺下野较肺上野纹理明显。

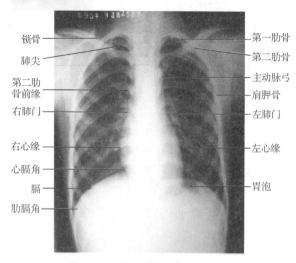

锁骨
肺尖
第二肋骨前缘
右肺门
右心缘
心膈角
膈
肋膈角

第一肋骨
第二肋骨
主动脉弓
肩胛骨
左肺门
左心缘
胃泡

图9-4 呼吸系统正常X线表现

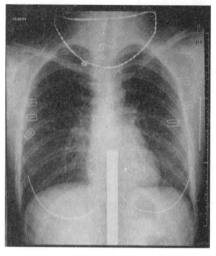

图9-5 呼吸系统正常X线表现

考点提示:肺部基本病变X线表现特点

2.肺部基本病变X线表现

（1）渗出:X线表现为密度较高的点片状或云絮状阴影,边缘模糊(图9-6)。

（2）实变:X线表现为呈肺叶或肺段分布的均匀的高密度阴影(图9-7)。

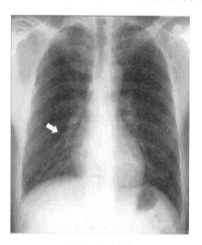

图9-6 渗出

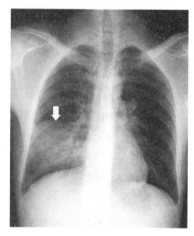

图9-7 实变

（3）增殖:X线表现为密度增高的结节状或梅花瓣状阴影,边缘清楚(图9-8)。

（4）纤维化:X线表现为细条状或索条状影,密度高,走行僵直。病变被较大纤维组织取代时,则形成密度高、边缘清晰的块影,气管、纵隔、肺门可被牵拉移位(图9-9)。

（5）钙化:X线表现为高致密度的斑点状、不规则阴影或球形阴影。常见的有肺结核的钙化、淋巴结的钙化等(图9-10)。

（6）肿块:X线表现为圆形、卵圆形或不规则的致密阴影。因病理性质不同,其密度、大小、形态及边缘可有明显差异。如晚期周围型肺癌可表现为块状致密阴影,边缘呈分叶状,有短毛刺;肺内良性肿瘤表现为边缘光滑、密度均匀一致的块状阴影(图9-11)。

（7）空洞：X线表现为圆形、半圆形或不规则的透亮区，周围被空洞壁所环绕，常见于肺结核、肺脓肿及肺癌。根据病变性质不同，空洞壁厚薄不等，内壁可光滑或凸凹不平，空洞可为中心性或偏心性，空洞内可有液平或无液平，空洞周围可有或无渗出病变、结核卫星病灶或结核播散病灶（图9-12）。

（8）空腔：X线表现与薄壁空洞表现类似，呈局限性边缘清楚的密度减低区，无完整的壁，腔内多无液平，周围无实变和炎症反应。而囊状支气管扩张性囊腔及化脓性肺炎形成的肺气囊，腔内可出现液平，周围可出现炎症实变区（图9-13）。

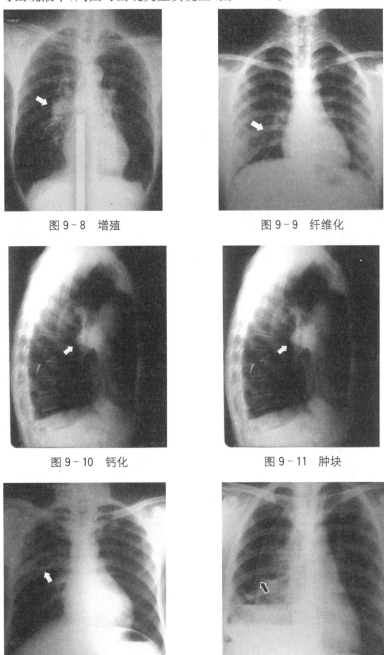

图9-8　增殖　　　　　　　　　　图9-9　纤维化

图9-10　钙化　　　　　　　　　图9-11　肿块

图9-12　空洞　　　　　　　　　图9-13　空腔

（二）循环系统 X 线检查

1. 循环系统正常 X 线表现

（1）后前位（图 9-14）：右心缘上段为上腔静脉及升主动脉的复合影。青少年主要为上腔静脉，老年人则以升主动脉为主。下段为右心房影，呈弧形外突。左心缘上段为主动脉弓降部所构成，形成半球形影，即主动脉结，年龄越大，突出越明显。中段为肺动脉干所构成，称肺动脉段或心腰，正常斜位心时此段稍凹陷。下段为左心室阴影，呈明显的隆凸；此段上部为左心耳所占据，长约 1 cm，与左心室间一般无明显分界。

心胸比率是估计心脏增大最简单的方法，指心影最大横径与胸廓最大横径之比，通常以后前位上左、右心缘到前正中线最大距离之和与胸廓最大横径的比值计算，正常成人约等于或小于 0.5（图 9-15）。

（2）右前斜位（图 9-16）：后缘上段由气管、上腔静脉组成并相互重叠，下段大部分由左心房构成。前缘自上而下为升主动脉、肺动脉干及右心室漏斗部和右心室的前壁。如旋转的角度较小，则最下部为左心室。

（3）左前斜位（图 9-17）：后缘上部为左心房，下部为左心室所占据，明显向后隆凸，左心室一般应位于脊柱之前。前缘自上而下为升主动脉、右心房和右心室。

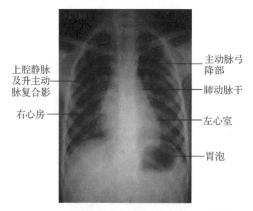

图 9-14 循环系统正常 X 线表现（后前位）

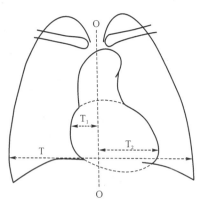

图 9-15 心胸比率

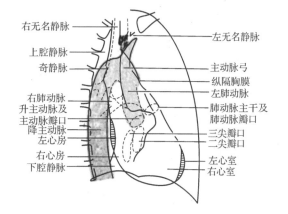

图 9-16 循环系统正常 X 线表现（右前斜位）

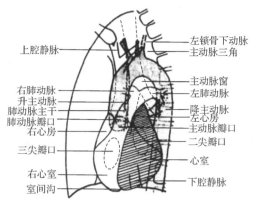

图 9-17 循环系统正常 X 线表现（左前斜位）

（4）左侧位（图9-18）：后缘自上而下为左心房、左心室。前缘自上而下为升主动脉、肺动脉段及右心室。

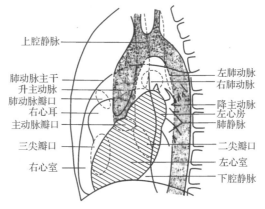

图9-18　循环系统正常X线表现（左侧位）

2. 循环系统基本病变X线表现

（1）二尖瓣型心：心脏向两侧扩大，心腰饱满或呈弧形突出，主动脉球缩小，心外形呈梨形。多见于风湿性心脏病二尖瓣狭窄、肺源性心脏病以及房、室间隔缺损等（图9-19）。

（2）主动脉型心：主动脉阴影增宽，主动脉球突出，心腰凹陷，左室向左隆凸，心外形呈靴形。常见于主动脉瓣关闭不全、高血压心脏病等（图9-20）。

（3）普遍增大型心：心脏普遍性增大，即心脏各个心腔都增大。常见于扩张型心肌病、严重的心力衰竭、心包积液等（图9-21）。

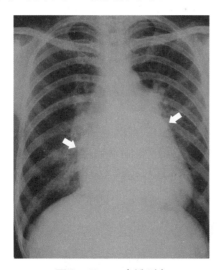

图9-19　二尖瓣型心

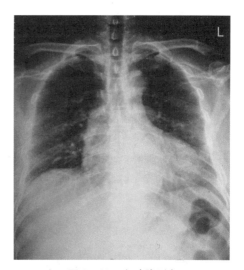

图9-20　主动脉型心

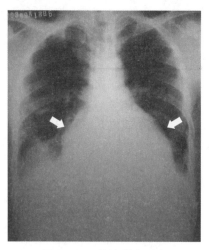

图 9-21 普遍增大型心

（三）消化系统 X 线检查

1. 消化系统正常 X 线表现

（1）食管：吞钡充盈，轮廓光滑整齐，宽度 2～3 cm；可见食管生理性狭窄、生理性压迹；少量吞钡示数条纵行的条纹状黏膜皱襞（图 9-22）。

（2）胃

①形态：一般分为牛角型、钩型、无力型、瀑布型四种形态。

②构成：分胃底、胃体、胃窦、胃大弯及胃小弯。

③黏膜皱襞：胃体小弯侧呈条状透亮影，大弯侧呈锯齿状，胃底呈网状，胃窦部呈纵形或斜形（图 9-23）。

（3）十二指肠：呈"C"形，分四部（球部、降部、水平部、升部），一般球部较清楚，呈两缘对称的三角形或锥形（图 9-23）。

（4）空肠、回肠：空肠与回肠没有明显分界。空肠肠壁较宽，皱襞粗而深，呈羽毛状；回肠肠壁略窄，皱襞细而浅，轮廓整齐如带状（图 9-24）。

（5）结肠：钡剂灌肠可显示盲肠、升结肠、横结肠、降结肠、乙状结肠及直肠。结肠管腔有许多大致对称的袋状凸出，称结肠袋；结肠袋以横结肠明显，降结肠以下逐渐变浅，至乙状结肠接近消失，直肠没有结肠袋（图 9-25）。

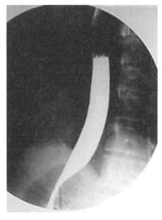

图 9-22 食管

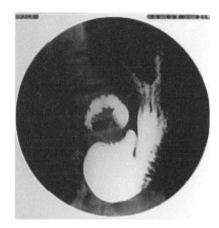

图 9-23 胃及十二指肠

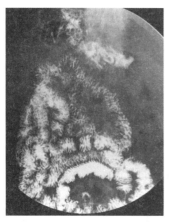
图9-24 小肠(空肠、回肠)

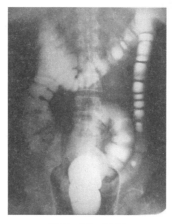
图9-25 结肠

2. 消化系统基本病变X线表现

考点提示:X线钡餐龛影和充盈缺损的表现及临床意义

(1) 轮廓改变:胃肠道内壁病变致局部出现凹陷,造影剂充填于其中,X线从切线位投照时表现为向腔外突出的阴影称为龛影,是溃疡的直接征象(图9-26)。胃肠道病变向腔内突出,使造影剂在局部不能充盈,称为"充盈缺损"。良性病变边缘多光滑整齐,边缘不规则者多为恶性病变(图9-27)。

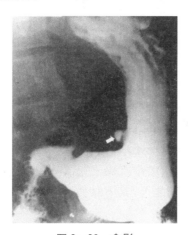
图9-26 龛影

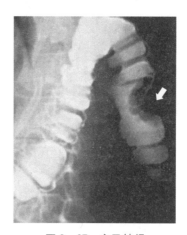
图9-27 充盈缺损

(2) 形态改变:胃肠道发生炎症、肿瘤、瘢痕、粘连、痉挛、外在压迫或发育不良等时,可以产生局部管腔变窄。胃肠道平滑肌张力低下时管腔可扩张;管腔狭窄的近侧常出现管腔扩张。

(3) 黏膜改变:黏膜改变常表现为黏膜增宽迂曲,黏膜破坏、中断,黏膜皱襞纠集等。如食管静脉曲张典型X线表现为食管中下段黏膜增宽迂曲、增宽,呈蚯蚓状或串珠状;消化道恶性肿瘤常有黏膜皱襞破坏、中断、消失。

(4) 功能改变:张力增高表现为管腔变窄,局部持续性收缩,称为痉挛,如溃疡;当平滑肌呈舒张状态时,表现为松弛无力,管腔扩张,运动减弱,称为张力低下。蠕动增强表现为蠕动波加快、频率加快，见于局部炎症或远端梗阻；蠕动减弱或消失，即蠕动波变浅、速度变慢或长时间无蠕动波出现，见于肿瘤浸润或梗阻晚期肌张力低下；反向蠕动，亦称逆蠕动，蠕动方向呈上行性，致内容物反流，见于胃肠道梗阻。机械性肠梗阻时立位 X 线检查可见多数高低不一、长短不等的液平面，有时排列成阶梯状。炎症、溃疡等可致腺体分泌增多。

（四）泌尿系统 X 线检查

1. 泌尿系统正常 X 线表现

（1）肾：腹部平片上可看到两肾的轮廓。正常肾边缘光滑，密度均匀。肾影长 12～13 cm，宽 5～6 cm，其上缘约在第 12 胸椎上缘，下缘位于第 3 腰椎下缘水平。一般右肾略低于左肾。造影主要显示肾盏和肾盂。肾盂分 2～3 个肾盏，每个肾盏再分若干个小盏，肾小盏呈杯口状。排泄性尿路造影时，开始注射造影剂后 1～2 min 肾实质显影，密度均匀，2～3 min 后肾盏、肾盂开始显影，15～30 min 时肾盏、肾盂显影最浓（图 9-28、图 9-29）。

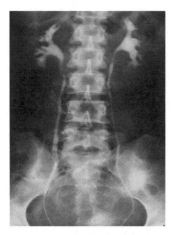
图 9-28　逆行肾盂造影

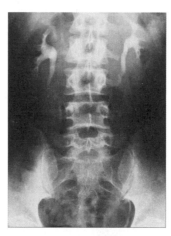
图 9-29　静脉尿路造影

（2）输尿管：输尿管全长约 25 cm，位于腹膜后，上端与肾盂相接，沿着脊椎旁向前下行。入盆腔后，多在骶髂关节内行走，过骶骨后，先弯向外下斜形进入膀胱。输尿管有三个生理狭窄，即肾盂输尿管连接处、越过骨盆边缘处和进入膀胱处。

（3）膀胱：膀胱的正常容量为 200～300 ml，形态、大小取决于充盈的程度及与周围器官的关系。充盈满意的膀胱呈卵圆形，横置于耻骨联合之上，其下缘多与耻骨上缘相平。边缘光滑整齐，密度均匀。

（4）尿道：男性尿道可分前后两部，前尿道较宽，自外向内分为舟状窝、海绵体部（为最长的部分）与球部（为尿道最宽处），前尿道长 13～17 cm。后尿道较窄，自外而内分为膜部和前列腺部，长 3～4 cm。膜部有外括约肌围绕，为尿道最窄处。

2. 泌尿系统常见病变 X 线表现

（1）肾结石：X 线摄片可见肾区呈圆形、卵圆形或表面带刺的致密影，桑葚状、鹿角状、分层状结石为三种典型的肾结石（图 9-30）。

（2）输尿管结石：X 线摄片可见黄豆或米粒状的致密阴影，其长轴与输尿管走行一致，多位于输尿管狭窄部（图 9-31）。

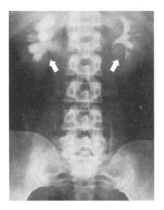

图 9－30　双肾结石

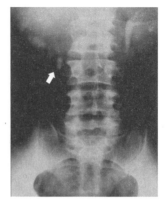

图 9－31　右输尿管结石

（五）骨、关节系统 X 线检查

1. 骨、关节系统正常 X 线表现

（1）骨：人体骨骼因形状不同而分为长骨、短骨、扁骨和不规则骨四类。骨质按其结构又可分为密质骨和松质骨两种。长骨的骨皮质和扁骨的内外板为密质骨，X 显影密度高而均匀，松质骨由多数骨小梁组成，X 线显影密度低于密质骨，且可见交叉排列的骨小梁（图 9－32）。

（2）四肢关节：四肢关节包括骨端、关节软骨和关节囊。由于关节软骨、关节囊都是软组织密度，X 线不能显示，所以相对骨端的骨性关节面间呈半透明间隙，称为关节间隙（图 9－33）。

（3）脊柱：脊柱由脊椎和椎间盘所组成。除第 1～2 颈椎外，每一脊椎分椎体和椎弓两部分。正位片上，椎体呈长方形，从上向下依次增大，主要由松质骨构成，纵行骨小梁比横行的骨小梁明显。周围为一层致密的骨皮质。椎体两侧有横突影。在横突内侧可见椭圆形环状致密影，为椎弓根横断面影像，称椎弓环。在椎弓根的上、下方为上、下关节突的影像。于椎体中央的偏下方，呈尖向上类三角形的致密影，为棘突的投影。侧位片上，椎体也呈长方形，其上、下缘与后缘呈直角。椎弓居其后方。在椎体后方的椎管显示为纵行的半透明区。椎板位于椎弓根与棘突之间。棘突在上胸段斜向后下方，不易观察，于腰段则向后突，易于显示。上、下关节突分别起于椎弓根与椎板连接之上、下方。椎间盘系软组织密度，呈宽度匀称的横行透明影，称为椎间隙。椎间孔居相邻椎弓、椎体、关节突及椎间盘间，呈半透明影（图 9－34）。

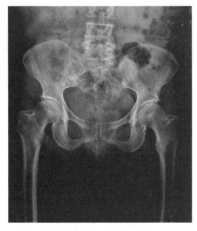

图 9－32　髋部骨骼

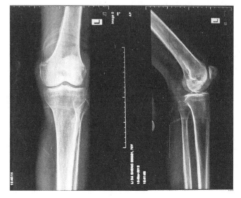

图 9－33　膝关节

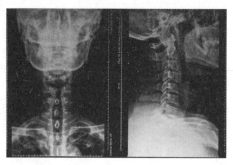

图9-34 颈椎

2. 骨及关节系统常见病变X线表现　骨折是骨的连续性、完整性中断。骨折以长骨和脊椎骨折常见。长骨骨折的断裂多为有规则的断面，X线上呈不规则的透明线，称为骨折线，于骨皮质显示清楚整齐，在松质骨则表现为骨小梁中断、扭曲和错位。脊椎骨折多为椎体压缩性骨折，X线表现为椎体楔状变形、前缘皮质断裂、凹陷或凸出，椎体中央出现横纹、规则线状致密带（图9-35）。

五、新技术临床应用

（一）电子计算机体层摄影（CT）

1. 基本原理　CT图像不同于X线图像，它是用X线束对人体某部一定厚度的层面进行扫描，透过该层面的X线，由探测器接收后，进行光电模/数转换，将模拟信号转换成数字信号，然后输入计算机进行数据处理，处理后的数据进行图像重建。重建图像再经数/模转换器将数字转换为由黑到白的不等灰度的小方块，即像素，并按矩阵排列，即构成CT图像，所以CT图像是重建图像。CT所显示的是断层解剖图像，其密度分辨率明显优于X线图像，从而显著扩大了人体的检查范围，提高了病变检出率和诊断的准确率。CT设备主要由扫描设备，信息数据存储运算系统，图像显示和存储系统构成。

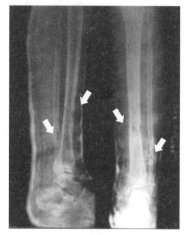

图9-35 胫骨、腓骨骨折

2. 图像特点　CT图像是以不同的灰度来表示的，反映器官和组织对X线的吸收程度。因此，与X线图像所示的黑白影像一样，黑影表示低吸收区，即低密度区，如肺部；白影表示高吸收区，即高密度区，如骨骼。但CT与X线图像相比，CT具有高的密度分辨率。因此，人体软组织

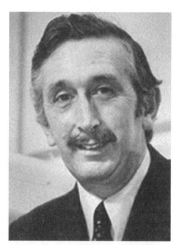

图9-36 CT发明人亨斯菲尔德

的密度差别虽小，也能形成对比而成像，可以更好地显示由软组织构成的器官，如脑、脊髓、肝胆、胰等。实际工作中用CT值表示组织对X线的吸收系数，单位为HU。水的吸收系数为1.0，CT值定为0 HU，人体中密度最高的骨皮质吸收系数最高，CT值为+1 000 HU，空气密度最低，CT值为-1 000 HU。人体中密度不同的组织CT值居于-1 000～+1 000 HU

之间,如软组织的 CT 值在 +20~+50 HU 之间,脂肪的 CT 值在 -90~-70 HU 之间(图 9-37)。

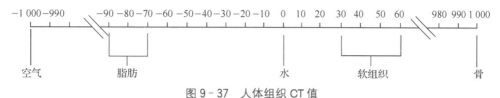

图 9-37 人体组织 CT 值

3. 检查方法 见图 9-38 所示。

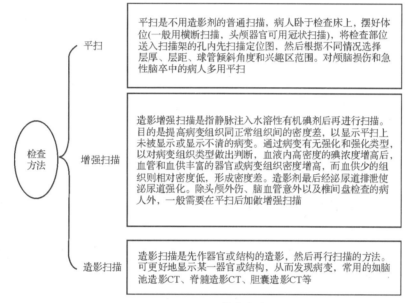

平扫是不用造影剂的普通扫描,病人卧于检查床上,摆好体位(一般用横断扫描,头颅器官可用冠状扫描),将检查部位送入扫描架的孔内先扫描定位图,然后根据不同情况选择层厚、层距、球管倾斜角度和兴趣区范围。对颅脑损伤和急性脑卒中的病人多用平扫

造影增强扫描是指静脉注入水溶性有机碘剂后再进行扫描。目的是提高病变组织同正常组织间的密度差,以显示平扫上未被显示或显示不清的病变。通过病变有无强化和强化类型,以对病变组织类型做出判断,血液内高密度的碘浓度增高后,血管和血供丰富的器官或病变组织密度增高,而血供少的组织则相对密度低,形成密度差。造影剂最后经泌尿道排泄使泌尿道强化。除头颅外伤、脑血管意外以及椎间盘检查的病人外,一般需要在平扫后加做增强扫描

造影扫描是先作器官或结构的造影,然后再行扫描的方法。可更好地显示某一器官或结构,从而发现病变,常用的如脑池造影CT、脊髓造影CT、胆囊造影CT等

图 9-38 CT 检查方法

4. 临床应用

(1)神经系统:CT 诊断对中枢神经系统疾病的诊断价值较高,应用普遍。如对颅内肿瘤、脓肿与肉芽肿、寄生虫病、外伤性血肿与脑损伤、脑梗死与脑出血以及椎管内肿瘤与椎间盘脱出等诊断效果好,较为可靠(图 9-39、图 9-40)。

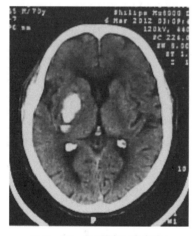

图 9-39 CT 平扫(脑出血)

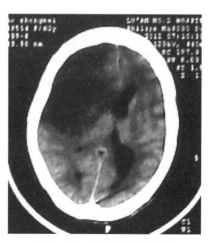

图 9-40 CT 平扫(脑梗死)

（2）头颈部：CT对头颈部疾病诊断也很有价值。如对眶内占位性病变、早期鼻窦癌、中耳小胆脂瘤、听骨破坏与脱位、内耳骨迷路的轻微破坏、耳先天性发育异常以及鼻咽癌的早期发现等。

（3）胸部：通常采用造影增强扫描以明确纵隔和肺门有无肿块或淋巴结增大、支气管有无狭窄或阻塞，对原发和转移性纵隔肿瘤、淋巴结结核、中央型肺癌等的诊断均很有帮助。CT对平片检查较难显示的部分，如与心脏、大血管重叠病变的显示更具有优越性，对胸膜、膈、胸壁病变也可清楚显示。

（4）心血管：心及大血管的CT检查，尤其是后者，具有重要意义。心脏方面主要用于心包病变的检查，冠状动脉和心瓣膜的钙化、大血管壁的钙化和动脉瘤改变等CT检查也可很好显示。

（5）腹部及盆腔：腹部及盆腔脏器疾病的CT检查在临床的应用日益广泛，主要用于肝、胆、胰、脾、腹膜腔及腹膜后间隙以及泌尿和生殖系统的疾病诊断，尤其是占位性、炎症性和外伤性病变等。胃肠道病变向腔外侵犯以及邻近和远处转移等CT检查也有很大价值。

（6）骨关节：骨关节疾病多数情况可通过简便、经济的常规X线检查确诊，因此使用CT检查相对较少。对于脊柱和脊髓的疾病，横断面CT可直接观察椎管狭窄变性，测量椎管大小并探明引起椎管狭窄的原因。

5. 检查前准备

（1）向病人说明CT是一种方法简单、迅速、参考价值高的检查方法。对身体无副作用，检查无痛苦与危险，帮助病人克服紧张和恐惧心理。

（2）检查前询问病人有无过敏史并做好碘过敏试验，阳性反应者检查时不能注射造影剂。

（3）根据不同的检查部位服不同的造影剂。

（4）凡做增强者，检查前须禁饮、禁食4 h。

（5）女性病人盆腔扫描前，阴道内置阴道塞或纱布填塞，以标记阴道位置。

（6）经CT预约登记后，请病人不要服用含金属和含碘的药物，不要做胃肠钡餐检查。如果在近期内做过钡餐检查请告诉登记处工作人员。

（7）做头颅CT者，扫描前一天洗净头发，做胸、腹、盆腔CT者检查时，须穿无金属扣子的棉布内衣。

（8）肺与纵隔扫描者，需训练病人吸气与屏气，以免呼吸移动造成图像模糊。

（9）检查的当天，病人应按时赴CT室检查并持CT预约单、相关X线片、B超等，便于扫描时定位或诊断参考。

（二）磁共振成像（MRI）

磁共振成像是利用原子核在磁场内共振所产生的信号经重建成像的一种成像技术。MRI提供的信息量不但大于医学影像学中的许多其他成像技术，其提供的信息也不同于已有的成像技术，所以用它诊断某些疾病具有很大的优越性。该项检查属于无创伤性检查，病人乐于接受，但价格相对较为昂贵。

1. 基本原理　磁共振是一种核物理现象。含单数质子的原子核，例如人体内广泛存在的氢原子核，在均匀的磁场中，用特定频率的射频脉冲进行激发，能发生磁共振现象。停止发射射频脉冲，则被激发的氢原子核把所吸收的能逐步释放出来，其相位和能级都恢复到激发前的状态。这一恢复过程称为弛豫过程,恢复到原来平衡状态所需的时间称之为弛豫时间,弛豫时间有两种 T_1、T_2,人体不同器官的正常组织与病理组织的 T_1 是相对固定的,而且它们之间有一定的差别,T_2 也是如此。这种组织间弛豫时间的差别,是 MRI 的成像基础。MRI 的成像系统包括 MR 信号产生、数据采集处理、图像显示三部分。信号产生来自 MR 波谱仪,数据处理及图像显示部分与 CT 装置相似。

2. 图像特点　MRI 成像的特点是无放射性损伤,软组织密度分辨率高,多方位多序列成像,在一定程度上反映了组织的病理及生化改变甚至功能的改变。MRI 图像虽然也以不同的灰度显示,但反应的是组织弛豫时间上的差别,而不是不同密度组织透过 X 线的多少。MRI 可获得人体横断面、冠状面、矢状面和任何方向断面的图像,有利于病变的三维定位。心血管内的血液由于流动迅速,使发射 MR 的氢原子核离开接受范围外,所以测不到 MR 信号呈黑影,这就是流空效应。这一效应使心腔和血管显影。采用呼吸和心电图门控成像技术,不仅能改善心脏大血管的 MRI 成像,还可获得其动态图像。

3. 临床应用

(1) 神经系统:MRI 在神经系统的应用较为成熟。病变定位诊断更为准确,并可观察病变与血管的关系。对脑干、幕下区、枕骨大孔区、脊髓与椎间盘的显示明显优于 CT。对脑脱髓鞘疾病、多发性硬化、脑梗死、脑与脊髓肿瘤、血肿、脊髓先天性异常与脊髓空洞症的诊断有较高价值(图 9-41)。

(2) 纵隔:纵隔在 MRI 上,脂肪与血管形成良好对比,易于观察纵隔肿瘤及其与血管间的解剖关系。对肺门淋巴结与中央型肺癌的诊断帮助也较大。

(3) 心血管:心脏、大血管在 MRI 上因可显示其内腔,用于心脏。大血管的形态学与动力学的研究可在无创伤的检查中完成。

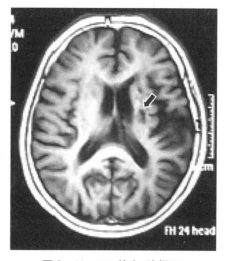

图 9-41　MRI 检查(脑梗死)

(4) 腹部及盆腔:对腹部与盆部器官,如肝、肾、膀胱、前列腺和子宫、颈部和乳腺,MRI 检查也有相当价值。在恶性肿瘤的早期显示、对血管的侵犯以及肿瘤的分期方面优于 CT。

(5) 骨髓:骨髓在 MRI 上表现为高信号区,侵及骨髓的病变,如肿瘤、感染及代谢疾病,MRI 上可清楚显示。在显示关节内病变及软组织方面也有其优势。

4. 检查前准备

(1) 向病人解释检查目的、意义,检查的过程和时间,以利配合。

(2) 检查前询问病史,排除禁忌证。装有心脏起搏器为绝对禁忌证;铁磁性夹用于动脉瘤夹闭术后的病人、体内检查部位有铁磁性金属植入物者不能做此项检查;特别危重需要监护的病人不宜行 MRI 检查;早孕者也不宜做 MRI 检查。

(3) 病人需带 X 线片、CT 或 B 超结果及相关病史资料,按预约时间赴检。

(4) 小儿及不能合作者需镇静后方能检查,病情较重者需医务人员陪同。

(5) 病人不可携带金属物品以及磁性物体,以防干扰检查结果和损坏物品。

(6) 做眼部检查时勿化妆；行盆腔检查的病人需保留尿液,充盈膀胱。

(7) 检查前告诉病人所取体位。为了定位准确,告诉病人全身放松,平静呼吸,不可随便改变体位,以免影响图像质量。

（张兰青）

第二节　超声检查

导入情景：
　　患者,男,41 岁,右上腹疼痛 2 d,进食油腻食物后加重,医师建议其行肝胆超声检查。
　　请思考：
　　1. 超声检查的临床应用范围有哪些?
　　2. 进行肝胆超声检查前应做哪些准备?

超声检查是指运用超声波的物理特性和人体器官组织声学性质上的差异,以波形、曲线或图像的形式显示和记录,从而对人体组织的物理特征、形态结构、功能状态做出判断而进行疾病诊断的一种非创伤性的检查方法。超声检查具有分辨率高、操作简便、可多次重复、能及时获得结论、无特殊禁忌证及无放射性损伤等优点,不仅能观察组织器官的形态,而且能检测人体脏器功能和血流状态,在临床诊断与决策上发挥着重要作用,成为现代医学影像学中的重要组成部分(图 9 - 42)。

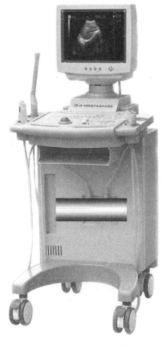

图 9 - 42　超声工作站

一、超声波的物理特性

超声波是指振动频率在 20 000 赫兹(Hz)以上的机械波。医学诊断用超声波的频率在 1~20 MHz,常用超声频率为 2.5~10 MHz。超声波在弹性介质中以规则的纵波形式传播,有波长(λ)、频率(f)和声速(c)三个基本物理量,它们的关系是:$c = f \times \lambda$。

1. 方向性　超声波频率极高,波长极短,在介质中呈直线传播,具有良好的束射性或指向性,这是超声波对人体器官进行定向探测的基础。

2. 声阻抗　声阻抗(Z)用来表示介质传播超声波能力的一个重要物理量,等于介质的密度(ρ)与超声波在该介质中传播速度(c)的乘积,即 $Z = \rho \times c$。两种不同声阻抗物体的接触面,称界面。

3. 反射、折射和散射　超声波在介质中的传播过程中,由于不同介质的声阻抗不同,可能发生反射、折射及散射等现象。

4. 吸收与衰减　超声波在介质中传播时,由于介质的黏滞性和导热性等因素的影响,使声能耗损的现象成为吸收。由于声能的吸收、超声束在远场的扩散和在界面上的反射与折射等,均使声能在介质中随传播距离的增加而逐渐减弱,这称为衰减。

5. 多普勒效应　超声束遇到运动的反射界面时,其反射波的频率将发生改变,此即超声波的多普勒(Doppler)效应。当声源与接收器做相对运动时,接收器所接收到的声波频率增高,如两者的运动方向相反时,则接收频率减低,多普勒超声血流检测技术主要用于测量血流速度等系列参数,确定血流方向、血流种类,如层流、射流等。

二、超声检查的常用方法

见图 9-43 所示。

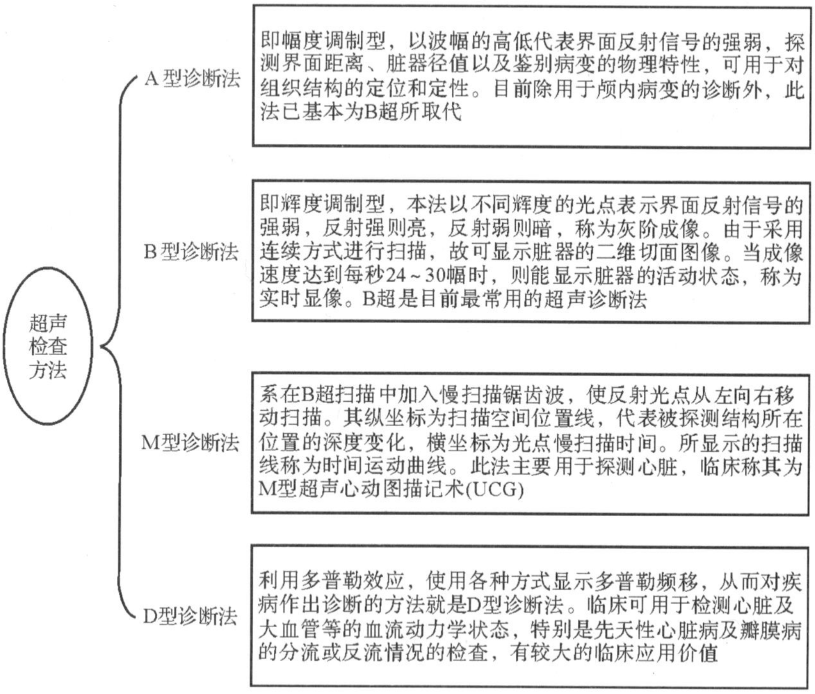

	A型诊断法	即幅度调制型,以波幅的高低代表界面反射信号的强弱,探测界面距离、脏器径值以及鉴别病变的物理特性,可用于对组织结构的定位和定性。目前除用于颅内病变的诊断外,此法已基本为B超所取代
超声检查方法	B型诊断法	即辉度调制型,本法以不同辉度的光点表示界面反射信号的强弱,反射强则亮,反射弱则暗,称为灰阶成像。由于采用连续方式进行的二维切面图像,故可显示脏器的二维切面图像。当成像速度达到每秒24~30幅时,则能显示脏器的活动状态,称为实时显像。B超是目前最常用的超声诊断法
	M型诊断法	系在B超扫描中加入慢扫描锯齿波,使反射光点从左向右移动扫描。其纵坐标为扫描空间位置线,代表被探测结构所在位置的深度变化,横坐标为光点慢扫描时间。所显示的扫描线称为时间运动曲线。此法主要用于探测心脏,临床称其为M型超声心动图描记术(UCG)
	D型诊断法	利用多普勒效应,使用各种方式显示多普勒频移,从而对疾病作出诊断的方法就是D型诊断法。临床可用于检测心脏及大血管等的血流动力学状态,特别是先天性心脏病及瓣膜病的分流或反流情况的检查,有较大的临床应用价值

图 9-43　超声检查的常用方法

三、超声检查的临床应用

见图 9 - 44、图 9 - 45 所示。

1. 检测实质性脏器的大小、形态及物理特性。
2. 检测囊性器官的大小、形状、位置及功能状态。
3. 检测心脏、大血管及外周血管的结构、功能与血流动力学状态。
4. 检测脏器内占位性病变的物理特性,部分可鉴别良、恶性。
5. 检测浆膜腔积液的存在与否,并初步估计积液量。
6. 监测药物或手术治疗后各种病变的动态变化。
7. 介入性超声辅助诊断及治疗。

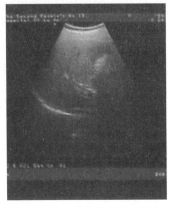

图 9 - 44　超声检查(胆囊结石)

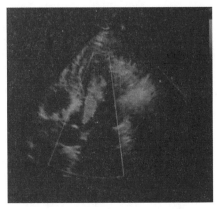

图 9 - 45　超声检查(主动脉反流)

四、超声检查前准备

1. 常规肝、胆囊、胆道及胰腺检查通常需空腹。必要时饮水 400～500 ml,使胃充盈作为声窗,以使胃后方的胰腺及腹部血管等结构充分显示。胃的检查需饮水及服胃造影剂,显示胃黏膜及胃腔。

2. 早孕、妇科、膀胱及前列腺的检查病人于检查前 2 h 饮水 400～500 ml 以充盈膀胱。

3. 心脏、大血管及外周血管、浅表器官及组织、颅脑检查一般不需特殊准备。

4. 婴幼儿对检查不合作者,可予水合氯醛灌肠,待安静入睡后再行检查。

5. 腹部检查 2 d 内应避免行胃肠钡剂造影和胆系造影,因钡剂可能干扰超声检查。

(张兰青)

第三节　核医学检查

导入情景:

患者,男,56 岁,反复咯血 8 月余,近 2 周出现上腹隐痛不适、食欲锐减,查胸部 CT 显示左侧肺门占位,拟诊"中央型肺癌",为明确肿瘤是否转移,准备行正电子发射计算机断层显像设备(PET)检查。

请思考：
1. 核医学检查有哪些优势？
2. 核医学检查前应作何准备？

核医学是利用放射性核素及其标志的化合物进行疾病诊断和治疗的一门学科。它能及时反映体内生理、生化过程，提供动态资料，故有人把核医学称为"应用生物化学及应用生理学"，它不仅能够反映组织器官的整体或局部的功能，而且能提供定量、准确的数据，能简便、安全、无损伤地诊断疾病，能有效地治疗某些疾病等。目前，核医学仪器已与超声断层仪、热像图仪、CT和磁共振扫描装置等共同组成医学图像成像技术，把现代医学的诊断技术提高到一个新的阶段。

一、基本知识

（一）基本原理

1. **体外检查法** 体外检查法是以放射免疫分析（RIA）为代表的体外放射配体结合分析法。它是以放射核素标记的配体为示踪剂，以配体（如抗原）和结合剂（如抗体）的结合反应为基础，在试管内完成的微量生物活性物质的检测技术。这类技术除 RIA 外，还有竞争性蛋白结合分析法（CPBA）、放射受体分析法（RRA）以及放射酶学分析法（REA）等。以 RIA 法为例，其原理是：以放射性核素标记的抗原为示踪剂，以非标记抗原（标准抗原或被测抗原）为检测对象，共同与限量的特异性抗体进行竞争性免疫结合反应。由于标记抗原与抗体的结合量（因变量）与非标记抗原的含量（自变量）之间，存在竞争性抑制的反函数关系，可依据反映这一函数关系的标准曲线，求出被测抗原的含量。这类分析技术具有灵敏度高（$10^{-9} \sim 10^{-15}$ g）、特异性强、精密度和准确度高以及应用广泛等特点。迄今可用本技术测定的体内微量生物活性物质，如激素、蛋白质、抗体、维生素、药物等可达 300 多种。

2. **体内检查法** 引入体内的放射性核素标记药物，与同类非标记药物相似，根据其化学和生物学特性，表现为一定的生物学行为：或被某一脏器的某种细胞摄取、浓聚；或经由某一脏器清除、排出；或参与某一代谢过程，或仅简单地在某一生物区积存等。由于它发射能穿透组织的核射线，用放射性探测器可在体表定量探测到放射性药物在体内的吸收、分布和排出等代谢过程，通过计算机、显示器等仪表，可将人体的生理、生化或病理生理、病理变化过程定量和/或定位显示出来，从而对罹患脏器的功能状态和/或功能形态变化做出诊断。

（二）放射性药物及核医学仪器

1. **放射性药物** 凡引入体内的放射性核素标记物均称为放射性药物，其中用于非显像检查者称为示踪剂，如用于甲状腺功能检查的 ^{131}I - NaCl，用于肾图检查的 ^{131}I - 邻碘马尿酸等；用于显像检查者称为显像剂，^{99m}Tc 为最常用的理想的显像核素，因它是纯 γ 光子发射体，能量适中（141 keV），半衰期为 6 h，并能标记多种化合物，几乎可用于所有脏器显像。

2. **核医学仪器** γ闪烁探头是绝大多数核医学仪器最基本的部位，其基本原理是将射入闪烁晶状体的 γ 光子转化为荧光光子，再通过光电倍增管将荧光光子转化为电脉冲，记录这些电脉冲数，即可得到 γ 光子的发射数量，即放射性强度。由此闪烁探头组成的常用仪器有：①放射免疫计数仪；②γ 照相机；③单光子发射计算机断层显像仪（SPECT，简称 ECT）；

④核多功能仪;⑤局部脑血流(γCBF)测定仪;⑥正电子发射计算机断层显像设备(PET)等。目前最常用的是 ECT。

二、核医学检查的临床应用

见图9-46、图9-47、图9-48所示。

1. 用发射式计算机断层照相机(ECT)进行检查,获得人体脏器的功能影像结果,作为诊断疾病的依据。由于疾病的发生和发展常常是功能异常在前,因此,ECT 更早地发现和诊断某些疾病。例如:早期诊断冠心病、评价心脏功能;早期诊断脑血管病、评价脑组织的活性和愈后;早期诊断恶性肿瘤骨转移;甲状腺功能测定和显像;肾脏功能测定和显像、肺灌注显像、肝胆显像、消化道出血灶定位等。

2. 体外放射分析可以检测各种内分泌激素、抗体、病毒、细菌、递质、免疫因子等。其特点是:只需要采集极少量的血液或者其他体液样本,即可获得高质量的检查结果,而病人本人却不需要接触射线,检查费用很低。

3. 核素治疗是利用放射性药品在人体内特征性分布时所发射出来的射线,选择性地杀死某些细胞来达到治疗疾病的目的。临床上用于甲状腺功能亢进症、晚期恶性肿瘤骨转移所造成的顽固性疼痛、甲亢、甲状腺高功腺瘤、甲状腺癌转移灶、类风湿、毛细血管瘤、瘢痕、恶性肿瘤骨转移、恶性胸水、腹水、顽固性关节滑膜积液。

4. 核医学也是科学研究不可缺少的工具,例如在 DNA 研究和基因治疗等方面。

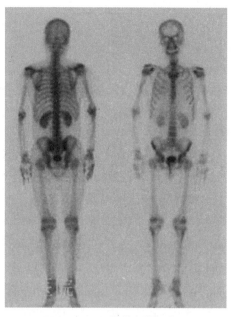

图9-46　正常全身骨显像图

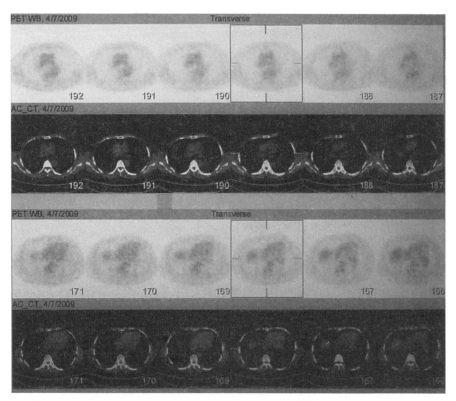

图 9-47 胸部 PET-CT 显像图

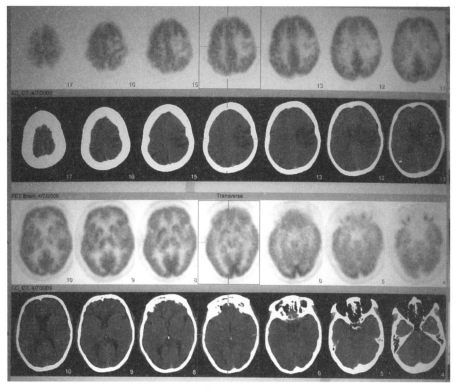

图 9-48 头颅 PET-CT 显像图

三、核医学检查前准备

1. 向病人解释检查的目的、意义，消除其恐惧心理。

2. 在施以放射性药物前必须仔细核对病人的姓名，放射性药物名称、化学形式和活度等。

3. 根据不同的检查方法和内容，给予特殊的准备。

(1) 肝血流血池显像注药前 1 h 常规口服高氯酸钾 400 mg。

(2) 肝胆显像检查前病人禁食至少 2 h 以上，同时须自备煮鸡蛋或煎鸡蛋 2 个。

(3) 甲状腺摄碘试验和甲状腺显像检查前需禁食含碘食物如海带、紫菜、海鱼、海虾等 2 周；含碘药物如碘化物、复方碘溶液、碘酊、含碘片根据服用多少需停用 2～8 周；甲状腺片及抗甲状腺药物停服 4～6 周；受检者早晨空腹。

(4) 放射免疫分析血标本采集一般要求早晨空腹抽血，抽血前日晚应禁止饮酒和吃油腻食物。样品采集后应及时送检，以免生物活性物质发生酶解、降解和变质。

4. 儿童、孕妇在核医学检查或治疗时要取慎重态度。

5. 在核医学检查或治疗中，病人可能会发生病情变化，必须准备好抢救药物和物品。

ER-9-3　扫一扫，知重点
（影像学检查学习目标测试题）

ER-9-4　扫一扫，看总结
（影像学检查教学小结）

（张兰青）

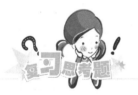

1. X 线有哪些物理特性？

2. 何谓自然对比、人工对比？

3. 简述 X 线检查方法。

4. 简述透视和摄片检查前的准备。

5. 简述钡餐摄片检查前的准备。

6. 简述静脉肾盂造影检查前的准备。

7. 举例说明 X 线检查时如何做好防护。

8. 简述肺部基本病变 X 线表现。

9. 简述超声检查的常用方法。

10. 简述超声检查的临床应用范围。

第十章 护理病历书写

1. 掌握护理病历书写的基本要求,并正确书写记录。
2. 熟悉各类护理病历书写的内容与方法。
3. 了解护理病历的作用。
4. 理解护理病历在临床护理和治疗中的重要意义,主动积极地学习相关知识,并认真练习。

导入情景:

护士小李,20岁,今天上午接诊一急性肺炎病人。

请思考:

1. 小李应在什么时间内完成该病人住院护理病历(首页)的书写?
2. 护理病历书写的要求有哪些?

护理病历是对健康评估所收集的资料进行处理(分析、归纳和整理)并记录的书面资料,是对护理对象的健康状况、护理诊断、预期目标、护理措施和效果评价等系统的、原始的记录。它的作用有:①对护理对象的健康状况进行动态的观察和比较;②便于进行信息交流;③是指导临床护理工作的重要依据;④是护理教学和护理科研的基本资料;⑤是处理医疗纠纷和事故的法律依据。因此护理病历的书写必须及时、准确、完整、科学、规范。

ER-10-1 扫一扫,知重点

考点提示:书写护理病历的基本要求

第一节 书写护理病历的基本要求

1. 内容要真实、准确，书写及时 护理病历必须真实客观地反映护理对象的情况。为了保证其准确性，护理病历必须在规定的时间内完成，如护理病历首页要于入院 24 h 内完成，首次的护理记录要于当班的护士下班前完成。

2. 用词应简明扼要 记录应使用规范的医学用语和公认缩写，尽量做到简洁、准确、流利并能突出重点，这样既节省了书写篇幅，又节约了阅读时间。

3. 按规范的格式书写 虽然目前各医院护理病历还没有统一的格式，但各单位都有自己的规定和具体要求，必须按规定的格式书写，以便准确反映病人健康状况的变化和进行比较与分析。为了适应相关学科的发展与护理的进步，建立统一、规范的护理病历已势在必行。

4. 填写完整，字迹清晰 病历中各个项目要逐项、逐页填写完整，不可遗漏，不能留空白，防人添加。为了便于资料的保存与护理病历的法律效力，要求字迹规整、清晰，不可随意修改或粘贴，各项记录须注明具体的日期和时间并签全名或盖章。

> 考点提示：护理病历的首页内容；要求于入院 24 h 内完成

（梁春艳）

第二节 护理病历的格式与内容

一、护理病历首页

护理病历首页是病人入院后首次系统采集的健康评估记录，内容有健康史、身体评估、相关检查结果及医疗诊断等。要求于入院 24 h 内完成。其结构设计必须以相应的护理理论框架为指导（图 10 - 1）。

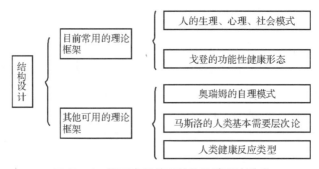

图 10 - 1 护理病历首页结构设计理论种类

下面引用两例医院常用护理病历首页：一例以戈登的功能性健康形态设计的护理病历首页（表 10 - 1）；另一例以马斯洛的人类基本需要层次论设计的护理病历首页（表 10 - 2）。

表 10 - 1 护理病历首页

姓名_____ 科别_____ 病室_____ 床号_____ 入院时间_____ 住院号_____

一、一般资料

姓名_____ 性别_____ 年龄_____ 职业_____ 民族_____ 籍贯_____

婚姻_____ 文化程度_____ 联系地址(电话):_____

入院时间_____ 入院方式:步行、扶走、轮椅、平车、担架、背入

入院诊断_____

入院原因(主诉+简要病史)_____

_____

既往疾病史(医疗诊断+时间+是否治愈)_____

_____

家族史:高血压、冠心病、中风、糖尿病、精神病、_____肿瘤病、癫痫、

传染病_____、其他_____

目前用药情况:

药品名称	剂量用法	末次剂量和时间		过敏史	过敏反应

二、日常生活规律及自理程度

(注:日常规律用"U"=Usual 表示,目前状况用"A"=Actuai 表示,没有差别的打"√")

1. 饮食形态

基本膳食:普通饭 软饭 半流食_____天 流食_____天 禁食_____天

膳食搭配:平衡膳食 高蛋白 高碳水化合物 高脂肪 高维生素 素食 治疗饮食_____

忌食_____ 其他_____

食欲:正常 增加 亢进_____天/周/月 下降/厌食_____天/周/月

近期体重变化:无 增加/下降_____kg/_____月

咀嚼困难:无 有(原因_____持续时间_____)

吞咽困难:无 固体 液体(原因_____持续时间_____)

2. 睡眠/休息形态

休息后体力是否容易恢复:是 否(原因_____)

睡眠:正常 入睡困难 易醒 早醒 多梦 噩梦 失眠

辅助睡眠:无 药物 催眠术 准备睡眠环境 其他_____

3. 排泄形态

排便:次数_____性状_____量_____正常/便秘/腹泻

便失禁 造瘘口(类型_____能否自理_____)

应用缓泻剂:无 口服_____灌肠 栓剂 其他_____

排尿:_____次/天 颜色_____性状_____量_____尿失禁 尿潴留 夜尿症

(_____次/夜) 排尿迟缓 尿路结石 尿路感染 尿频 尿急 尿痛 留置导尿管 膀胱造瘘

4. 健康感知/健康管理形态

吸烟:无 有(_____年_____支/日 已戒_____年)

药物依赖/药瘾/吸毒:无 有(名称_____ _____年_____ 剂量/日)

参与危险的活动项目:无 有(_____)

明显不健康的表现:无 皮肤污秽 口腔卫生差 慢性咳嗽 经常感染 衰弱无力 情感脆弱 其他_____

_____

5. 日常活动及处理情况

自理能力:全部 进食 沐浴/卫生 穿着/修饰 如厕 床上活动 身体移动 行走 爬楼梯 购物 烹

饪 家庭管理/持家

辅助工具:无 轮椅 拐杖 假肢 其他_____

三、体格检查

T____℃ P____次/min R____次/min BP____/____mmHg 体重____kg 身高____

1. 神经系统

意识状态:清醒 意识模糊 嗜睡 昏睡 谵妄 昏迷

定向力:准确 障碍(自我 时间 地点 人物)

语言能力:清楚 含糊 语言困难 失语

2. 皮肤和黏膜

皮肤颜色:正常 潮红 苍白 发绀 黄染 花斑 其他_____

皮肤浊度:温 凉 热 冷

皮肤干燥程度:正常 干燥 潮湿 多汗 其他_____

完整性:完整 皮疹 出血点 溃疡 脓疱 疖肿 皮下结节 环形红斑 瘢痕 压疮(Ⅰ/Ⅱ/Ⅲ度:部

位/范围_____)

眼睛:清澈 流泪 充血 分泌物多 干燥 白斑

口腔黏膜:正常 充血点 溃疡 糜烂 破损 干燥

伤口外观:敷料 清洁干燥 渗出物 分泌物 红/肿 缝线反应(部位/范围_____)

3. 呼吸系统

节律:规则 潮式呼吸 间歇呼吸 深长呼吸/Kussmul 呼吸 其他_____

呼吸困难:无 轻度 中度 重度 极度(表现_____)

咳嗽:无 有

痰:无 容易咳出 不易咳出 吸痰(颜色_____量_____黏稠度_____)

吸氧:无 鼻导管 鼻塞 面罩 氧流量_____L/min(氧浓度_____%)

呼吸音:清晰 干啰音 湿啰音 呼吸音低(部位_____)

气管插管:无 经口 经鼻 气管切开

呼吸方式:自主呼吸 机械呼吸 简单呼吸器辅助呼吸

其他:_____

4. 循环系统

心率:_____次/min 脉短绌

心律:规则 不齐(性质_____)

水肿:无 指凹性 非指凹性下垂性(部位/程度_____)

脱水:无 轻度 中度 重度

其他:_____

5. 消化系统

胃肠道症状:恶心 呕吐(颜色_____性质_____次数_____数量_____ml)

腹部:软 硬 压痛/反跳痛 肌紧张 可触及包块(部位/性质_____腹围_____cm)

肠鸣音：_____次/min　正常　亢进　减弱　消失

引流管：无　类型_____引流液(颜色_____性质_____量_____ml)

造瘘口：无　胃造瘘　空肠造瘘　结肠造瘘

肛周：无异常　皮肤发红　肛裂　外痔

其他：_____

6. 性/生殖系统

月经：正常　紊乱　痛经　绝经　月经量过多_____

外阴：正常　红肿　脓肿　毛囊炎　瘙痒

女性：乳房改变_____怀孕　阴道分泌物过多

7. 肌肉和骨骼系统

发育情况：正常　异常_____

活动能力：自如　借助器械　床边活动　卧床(自行翻身/协助翻身)

活动耐力：正常　容易疲劳

步态：稳　不稳

医疗/疾病限制：医嘱卧床　牵引　瘫痪

其他：_____

8. 认知/感受形态

疼痛：无　有(部位_____性质_____持续时间_____)

视力：正常　远/近视　视野缺损/偏盲　夜盲　幻视　白内障　青光眼　失明及其他

听力：正常　耳鸣　幻听　重听　耳聋(左/右/双侧)　辅助设备)

味觉：正常　减弱　缺失　味觉改变

触觉：正常　障碍：部位_____

眩晕：无　有(性质/表现_____)

思维过程：正常　注意力分散　记忆力下降　思维混乱　精神恍惚　异常出神　有强迫性行为

感觉异常：无　有_____

其他：_____

四、心理与社会

1. 自我感知/自我概念形态

情绪状态：镇静　悲哀　易激动　焦虑　恐惧　孤独　沮丧　欣快　敌意　无反应(描述_____
_____)

心理感受：害羞　负罪感　无用感　无能为力　孤独无助感　自我否定(描述_____
_____)

2. 角色/关系形态

就业状态：固定职业　短期丧失劳动力　失业

角色问题：无　角色概念冲突　角色行为冲突　缺乏角色知识　否定角色(描述_____
_____)

社会交往：孤独感　被遗弃感　希望与更多人交往　语言交流障碍(描述_____
_____)

3. 应对/应激形态

住院顾虑：无　经济问题　自理能力　其他

近期事件：无　丧失　应激　承担新角色　主要生活方式改变　其他

应对能力:较强　调节障碍　应对机制不恰当　无应对能力(描述_____

_____)

应对方式:逃避问题　否认明显问题　推卸责任　寻求促进健康的信息(描述_____

_____)

应对效果:问题解决　适应新角色　不能满足角色期望　应对无效(描述_____

_____)

家庭对病人的健康需要:忽视　不能满足　能适应(描述_____

_____)

4. 价值/信念形态

宗教/精神信仰:无　有_____

信仰困惑:无　有_____

五、专科特点和情况

第二部分:病人需要全面评估(病人入院后 24 h 内完成,请在合适的项目上打"√")

需要	护理诊断
1. 呼吸 频率:_____次/min　□规则 □不规则 存在:□咳嗽 □喘息 □呼吸困难 □胸痛 □发绀 □呼吸停止 痰:□无 □有 吸烟:□无 □有 适应性帮助:□无 □有_____	POT/ACT □低效型呼吸形态 POT/ACT □气体交换受损 POT/ACT □清理呼吸道无效 □其他
2. 循环 脉搏:_____次/min　□规则 □不规则 血压:_____mmHg 存在:□心悸 □胸闷 □胸痛 □水肿 □眩晕 □晕厥 末梢循环:□温暖 □湿冷 □苍白 □发绀 □肢端脉搏减弱或消失 适应性帮助:□无 □有_____	POT/ACT □心排血量减少 POT/ACT □组织灌注量改变 POT/ACT □体液过多 □其他
3. 饮食 身高:____cm 体重____kg □体重增加 □体重降低 营养状况:□过剩 □良好 □中等 □差 饮食习惯:_____ 治疗饮食:□无 □有_____ 存在:□咀嚼困难 □吞咽困难 □恶心 □呕吐 □胃部烧灼感 牙齿:_____ 舌:□湿润 □干燥 □其他 口腔黏膜:□湿润 □干燥□ 其他 适应性帮助:□无 □有_____	POT/ACT □营养失调:高于机体需要量 POT/ACT □营养失调:低于机体需要量 POT/ACT □口腔黏膜改变 POT/ACT □吞咽困难 □其他

需要	护理诊断
4. 排泄 **4a. 排尿** 排尿习惯：_____ 存在：□尿频 □尿急 □尿痛 □血尿 □夜尿增多 □尿不尽 □尿 潴留 □尿失禁 □膀胱造瘘 适应性帮助：□无 □有_____	POT/ACT □排尿模式改变 其他
4b. 排便 排便习惯：_____ 最后一次排便时间：_____ 存在：□血便 □便秘 □排便失禁 □腹泻 □假肛 适应性帮助：□无 □有_____	POT/ACT □排便模式改变 POT/ACT □缺乏处理假肛知识和技术 □其他
5. 认知/沟通 意识：□清晰 □嗜睡 □模糊 □昏睡 □谵妄 □昏迷 瞳孔：□等大 □对光反射灵敏 □其他 语言：□正常 □失语 □含糊不清 □手势语 □不能表达所需 眼神交流：□有 □无 适应性帮助：□无 □有_____	POT/ACT □认知改变 POT/ACT □语言沟通障碍 □其他
6. 活动/安全 **6a. 感知/协调** 视力：□正常 □模糊 □复视 □色盲 适应性帮助：□无 □ 有_____ 味觉：□正常 □减弱 □缺失 □味觉改变 嗅觉：□正常 □减弱 □缺失 □幻嗅 感觉：□正常 □减弱 □麻木 □缺失	POT/ACT □外伤的危险 □其他
6b. 活动 日常活动/锻炼 存在：□疲乏 □步行困难 □共济失调 □肌无力 自理：□能 □不能 适应性帮助：□无 □有	POT/ACT □跌伤的危险 POT/ACT □活动无耐力 POT/ACT □活动障碍 POT/ACT □自理缺陷：全部/进食/如 厕/穿着/洗漱 □其他
7. 卫生/皮肤 外表：□整洁 □其他_____ 头发：□清洁 □肮脏 □其他_____ 指甲：□清洁 □肮脏 □长 □其他_____ 皮肤颜色：□正常 □苍白 □潮红 □黄疸 温度：T _____ ℃ □正常 □热 □冷 □湿冷 完整性：□完整 □干燥 □皮疹 □瘙痒 □破损 适应性帮助：□无 □有_____	POT/ACT □皮肤完整性受损 POT/ACT □体温过高/体温过低 □其他

需要	护理诊断
8. 舒适 不适:□无 □有_____ 疼痛:□无 □有_____ 适应性帮助:□无 □有_____	POT/ACT □舒适的改变:疼痛 □其他
9. 休息/睡眠 睡眠习惯: 存在:□入睡困难 □易醒 □早醒 □多梦 □失眠 适应性帮助:□无 □有_____	POT/ACT □睡眠形态紊乱 □其他
10. 社会/经济/心理 居住:□独居 □与配偶同居 □与儿女同住 □与亲友同住 □福 利院 □其他 经济:□公费 □自费 □大病统筹 □公医办 □其他 住院顾虑: 家庭:□无 □有_____ 工作:□无 □有_____ 经济:□无 □有_____ 其他:□无 □有_____ 对疾病的认识(描述):_____ _____ 对本次住院的期望(描述):_____ _____	POT/ACT □焦虑 POT/ACT □恐惧 POT/ACT □知识缺乏 □其他
11. 精神 宗教信仰:□佛教 □基督教 □伊斯兰教 □其他_____ 病人的宗教信仰对其住院的影响(描述): □饮食:_____ □治疗:_____ □其他:_____	POT/ACT □精神困扰 □其他

护士签名_____ 日期 _____

表 10－2 入院评估记录表

(引用安徽省医院常用的护理病历首页)

姓名_____ 性别_____ 年龄_____ 病室_____ 床号_____ 住院号_____

职业_____ 民族_____ 籍贯_____ 婚姻_____ 信仰_____ 文化程度_____

入院时间_____ 入院方式:门(急)诊 步行 扶走 轮椅 平车 费用:公费 自费

入院诊断_____

入院原因_____

即往疾病史:无/有_____ 过敏史:无/有_____

吸烟:无/有(有_____ 支/日) 饮酒:无/偶尔/经常(_____年_____两/日)

药物依赖:无/有_____

饮食:正常/异常_____ 嗜好:面食、米、肉食、鱼、蔬菜、杂粮、咸、甜、辣_____

体重:无改变/增加/减少_____ kg/_____年_____月 原因_____

睡眠:正常/异常_____ 小时/天 症状:入睡困难、多梦、易醒、失眠 辅助药物:无/有_____

自理:正常/障碍(全部/部分_____) 活动:自如/改变_____

排泄:大便/正常、异常_____ 辅助药物_____ 小便:正常/异常_____

皮肤:正常/水肿、黄染、苍白、发绀、被损(部分/大小_____)

舒适:疼痛:无/有(部位_____

安全:视力:正常/异常_____ 听力:正常/异常_____ 其他_____

对疾病了解:无/有_____

情绪:镇静、紧张、焦虑、沮丧、易激动、忧伤、恐惧_____

兴趣爱好:音乐、体育、绘画、跳舞、看书、其他_____

家庭对病人的健康需求:很重视、满足、不能满足、忽视、需外援_____

(单位/社区支持:无/有:经济、物质、人力、精神_____)

专科护理评估:T_____℃ P_____次/min R_____次/min BP_____/_____mmHg

体重_____kg 身高_____cm

_____

_____

_____

值班护士_____

二、护理计划单

护理计划单是护理人员为病人在住院期间进行整体护理(列出护理诊断、制定护理计划、实施护理措施、效果评价)的全面系统的记录(表 10-3)。通过护理计划单可以全程了解病人存在哪些护理问题,确立了哪些护理诊断/合作性问题,制定并采取了哪些护理措施,取得什么样的效果,做了怎样的修改和补充,对病人出院尚未解决的问题进一步采取了哪些措施。

表 10 - 3　护理计划单

姓名＿＿＿＿　科室＿＿＿＿　病室＿＿＿＿　床号＿＿＿＿　诊断＿＿＿＿＿＿＿＿＿＿＿＿＿　住院号＿＿＿＿

日期	护理诊断	预期目标	护理措施	签名	停止时间	效果评价	签名

　　为了减轻护理人员的书写负担、节约时间，人们开始把各种疾病的常见的护理诊断及其相关的护理措施、预期目标等编辑成册，形成了"标准护理计划"（表 10 - 4），处理时可直接在相应项目前打"√"。这种方式虽大幅度减少了书写负担，但会影响护理人员主动思考能力及为病人提供个体化护理的积极性，而且使用时要根据病人的具体情况进行恰当的选择和必要的补充。

ER-10-2　扫一扫，会多点
（护理病历示例）

表 10 - 4　标准护理计划

呼吸科标准护理计划

护理诊断/问题:低效型呼吸形态

相关因素:□气管支气管阻塞　□肺扩张能力下降　□疼痛
　　　　　□神经肌肉障碍　□疲乏和无力　□其他

预期结果	护理措施	开始日期	停止日期	评价
□病人呼吸频率、节律正常，皮肤口唇黏膜颜色正常 □病人呼吸困难减轻 □其他	□取半坐卧位卧床休息 □吸氧通畅、氧流量＿＿＿L/min,氧浓度＿＿＿% □鼓励病人咳嗽、咳痰,协助翻身拍背,保持呼吸道通畅,必要时吸痰 □病人呼吸困难急性发作时陪伴病人,降低恐惧和焦虑 □做好气管切开和使用呼吸机的准备 □必要时遵医嘱给止痛药物 □健康知识指导: (1)示教深呼吸,强调慢吸气,屏几秒后吐气,并指导其反复练习; (2)指导病人穿宽松的衣服,避免影响呼吸; (3)注意保暖,避免接触已知的过敏原; (4)戒烟 □其他			

＊评价标准:1 为目标完全实现;2 为目标部分实现;3 为目标未实现

三、护理记录

护理记录是病人在住院期间健康状况和护理过程的全面记录。内容有病人的主观感受、身体评估、辅助检查、护理诊断、治疗、护理措施和效果评价等(图10-2)。

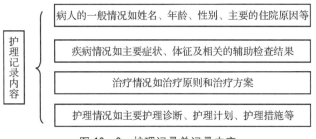

图 10-2 护理记录单记录内容

护理记录要求如下:①内容要真实、全面、重点突出,前后记录要连贯。②记录应有具体的时间,记录后应签名。③记录的频率根据病情而定,一级护理每日至少一次,二级护理至少每周两次,三级护理至少每周一次,如果病情变化应随时记录。④对转科病人护理记录书写的要求,转出科的护士应对病人主要病情、护理诊断、护理措施和效果评价、目前的健康状况、转科理由等做好记录。转入科则按首次护理记录进行书写。⑤对长期住院病人(1个月以上)应做阶段小结,便于及时总结经验和发现问题。

目前我国大部分医院用住院病人评估表和PIO护理记录单(表10-5),来记录病人住院期间的健康评估和护理措施。

表 10-5 护理记录单

姓名:　　　　科室:　　　　床号:　　　　住院号:　　　　页码:

日期 / 时间	P、I、O 记录 (P=问题　　I=措施　　O=结果)	签名

四、健康教育计划

健康教育是指为病人及其家属讲解与其疾病相关的健康状况及治疗、护理、康复、预防、监测等知识的护理活动过程(图10-3),是护理计划中的重要组成部分。

健康教育形式可有讲解、视听材料、书面材料、演示、模拟、参观等多样。护理人员在对病人进行健康教育时,可以参照标准的健康教育计划,如住院病人健康教育表(表10-6)和出院指导单(表10-7)。但在实施时仍须根据病人及家属的文化状况、认知能力等,适当调整其内容和形式。

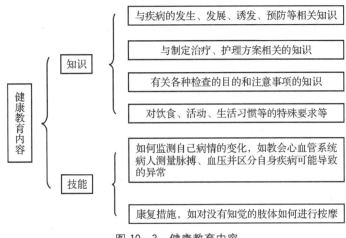

图 10-3　健康教育内容

表 10-6　住院病人健康教育表

姓名　　　　科室　　　　　　床号　　　　　诊断　　　　　　住院号

教育内容	指导日期	方法				对象		复述		回示		责任护士
		书面	讲解	示范	图像	病人	家属	能	不能	能	不能	
一、疾病知识												
1. 疾病名称,主要病因												
2. 疾病转归的表现												
3. 可能出现的紧急情况和处理方法												
4. 主要的护理措施												
二、检查情况												
1. 抽血化验的项目,目的及注意事项												
2. 痰、尿、便留验的方法及目的												
3. 做 ECG、B超、X线、同位素等检查的目的和注意事项												
三、药物知识												
1. 药物的名称												
2. 药物的作用和可能发生的副作用												
3. 特殊用药时间及注意事项												
4. 静脉用药的时间及注意事项												

教育内容	指导日期	方法				对象		复述		回示		责任护士
		书面	讲解	示范	图像	病人	家属	能	不能	能	不能	
四、饮食												
1. 饮食的种类												
2. 饮食中的注意事项												
五、手术治疗												
1. 手术前												
心理准备												
手术必要性												
术前准备												
2. 手术后												
注意事项												
配合方法												

表 10 - 7　出院指导单

姓名：　　　　科室：　　　　床号：　　　　诊断：　　　　住院号：

1. 营养

膳食_____

_____

限制_____

_____

2. 药物　遵医嘱服药

3. 活动与休息

_____

_____

_____

_____

4. 特别指导

_____

_____

_____

_____

_____

5. 复诊时间 _____

地址 _____

主管护士签名 _____

时间 _____

ER-10-3　扫一扫,测一测
（护理病历书写学习目标测试题）

ER-10-4　扫一扫,看总结
（护理病历书写教学小结）

（梁春艳）

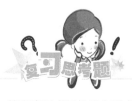

1. 护理病历书写的基本要求有哪些?
2. 护理病历首页结构设计的理论框架有哪些?
3. 护理记录单的具体内容有哪些?
4. 健康教育内容有哪些?
5. 健康教育形式有哪些?

附　录

附录一　交谈举例

病人:刘先生,男,32 岁,工人,汉族,高中毕业,半小时前由于消化性溃疡伴出血入院。

护士:李秀媛,28 岁,卫校毕业,工作 10 年,病人入院半小时后对病人进行评估。

下面是交谈的记录。

护士:刘先生,您好! 我叫李秀媛,是您的分管护士,您在我科住院期间由我负责您的护理工作,您有什么护理方面的问题随时可以找我,有什么要求可以直接向我提出来,我们尽量做好您的护理工作。

病人:好的,谢谢!

护士:我看您已经都安排妥当,想向你了解一下您的病情,好么?

病人:好的。

护士:我们给您安排的房间满意么? 这是单人间,卫生间就在室内,室内光线很好的。就餐情况是每餐前会有工作人员专门来登记的,开饭时会送到门前,到时候会喊你出去打饭的。开水专门有人给您送来。我们病房探视时间是上午十点钟以后,星期六、星期日不限制。

病人:好。

护士:谈谈您这次发病的病情好么?

病人:好的,我是今天早晨起床后解大便时发现大便发黑,量也比较多才怀疑不正常到医院来看病的。

护士:哦! 现在感觉怎么样啊?

病人:现在也没感觉明显的不舒服,身体情况还可以。

护士:您在发现大便发黑前没感觉到哪里不舒服么?

病人:昨天中午到饭店去喝喜酒了,喝了有三四两酒,吃饭也吃了不少,没过一会儿就感觉到肚子疼,回家睡了一下午,起来后感觉好多了。

护士:然后您也没到医院看看? 也没用什么药么?

病人:没有。

护士:请您描述一下您的肚子疼,好么?

病人:主要是这个地方(右手指向上腹部剑突下),疼得像针扎的一样,有火辣辣的感觉。

护士:疼了多长时间?

病人:估计有一个多小时,后来睡着了就不知道了。

护士:醒来后还有什么感觉?

病人:醒来后疼是不疼了,但肚子还是有点嘈杂不舒服,肚子咕噜咕噜响。

护士:一直到晚上睡觉前都是这样么?

病人:到晚上吃饭的时候就没什么不舒服的感觉了。

护士:晚上又吃什么饭了?

病人:晚上不饿就没吃饭了,比较困,晚上就早早睡了。

护士:您说的大便黑是什么样? 给我描述描述?

病人:大便就像街上铺马路用的沥青一样,解的量也多?

护士:有多少?

病人:总有一斤多吧。

护士:大便稀不稀?

病人:刚开始干,后来就有点稀了。

护士:你以前有过肚子疼和大便发黑么?

病人:以前吃得不舒服时常常感觉肚子疼,疼上一会儿就好了,也没当回事儿,所以也没到医院看过。一个月前大便也黑过,后来就好了也没引起重视。

护士:你每次肚子疼跟什么有关?

病人:都是每次吃了酸辣刺激性的东西容易疼,喝酒也容易疼,吃不容易消化的食物也疼。

护士:除了肚子疼和大便黑以外,还有其他不好么?

病人:胃一直都不好,经常吃东西不容易消化,肚子胀。经常肚子疼也不敢吃多,所以这段时间瘦了很多。

护士:这种情况有多长时间了?

病人:有将近两个月了。

护士:你患病这段时间睡眠情况如何?

病人:睡眠不好,每天只能睡五六个小时,醒来还经常出虚汗。

护士:吃过什么帮助睡眠的药没有?

病人:什么药也没吃过。

护士:这段时间大小便正常么?

病人:大便除黑过两次外,其他时间还正常。小便正常。

护士:患病这段时间精神状况如何? 心里有什么想法说给我听听?

病人:精神还好,跟以前没什么两样。心里老想着是不是得了"胃癌"了,是不是活不长了。早晨急诊做了胃镜,医生说就是"胃溃疡引起的出血",不是"胃癌"。这我就放心了。

护士:是的,医生都说了不是癌,你该放心了。不过,胃溃疡出血也要住院治疗一段时间。

病人:那是的,这次要彻底治好再出院。

护士:以前身体状况如何呀?

病人:身体一直还可以,15岁时得过"阑尾炎"做过手术。

护士:有没有得过其他病?

病人:没有。

护士:有没有受过外伤?

病人:没有。

护士:有没有对什么药物或食物过敏?

病人:青霉素过敏。以前做手术时说是过敏,以后就没打过针。

护士:小时候预防接种正常么?

病人:小时候按本子上的时间去打预防针的。

护士:您是在哪出生长大的?有没有到外地长期居住过。

病人:就在本地出生长大,没有到外地长时间待过。

护士:您现在用着什么药没有?

病人:没有。

护士:您有什么业余爱好和烟酒嗜好么?

病人:业余时间喜欢上网聊天。抽烟抽了十几年了,偶尔喝酒,量不大,最多喝半斤。

护士:抽烟具体有十几年了?每天抽多少?

病人:哎呀!有十三年了吧。每天平均半包烟。

护士:您是做什么工作的,工作环境如何?

病人:是在冰箱厂生产线上工作的,环境还可以。

护士:您上过什么学校?

病人:技校毕业分到冰箱厂的。

护士:您多大年龄了?结婚了没有?

病人:今年 32 了,结婚五年了。

护士:几个小孩?爱人身体状况怎么样?

病人:有一个男孩,三岁半了。我爱人身体很好,没得过什么病。

护士:你家里父母、兄弟姐妹身体怎么样?

病人:父母都是高血压,都吃着药呢。一个姐姐也是高血压在吃着药呢。

护士:他们中有没有得过你这种病的?

病人:没有听说过。

护士:你这次住院谁来陪你呢?

病人:依我看病也不重,不要他们来陪护,吃饭就在你们这里吃了。我爱人讲晚上下班后过来看看,带点生活用品。

护士:好的。单位知道么?医药费能不能报销呀?

病人:单位我已经请过假了,医药费报销,我是有医保的。

护士:那好吧,该问的我都了解清楚了,耽误您时间了,您好好休息吧。我过会儿来给您用药。一会儿见!

病人:好,谢谢。

附录二 护理病历示例(安徽省医院常用的护理病历格式)

入院评估记录表

姓名　李平　　性别　男　　年龄　70　　病室　6F-5　　床号　23　　住院号　78312

职业　退休　　民族　汉　　籍贯　上海　　婚姻　已婚　　信仰　无　　文化程度　高中

入院时间2012-4-20上午9时　入院方式:门(急)诊　步行√　扶走　轮椅　平车　费用:公费√　自费

入院诊断冠心病(急性心梗)、高血压

入院原因胸闷、心前区疼痛频繁发作一周,服硝酸甘油不能缓解,来院就诊。

既往疾病史:无/有高血压15年,长期服降压药血压得到控制。　过敏史:√无/有_____

吸烟:无/有(　15　支/日)　饮酒:无/偶尔/经常(　50　年　2～3　两/日)

药物依赖:√无/有_____

饮食:√正常/异常_____　嗜好:面食、米、肉食、鱼、蔬菜、杂粮、咸、甜、辣　咸

体重:√无改变/增加/减少_____kg/_____年_____月　原因_____

睡眠:正常/异常6小时/天　症状:入睡困难、多梦、易醒√、失眠√　辅助药物:√无/有_____

自理:√正常/障碍(全部/部分_____)　活动:√自如/改变_____

排泄:大便/√正常、异常_____辅助药物_____　小便:正常/异常　夜尿多

皮肤:√正常/水肿、黄染、苍白、发绀、被损(部分/大小_____)

舒适:疼痛:无/有(部位心前区疼痛_____)

安全:视力:√正常/异常_____　听力:正常/异常有时耳鸣　其他无

对疾病了解:无/有知道冠心病是心脏缺血了,不能吃肥肉_____

情绪:镇静、√紧张、√焦虑、沮丧、√易激动、忧伤、恐惧_____

兴趣爱好:√音乐、体育、绘画、跳舞、看书、其他_____

家庭对病人的健康需求:√很重视、满足、不能满足、忽视、需外援_____

(单位/社区支持:无/√有:√经济、物质、人力、精神_____)

专科护理评估:T 37.2℃　P 90次/min　R 22次/min　BP 23/11.5kPa　体重78kg　身高170cm

病人情绪波动较大,常无故对家人发火动怒,对自己的疾病非常恐惧。心前区疼痛明显,呈压榨、烧灼样,持续时间1～2小时,活动或激动后有明显的气急、气促。心电图提示ST-T改变,Q波异常。

　　值班护士:张　娟　　　　　　　　　记录日期:2012年4月20日上午10时

护理计划单

姓名:章杨　　　科室:内科　　　床号:18　　　住院号:013579　　　页码:2

日期	护理诊断	预期目标	护理措施	签名	停止时间	效果评价	签名
8月12日	P1 体温过高:与感染有关	住院期间体温维持在正常	1. 监测体温 q 4 h; 2. 保持凉爽的病室环境; 3. 予物理降温:冰袋冷敷、酒精擦浴等; 4. 必要时遵医嘱给予退热药,并密切观察体温、有无虚脱等; 5. 予清淡易消化、高营养饮食,鼓励病人多饮水; 6. 出汗较多时应注意保暖,及时更换潮湿衣被; 7. 遵医嘱给予补液,维持水、电解质及酸碱平衡; 8. 夜间护理应集中进行,保证病人休息与睡眠	王红	8月16日	病人体温维持在 37 ℃以下	林玲
8月13日	P2 睡眠形态紊乱:与呼吸困难和病室不安静有关	住院病人每天能维持 6 h 以上的睡眠	1. 保持病室安静,温度适宜,空气流通; 2. 夜间护理应集中进行,保证病人休息与睡眠; 3. 给予舒适的卧位; 4. 必要时遵医嘱给予吸氧; 5. 遵医嘱按时给予抗感染药物,并观察其疗效和副作用	李燕	8月20日	病人每天能维持6~7 h的睡眠	林玲

护理记录单

姓名:章杨　　　科室:内科　　　床号:18　　　住院号:013579　　　页码:2

日期时间	P、I、O 记录 (P=问题　　I=措施　　O=结果)	签名
12/8　9 AM	P:体温过高:与感染有关	林玲
12/8　9 AM	I:1. 监测体温 q 4 h	林玲
	2. 保持凉爽的病室环境	林玲
	3. 予物理降温:冰袋冷敷、酒精擦浴等	林玲
	4. 必要时遵医嘱给予退热药,并密切观察体温、有无虚脱等	林玲
	5. 予清淡易消化、高营养饮食,鼓励病人多饮水	林玲
	6. 出汗较多时应注意保暖,及时更换潮湿衣被	林玲
	7. 遵医嘱给予补液,维持水、电解质及酸碱平衡	林玲
	8. 夜间护理应集中进行,保证病人休息与睡眠	林玲
16/8　8 AM	O:病人体温维持在 37 ℃以下	林玲

住院病人健康教育表

姓名:章杨　　科室:内科　　床号:18　　诊断:慢性支气管炎　　住院号:013579

教育内容	指导日期	方法				对象		复述		回示		责任护士
		书面	讲解	示范	图像	病人	家属	能	不能	能	不能	
一、疾病知识												
1. 疾病名称,主要病因	8月12日	✓				✓	✓	✓				林玲
2. 疾病转归的表现	8月12日		✓		✓	✓	✓		✓			林玲
3. 可能出现的紧急情况和处理方法	8月13日		✓	✓		✓	✓	✓			✓	林玲
4. 主要的护理措施	8月13日		✓			✓						林玲
二、检查情况												
1. 抽血化验的项目、目的及注意事项	8月14日		✓			✓	✓					林玲
2. 痰、尿、便留验的方法及目的	8月14日		✓			✓	✓					林玲
3. 做 ECG、B 超、X 线、同位素等检查的目的和注意事项	8月15日		✓			✓		✓				林玲
三、药物知识												
1. 药物的名称	8月16日		✓			✓	✓	✓				林玲
2. 药物的作用和可能发生的副作用	8月16日		✓			✓	✓					林玲
3. 特殊用药时间及注意事项	8月17日		✓			✓	✓					林玲
4. 静脉用药的时间及注意事项	8月17日		✓			✓	✓	✓				林玲
四、饮食												
1. 饮食的种类	8月16日		✓			✓	✓					林玲
2. 饮食中的注意事项	8月16日		✓			✓	✓	✓				林玲
五、手术治疗												
1. 手术前												
心理准备												
手术必要性												
术前准备												
2. 手术后												
注意事项												
配合方法												

附录三　实训指导

实训一　健康史采集

【实训目的】

1. 在教师指导下,初步学会健康史的采集方法,熟悉健康史的内容,理解现代护理模式的内涵。

2. 培养尊重病人、关爱病人的高尚医德,提高与病人及家属的沟通能力。

3. 会按正确格式书写健康史。

【实训学时】1 学时。

【实训准备】

1. 评估者准备　衣帽整洁,精神饱满,举止端庄,态度诚恳。

2. 物品准备　纸、笔等。

3. 环境准备　安静、整洁,温度、湿度适宜,具有私密性。

【实训内容】

1. 一般资料　姓名、性别、年龄、民族、籍贯、婚姻、文化程度、职业、出生地、家庭住址、电话号码、联系人及联系方式、日期及资料的可靠程度。

2. 入院原因

(1) 主诉。

(2) 现病史。

3. 既往史。

4. 用药史。

5. 个人史。

6. 家族史。

7. 功能性健康形态。

【实训方法】

1. 学生实训前先阅读病人有关病情资料(或由教师设计好病例资料)。在教师指导下,学生通过交谈对病人或模拟病人进行健康史采集。

2. 学生分组进行(5～10 人一组)。

3. 各小组集体整理资料,讨论采集资料过程中存在的问题。

4. 健康史采集结束后,按正确格式书写一份健康史。

【注意事项】

1. 健康史采集时,态度要诚恳友善。

2. 交谈结束后,应向病人及家属致谢。

3. 结束后应安置好病人。

实训二　全身状态、皮肤黏膜和浅表淋巴结评估

【实训目的】

1. 能按一定顺序对被评估者进行全身状态、皮肤黏膜和浅表淋巴结评估。

2. 能熟练、准确、规范、全面地进行全身状态、皮肤黏膜和浅表淋巴结评估。

3. 熟悉全身状态、皮肤黏膜和浅表淋巴结评估的内容、异常改变及其临床意义。

4. 培养尊重病人、关爱病人的高尚医德。

5. 会按正确格式书写评估结果。

【实训学时】 2学时。

【实训准备】

1. 评估者准备　衣帽整洁,精神饱满,举止端庄,态度诚恳。

2. 物品准备　体温表、血压计、听诊器、手表、手电筒、棉签、笔等。

3. 环境准备　安静、整洁,温度、湿度适宜,具有私密性。

【实训内容】

1. 全身状态评估　性别、年龄、体温、呼吸、脉搏、血压、发育与体型、营养、意识状态、面容与表情、体位、姿势、步态。

2. 皮肤黏膜评估　颜色、湿度与出汗、弹性、皮疹、皮下出血、蜘蛛痣与肝掌、水肿、皮下结节。

3. 浅表淋巴结评估　淋巴结是否肿大及其肿大淋巴结的部位、大小、数目、硬度、压痛、活动度、有无粘连,局部皮肤有无红肿、瘢痕、瘘管等。

【实训方法】

1. 教师分组示教:全身状态评估、皮肤黏膜评估、浅表淋巴结评估。

2. 学生分组练习(两人一组),被评估者取坐位或仰卧位,评估者按顺序进行评估。教师巡回指导、答疑,及时纠正错误。

3. 教师归纳总结,对存在的问题进行矫正。

4. 学生评估结束后,按正确格式记录评估结果。

【注意事项】

1. 评估时,评估者手要温暖,动作要轻柔,态度诚恳友善。

2. 评估时按顺序进行。

3. 评估结束后,应安置好被评估者,整理好评估物品。

实训三　头颈部评估

【实训目的】

1. 能按一定顺序对被评估者进行头颈部评估。

2. 能熟练、准确、规范、全面地进行头颈部评估。

3. 熟悉头颈部评估的内容、异常改变及其临床意义。

4. 培养尊重病人、关爱病人的高尚医德。

5. 会按正确格式书写评估结果。

【实训学时】1学时

【实训准备】

1. 评估者准备　衣帽整洁,精神饱满,举止端庄,态度诚恳。

2. 物品准备　听诊器、手电筒、压舌板、棉签等。

3. 环境准备　安静、整洁,温度、湿度适宜,具有私密性。

【实训内容】

1. 头部及其器官评估　包括头发、头皮、头颅、头部器官(眼、耳、鼻、口、咽及扁桃体等)。

2. 颈部评估　颈部的姿势与运动、颈部血管、甲状腺和气管等。

【实训方法】

1. 教师分组示教:头部及其器官评估、颈部评估。

2. 学生分组练习(两人一组),被评估者取坐位或仰卧位,评估者按顺序进行评估。教师巡回指导、答疑,及时纠正错误。

3. 教师归纳总结,对存在的问题进行矫正。

4. 学生评估结束后,按正确格式记录评估结果。

【注意事项】

1. 评估时,评估者手要温暖,动作要轻柔,态度诚恳友善。

2. 评估时按顺序进行。

3. 评估结束后,应安置好被评估者,整理好评估物品。

实训四　胸廓、肺和胸膜评估

【实训目的】

1. 能按一定顺序对被评估者进行胸廓、肺和胸膜评估。

2. 能熟练、准确、规范、全面地进行胸廓、肺和胸膜评估。

3. 熟悉胸廓、肺和胸膜评估的内容、异常改变及其临床意义。

4. 培养尊重病人、关爱病人的高尚医德。

5. 会按正确格式书写评估结果。

【实训学时】2学时。

【实训准备】

1. 评估者准备　衣帽整洁,精神饱满,举止端庄,态度诚恳。

2. 物品准备　检查床、听诊器、卷尺等。

3. 环境准备　安静、整洁,温度、湿度适宜,具有私密性。

【实训内容】

1. 胸廓评估　外形。

2. 肺和胸膜评估

(1)视诊:呼吸运动类型、频率、深度、节律。

(2)触诊:语音震颤。

(3)叩诊:正常胸部叩诊音的分布、肺下界叩诊及移动范围、异常胸部叩诊音。

(4)听诊：正常呼吸音、异常呼吸音、啰音、语音传导和胸膜摩擦音等。

【实训方法】

1. 教师分组示教，播放肺脏听诊阳性体征录音。

2. 学生分组练习（两人一组），被评估者取坐位或仰卧位，评估者按视、触、叩、听诊的顺序进行评估。教师巡回指导、答疑，及时纠正错误。

3. 教师归纳总结，对存在的问题进行矫正。

4. 学生评估结束后，按正确格式记录评估结果。

【注意事项】

1. 评估时，评估者手要温暖，动作要轻柔，态度诚恳友善。

2. 评估时按顺序进行。

3. 评估结束后，应安置好被评估者，整理好评估物品。

实训五　心脏评估

【实训目的】

1. 能按一定顺序对被评估者进行心脏评估。

2. 能熟练、准确、规范、全面地进行心脏评估。

3. 熟悉心脏评估的内容、异常改变及其临床意义。

4. 尊重病人、关爱病人。

5. 会按正确格式书写评估结果。

【实训学时】2学时。

【实训准备】

1. 评估者准备　衣帽整洁，精神饱满，举止端庄，态度诚恳。

2. 物品准备　检查床、心肺模拟检查仪、听诊器、手表、卷尺、笔等。

3. 环境准备　安静、整洁，温度、湿度适宜，具有私密性。

【实训内容】

1. 视诊　心前区有无隆起、心尖搏动位置及其移位情况。

2. 触诊　心尖搏动及心前区搏动、震颤、心包摩擦感。

3. 叩诊　正常心浊音界（相对浊音界）。

4. 听诊　确定心瓣膜听诊区（四个瓣膜五个区）、确定第一心音与第二心音、正确判断心律和心率、区分生理性杂音和器质性杂音。

【实训方法】

1. 教师分组示教，播放心脏听诊阳性体征录音。

2. 学生分组练习（两人一组），被评估者取坐位或仰卧位，评估者按视、触、叩、听诊的顺序进行评估。

3. 教师巡回指导、答疑，及时纠正错误。

4. 教师总结，对存在的问题进行矫正。

5. 评估结束后，按正确格式记录评估结果。

【注意事项】

1. 评估时,评估者手要温暖,动作要轻柔,态度诚恳友善。

2. 评估时按顺序进行。

3. 评估结束后,应安置好被评估者,整理好评估物品。

实训六　腹部评估

【实训目的】

1. 能按一定顺序对被评估者进行腹部评估。

2. 能熟练、准确、规范、全面地进行腹部评估。

3. 熟悉腹部评估的内容、异常改变及其临床意义。

4. 尊重病人、关爱病人。

5. 会按正确格式书写评估结果。

【实训学时】2学时。

【实训准备】

1. 评估者准备　衣帽整洁,精神饱满,举止端庄,态度诚恳。

2. 物品准备　检查床、听诊器、卷尺等。

3. 环境准备　安静、整洁,温度、湿度适宜,具有私密性。

【实训内容】

1. 视诊　腹部外形、呼吸运动、腹壁静脉有无曲张、有无蠕动波胃肠型等。

2. 触诊　腹壁紧张度、压痛和反跳痛、波动感、肿块及肝、胆囊、脾、胰、肾等。

3. 叩诊　正常腹部叩诊音、移动性浊音、肝脏叩诊、肾脏叩诊。

4. 听诊　肠鸣音、振水音、血管杂音。

【实训方法】

1. 教师分组示教:腹部视诊、触诊、叩诊、听诊。

2. 学生分组练习(两人一组),被评估者取仰卧位,评估者站在被评估者右侧按视诊、触诊、叩诊、听诊顺序对被评估者进行评估。教师巡回指导、答疑,及时纠正错误。

3. 教师归纳总结,对存在的问题进行矫正。

4. 学生评估结束后,按正确格式记录评估结果。

【注意事项】

1. 评估时,评估者手要温暖,动作要轻柔,态度诚恳友善。

2. 评估时按顺序进行。

3. 评估结束后,应安置好被评估者,整理好评估物品。

实训七　神经反射评估

【实训目的】

1. 能按一定顺序对被评估者进行神经反射评估。

2. 能熟练、准确、规范、全面地进行神经反射评估。

3. 熟悉神经反射评估的内容、异常改变及其临床意义。

4. 培养尊重病人、关爱病人的高尚医德。

5. 会按正确格式书写评估结果。

【实训学时】1 学时。

【实训准备】

1. 评估者准备　衣帽整洁,精神饱满,举止端庄,态度诚恳。

2. 物品准备　检查床、叩诊锤、棉签等。

3. 环境准备　安静、整洁,温度、湿度适宜,具有私密性。

【实训内容】

1. 浅反射　角膜反射、腹壁反射。

2. 深反射　肱二头肌反射、肱三头肌反射、膝腱反射。

3. 病理反射　巴宾斯基征、奥本海姆征、戈登征、查多克征。

4. 脑膜刺激征　颈强直、克尼格征、布鲁津斯基征。

【实训方法】

1. 教师分组示教:浅反射、深反射、病理反射、脑膜刺激征。

2. 学生分组练习(两人一组),被评估者取坐位或仰卧位,评估者按顺序对被评估者进行神经反射评估。教师巡回指导、答疑,及时纠正错误。

3. 教师归纳总结,对存在的问题进行矫正。

4. 学生评估结束后,按正确格式记录评估结果。

【注意事项】

1. 评估时,评估者手要温暖,动作要轻柔,态度诚恳友善。

2. 评估时按顺序进行。

3. 评估结束后,应安置好被评估者,整理好评估物品。

实训八　心理、社会评估

【实训目标】

1. 掌握心理评估、社会评估的内容与方法。

2. 熟悉心理评估、社会评估的目的与注意事项。

3. 培养学生尊重病人、关爱病人、协调沟通的职业素养。

4. 会按正确格式记录评估结果。

【实训学时】2 学时。

【实训准备】

1. 评估者准备　衣帽整洁,精神饱满,举止端庄,态度诚恳。

2. 物品准备　心理评定量表,记录用的笔、纸等。

3. 环境准备　安静、整洁,温度、湿度适宜,具有私密性。

【实训内容】

1. 心理评估、社会评估的内容与评估方法。

2. 会谈法的应用和注意事项。

3. Rosenberg 自尊量表、焦虑、抑郁状态自评量表的使用和注意事项。

4. Jaloviee 应对方式量表的使用和注意事项。

5. Smilkstein 的家庭功能量表的使用和注意事项。

【实训方法】

1. 教师复习心理评估、社会评估的内容与方法,重点介绍常用心理评定量表(见课本)的使用和注意事项,教师示范部分项目的评定操作。

2. 学生每 6～8 人一组,指派组长 1 人,2 人一单元进行评估练习,期间教师做巡回指导。组长收集练习中的问题,依次汇报。

3. 实训结束前教师抽查、解答并总结问题。

4. 完成量表填写。

【注意事项】

1. 评估要及时、全面、准确,以个体目前的心理状态为重点。

2. 评估时注意主客观资料的比较。

3. 避免评估者态度、观念、偏见对评估结果的影响。

实训九　心电图的描记与分析

【实训目的】

1. 能在教师指导下进行心电图操作。

2. 学会心电图导联的连接方法与描记方法。

3. 会独立描记一份心电图。

4. 会对心电图各波、段、间期进行测量和初步分析。

【实训学时】2 学时。

【实训准备】

1. 评估者准备　衣帽整洁,精神饱满,举止端庄,态度诚恳。

2. 物品准备　检查床、心电图机、心电图纸、酒精或生理盐水棉球、分规、直尺等。

3. 环境准备　安静、整洁,温度、湿度适宜,具有私密性。

【实训内容】

1. 心电图描记。

2. 心电图测量与分析。

【实训方法】

1. 评估者态度和蔼,向被评估者做好解释工作。

2. 教师分组示教。

3. 学生分组练习(每 6～10 人一组)。

(1) 心电图描记操作

①正确接通电源和地线。

②开启心电图机电源开关,待机器达稳定状态后再调控各控制按钮。

③用导电糊或盐水棉球(或酒精棉球)搽涂被检查者双腕部、双踝部上内侧及胸导联电极放置的部位。

④按规定连接好常规 12 个导联电极。

⑤校对定准电压,输入 1 mV 定准电压使描笔位移 10 mm。

⑥控制描记状态按钮与导联选择按钮,依次描记心电图。

⑦一般每一导联描记 3～5 个心动周期即可,特殊情况可延长描记长度。

⑧描记时注意基线是否平稳、有无干扰,如有及时处理。

⑨全部描记完成后,关闭电源,除去被检查者身上的导联电极,及时在所描记的心电图纸上标记姓名、时间和相应的导联名称。检查心电图导联连接有无错误、导联之标记是否正确,定准电压是否准确,有无其他技术误差或干扰等。

(2) 心电图测量与分析

①观察心电图各波段,寻找 P 波有无及其方向,确定心脏的基本节律(如窦性心律、异位心律等)。观察有无额外节律(如期前收缩等)。利用分规精确测量 P-P 间距以确定 P 波的位置,并判断 P 波与 QRS 波群之间的关系。

②测量 P-P 间距或 R-R 间距以确定心率。对心房率与心室率不一致者,应分别计算心房率和心室率并记录。

③测量 P-R 间期、Q-T 间期、V_1 及 V_5 导联的 R 峰时间及心电轴等。

④观察 P 波、QRS 波群的形态、振幅及间期,注意各波之间的关系及比例。

⑤观察 ST 段有无偏移,偏移的方向、程度及形态。

⑥观察 T 波及 U 波的方向、形态及振幅。

(3) 运用所学心电图知识,初步做出心电图诊断。

4. 教师巡回指导、答疑,及时纠正错误。

5. 学生代表示教,教师请其他学生评价。

6. 教师总结,对存在的问题进行矫正。

7. 评估结束后,填写心电图报告单。

【注意事项】

1. 检查者手要温暖,动作要轻柔,态度诚恳友善。

2. 检查时按顺序进行。

3. 检查结束后,应安置好被检查者,整理好物品。

实训十　影像学检查

【实训目的】

1. 了解 X 线、超声检查的仪器。

2. 熟悉常用 X 线、超声检查的方法。

3. 熟悉常用 X 线、超声检查前的准备。

【学时安排】2 学时。

【实训内容】

参观医院 X 线、超声检查室。

【实训准备】

1. 实训者准备　衣帽整洁,精神饱满,举止端庄,态度诚恳。

2. 物品准备　常用 X 线、超声检查申请单(如胃肠造影、钡剂灌肠;头颅 CT;肝、脾、胆囊 B 超等)。

3. 环境准备　安静、整洁,温度、湿度适宜。

【实训方法】

1. 在教师带领下,学生分组(10 人一组)到医院 X 线、超声检查室参观。

2. 教师分组示教常用 X 线、超声检查的方法。

3. 学生阅读常用 X 线、超声检查申请单,并对模拟病人进行指导。

4. 教师指导、答疑。

5. 学生分小组讨论 X 线、超声检查的方法、临床应用、检查前准备等。

【注意事项】

1. 参观时要严格遵守医院规章制度,不要大声喧哗。

2. 注意安全,爱护仪器设备。

主 要 参 考 文 献

［1］魏武，许有华.诊断学［M］.7版.北京：人民卫生出版社，2014.

［2］万学红，卢雪峰.诊断学［M］.8版.北京：人民卫生出版社，2013.

［3］陈文斌，潘祥林.诊断学［M］.7版.北京：人民卫生出版社，2008.

［4］周郁秋.护理心理学［M］.2版.北京：人民卫生出版社，2010.

［5］谢玉林，王春桃.健康评估［M］.北京：高等教育出版社，2014.

［6］张淑爱，李学松.健康评估［M］.2版.北京：人民卫生出版社，2015.

［7］刘成玉.健康评估［M］.3版.北京：人民卫生出版社，2014.

［8］万学红，卢雪峰.诊断学［M］.9版.北京：人民卫生出版社，2018.

［9］孙玉梅，张立力.健康评估［M］.4版.北京：人民卫生出版社，2017.

［10］裴建奎，李文慧.健康评估［M］.北京：人民卫生出版社，2018.